荆楚中医药继承与创新出版工程·荆楚医学流派名家系列

（第一辑）

总 主 编　吕文亮

编　　委　（按姓氏笔画排序）

巴元明　左新河　叶松　李家庚

编写秘书　孙易娜　杨云松　周琳

荆楚中医药继承与创新出版工程

荆楚医学流派名家系列（第一辑）

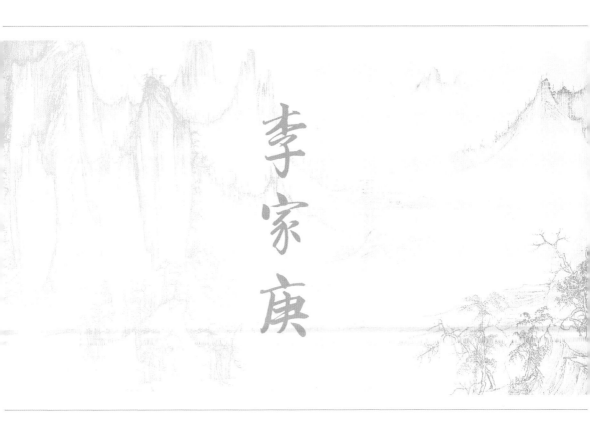

李家庚

编　著　李家庚　蒋跃文

副主编　樊　讯　曾江琴

编　者　（按姓氏笔画排序）

万家勇　王建婷　朱芙颖　刘黎明

李　默　李家庚　罗智毓　黄亦倜

黄浏娇　蒋跃文　曾江琴　樊　讯

华中科技大学出版社
http://www.hustp.com
中国·武汉

图书在版编目(CIP)数据

李家庚/李家庚,蒋跃文编著.—武汉:华中科技大学出版社,2022.4
(荆楚中医药继承与创新出版工程·荆楚医学流派名家系列.第一辑)
ISBN 978-7-5680-7925-9

Ⅰ.①李… Ⅱ.①李… ②蒋… Ⅲ.①中医临床-经验-中国-现代 Ⅳ.①R249.7

中国版本图书馆 CIP 数据核字(2022)第 059825 号

李家庚
Li Jiageng

李家庚　蒋跃文　编著

策划编辑：周　琳
责任编辑：毛晶晶
封面设计：廖亚萍
责任校对：曾　婷
责任监印：周治超
出版发行：华中科技大学出版社(中国·武汉)　　电话：(027)81321913
　　　　　武汉市东湖新技术开发区华工科技园　　邮编：430223
录　　排：华中科技大学惠友文印中心
印　　刷：湖北新华印务有限公司
开　　本：710mm×1000mm　1/16
印　　张：25.25　插页：6
字　　数：378 千字
版　　次：2022 年 4 月第 1 版第 1 次印刷
定　　价：128.00 元

求学时光

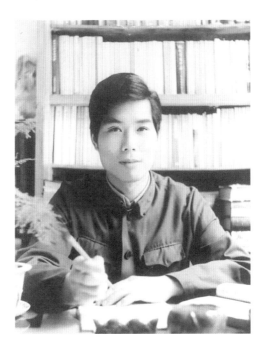

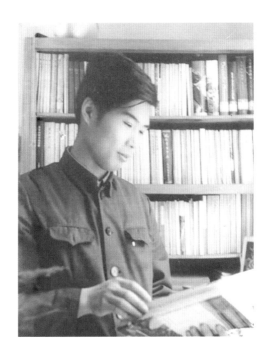

1985 年 10 月在北京怀柔参加刘渡舟教授《伤寒论校注》一书定稿会 (第二排右起第五位)

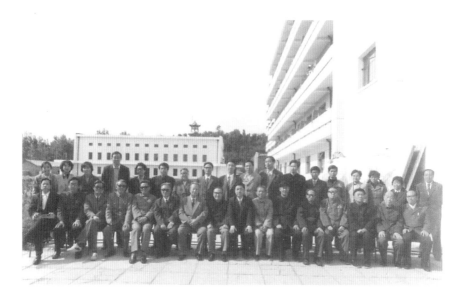

1985 年参加湖北省中医古籍整理研修班 (第三排左起第一位)

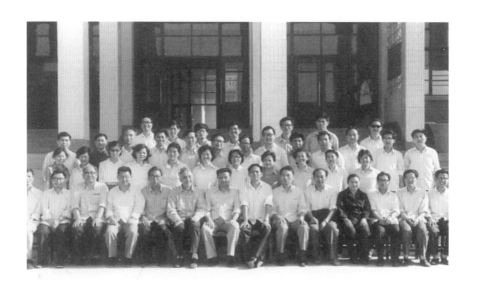

1990年参加"神农架药枕"课题鉴定会

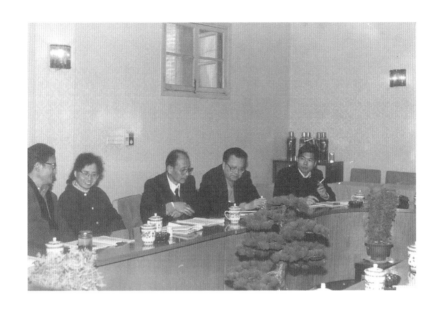

1993年在首届亚洲仲景学说学术会议上与国医大师梅国强教授合影

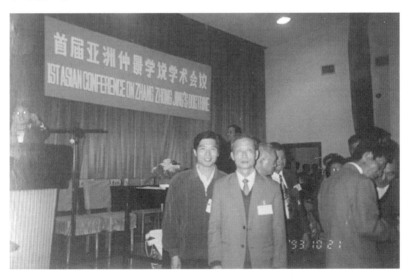

1993 年与北京中医药大学傅延龄教授在长城合影

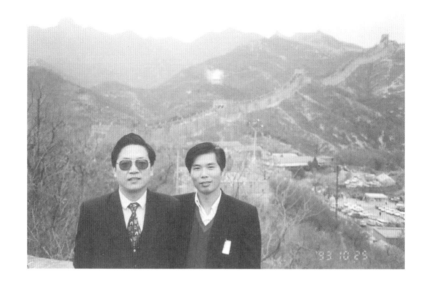

2014 年 10 月为南京中医药大学继续教育项目做讲座

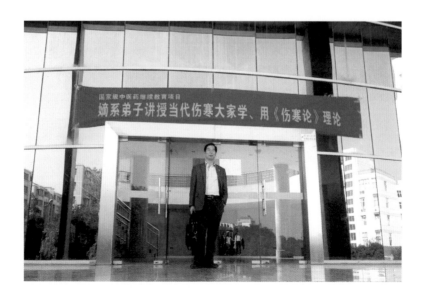

2014 年 10 月为南京中医药大学继续教育项目做讲座现场

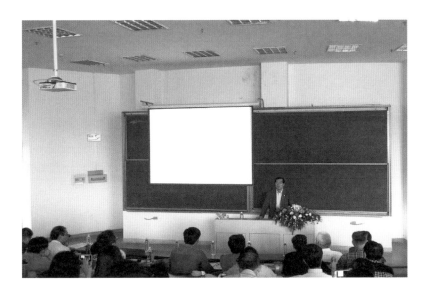

2019 年 8 月 15 日至 9 月 3 日参加全国高等学校中医经典师资研修班第二期《伤寒论》班

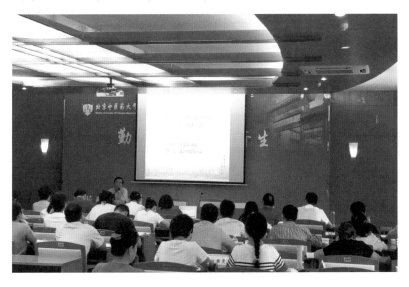

参加广州中医药大学科研协作会（第二排右起第三位）

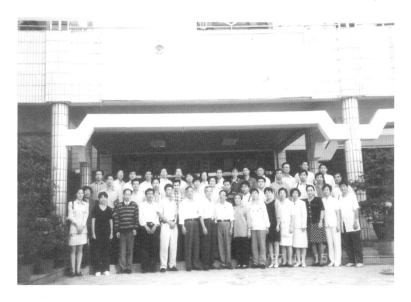

李家庚门诊照片 1

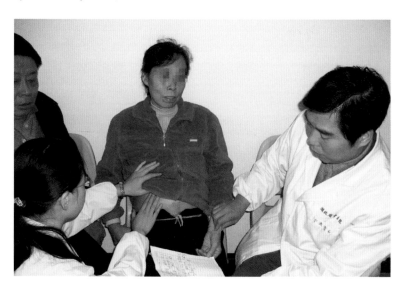

李家庚门诊照片 2

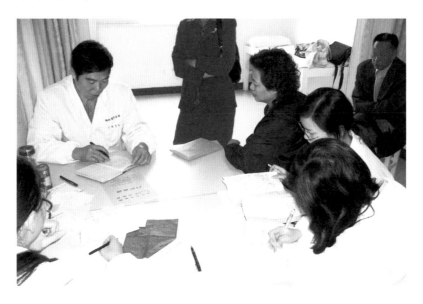

李家庚门诊照片 3

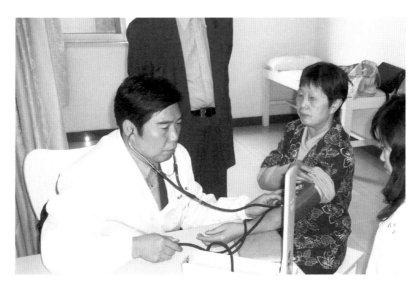

参加全国首批"师带徒"拜师会（第二排右起第四位）

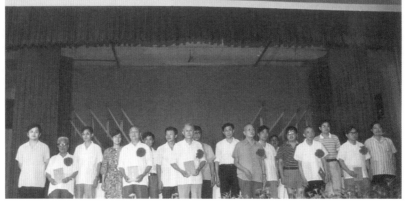

为教改实验班讲课

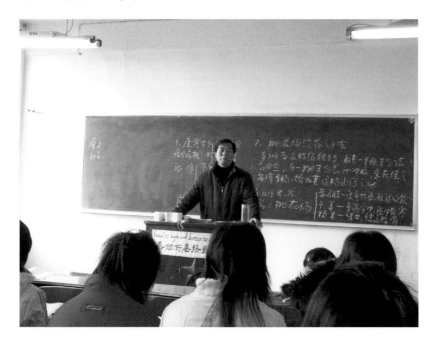

内容简介

　　本书是"荆楚中医药继承与创新出版工程·荆楚医学流派名家系列（第一辑）"丛书之一。

　　全书主要介绍了李家庚教授的学术思想及临证经验，包括医家传略、学术特色、著作简介、医典探幽、医论医话、临证经验、医案精选等内容。本书汇集了李家庚教授的学习和工作经历，李家庚教授担任主编及参编的部分代表性著作的主要内容，治病用药的心得体会，临床上疗效满意、病证典型的医案等，内容翔实，特色鲜明。

　　本书可供中医及中西医结合临床医师、中医药院校师生及中医爱好者参考阅读。

总 序

中医药传承与创新非常重要,没有传承,创新就是无根之木、无源之水,而只有不断实践、创新,才能发展,并得以很好地传承。因此,要加强中医药文献整理和学术流派的研究,以及地方名医学术经验的整理与发掘工作。近些年来,很多业内人士已经清楚地看到,中医药文献与学术流派是现代中医药科学研究、教育以及临床发展的重要基础,系统梳理中医药历史源流,整理中医药学术思想精华,总结历代名医名家临证经验、学术思想和治学方法,尤其是对具有地域特色的医学体系、学术流派和临证经验进行整理,对于继承和发展中医药事业具有重要意义,也是践行习近平总书记提出的"传承精华,守正创新"指示的具体举措。在这方面尚有很多工作可做,值得大家重视。

中医学术流派是在长期的历史过程中通过不断积淀、传承、演变并凝练出独具特色的学术思想和诊疗技术而形成的,具有一定的历史影响和社会公认度,也是中医药文化传承发展的重要载体。中医学术流派特别是名医的学术思想和临证经验作为中医传统技艺的重要组成部分,已经成为中医理论和临床经验传承发展的关键。湖北省(荆楚)地域辽阔,历史悠久,九省通衢,交通便利,文化积淀深厚,药物资源丰富,历代名医辈出,具有鲜明的发展特色和规律。

荆楚医学源远流长。神农尝百草是荆楚医药学研究的开端。到了商周时期,荆楚医学开始发展,出现了具有个别性、自发性的零散的经验和认识,这一点从先秦的文献中可以看出。正是这些前期积累为战国到两汉时期医学体系的构建奠定了基础。湖北江陵张家山汉墓出土的医书竹简包括《脉书》《引书》。从内容可以看出,其出现的时间早于《黄帝内经》。毫无疑问,这些著作为《黄帝内经》的成书做出了贡献。晋唐到宋这一时期可以说是荆楚医学的兴起时期,这一时期出现了以王叔和、庞安时为代表的名医大家。王叔和精于脉学,整理编次了《伤寒论》，庞安时提出寒温分治，两人对《伤寒论》都深有研究。明清时期是荆楚医学发展的鼎盛时期，这一时期出现了临床大家万全、伟大的医药学家李时珍，此外，还有本草学家刘若金、"戒毒神医"杨际泰、内科名家梁学孟、制药名家叶文机以及他开设的知名药店"叶开泰"。近现代，荆楚地域更是名医辈出，有倡导扶阳的王和安，有内科名家蒋玉伯、张梦侬、熊魁梧，有与哈荔田有"南黄北哈"之称的妇科名家黄绳武，有伤寒名家李培生、洪子云，除此之外，还有很多当代的名医名家，他们所做的工作不仅推动了荆楚地域中医学的发展，而且对中国传统医学的发展做出了巨大的贡献。因此，对荆楚地域医家的学术思想以及临证经验进行研究既有必要，也有可为。

本丛书通过深入研究文献，勾勒出从汉水流域至长江中段荆楚医学从源到流的发展脉络，揭示了从东汉末年到明清的荆楚中医药学的发展历史，延续至今，一代代中医名家学术相承赓续，不断地传承与创新，特别是通过对当代代表性医家的医学思想、理论、技术的挖掘，系统而深刻地梳理出荆楚医学的传承与发展脉络，具有重要的社会意义和文化影响，亦是对中医药传承创新的贡献，也为全国各地中医流派整理、发掘研究做出了示范。

本丛书适合中医医史学、中医学术流派、中医药临床及中医药文化的研究和学习者阅读。

书将付梓，先睹为快，不揣粗简，乐而为序。

张伯礼

中国工程院　　院　　士

天津中医药大学　名誉校长

中国中医科学院　名誉院长

2021 年 7 月于天津团泊湖畔

前　言

　　李家庚教授出身于中医世家,其父李培生老先生是国内公认的中医学家、伤寒学泰斗,家学渊源可追溯到清代中后期。李家庚教授从事中医教学与临床工作近四十年,系统学习了《黄帝内经》《难经》《神农本草经》《伤寒论》《金匮要略》《温病条辨》《温热论》等典籍,也涉猎过《小品方》《肘后备急方》《外科正宗》《医学衷中参西录》等历代实用书籍,他对《伤寒论》一书情有独钟,有一定研究。

　　李家庚教授擅长运用经方、验方、时方诊疗内科、妇科、皮肤科等疑难杂症,有处理内科常见病、多发病和疑难重症的能力。他在诊治呼吸系统疾病、消化系统疾病、循环系统疾病、内分泌系统疾病、泌尿系统疾病、血液系统疾病、风湿性疾病、肿瘤、皮肤病、妇科疾病,以及失眠、痛风、耳鸣等疑难杂症方面积累了丰富的临床经验,有其独到见解。

　　本书主要介绍了李家庚教授的学术思想及临证经验,包括医家传略、学术特色、著作简介、医典探幽、医论医话、临证经验、医案精选等内容。“医家传略”主要介绍了李家庚教授的学习和工作经历,以及一些具有社会影响力的事件。“学术特色”介绍了李家庚教授学治《伤寒论》的特点。“著作简介”介绍了李家庚教授担任主编及参编的部分代表性著作的主要内容。“医典探幽”多为李家庚教授研读《伤寒论》的理论总结。“医论医话”多为李家庚教授治病用药的心得体会,以及针对某些学术观点的理论探讨。“临证经验”收录了李家庚教授本人及其学生总结的其治疗临床常见疾病、重症及疑难杂症的诊疗经验。“医案精选”选取了李家庚教授临床上疗效满意、病证典型的医案,每篇医案都有对该案例的临床表现、用药特点、治疗思路等的解析,可供读者参考。本书最后附上李家庚教授截至 2020 年 12 月的大事记,记录了李家庚教授的学习、工作轨迹。

　　由于编者水平有限,书中疏漏或错误之处在所难免,恳请广大读者批评指正。

　　本书中引文,因来源资料年代久远,已无从查对最原始的版本,在编写过程中,编者和编辑对引文中少量明显错误之处,按现在的出版规范做了修改。

　　本书中方剂组成尽量与原方保持一致,但需关注国家重点保护野生药材的应用,此类药物在临床应用中应灵活处理,不可照搬照抄原方。

编　者

目 录 |

临证经验 ·········· 249

医案精选 ················ 345

荆楚中医药继承与创新出版工程·
荆楚医学流派名家系列（第一辑）

李家庚

医家传略

李家庚，男，1954年生，中国共产党党员，湖北中医药大学二级教授、博士研究生导师，湖北省人民政府参事，享受国务院政府特殊津贴。现为第六批全国老中医药专家学术经验继承工作指导老师；湖北中医名师；国家中医药管理局重点学科伤寒学学科带头人；湖北省重点学科、湖北省特色学科中医临床基础学科带头人；湖北省省级精品课程"伤寒论"负责人；中华中医药学会仲景学说分会副主任委员；中华中医药学会仲景学术传承与创新联盟常务理事；湖北省中医药学会经典专业委员会第一届主任委员；湖北省中医师协会常务理事；武汉医师协会理事；湖北中医药大学经方运用研究所所长。

一、承家风，大医精诚终为器

1. 耳濡目染，矢志为医

李家庚出身于中医世家，家学渊源可追溯到清代中后期，其父李培生老先生是我国著名中医学家、伤寒学泰斗。李培生老先生给兄弟五人取的名字中都有"家"字，希望他们医德传家、医术传家。正是在这种浓厚的医学氛围影响下，李家庚初中时便初涉《汤头歌诀》《医学心悟》等医学入门书籍，并利用假期随父出诊，抄写药方，以求进益。1976年，李家庚入湖北中医学院（现湖北中医药大学）中医学专业读书，毕业后留校从事中医教学与临床工作至今。他曾进入全国伤寒论师资班、湖北省中医古籍整理研修班、研究生课程进修班进行学习。20世纪90年代初，李家庚获准为首批全国老中医药专家学术经验继承工作继承人，随著名中医学家李培生教授读书、临证多年出师。经过系统的学习，李家庚具备了较为扎实的中医经典理论知识。

2. 重典验方，著作等身

李家庚崇尚经典，重视经方，尤其对《伤寒论》精研至深，颇有心得。他所开的处方中，90%以上是仲景医方，临床疗效明显。他发表论文100余篇；主编或参编学术著作100余部，其中总主编43部，主编普通高等教育"十三五"规划教材 1 部，参编全国统编教材 2 部。李家庚担任主编的《实用中医心血管病学》《中医肿瘤防治大全》《中医传染病学》填补了国内空白，《实用中医心血管病学》再版多次，引用次数高达数百次。李家庚担任总主编并牵头编写的大型系列丛书"大国医经典医案赏析系列"第一、二辑，一经出版便销售一空。他担任副主编的中医药院校本科及研究生教材有 4 部，其中，全国高等医药教材建设研究会规划教材《伤寒论讲义》出版后，受到使用教师与学生的广泛好评，并于 2005 年被全国高等医药教材建设研究会、卫生部教材办公室授予首届全国教材建设奖一等奖，2009 年被全国高等医药教材建设研究会授予优秀奖。李家庚主持、参加并完成国家级、省部级科研项目 10 余项，其中获得湖北省教研成果和科技成果的共 2 项，获评中华中医药学会学术著作奖、科学技术奖的各 1 项。

3. 学以致用，报效社会

李家庚始终以治病救人为己任，经常深入基层，指导地方医院临床会诊，多次参加义诊等公益活动。2010 年，他作为省派农业科技特派员，到罗田县中医院（现为罗田县万密斋医院）指导医院建设与发展，使该医院跻身全省中医院前列，产生了良好的经济效益和社会效益。2013 年，李家庚被聘为湖北省人民政府参事，他积极履职，为湖北省中医药事业发展建言献策。他提出的"关于打造湖北省中医药战略地位的建议"调研课题，受到各方认同。他参与完成的"关于弘扬传统优势加快湖北中医药强省建设的建议"成果被湖北省人民政府授予湖北发展研究奖（2016—2017）三等奖。因为在 2018 年度参政咨询工作中成绩突出，他被湖北省人民政府授予参政建议二等奖。

二、传道业，潜心教学桃李芳

作为一名伤寒专业教师，李家庚长期奋斗在教学一线，为湖北中医药大学本科生、留学生、函授生、研究生讲授"伤寒论""名医医案精华选讲""伤寒论研究进展"等课程，受到广大师生好评。

他潜心教学,治学严谨,讲课幽默风趣。在教学过程中,他善于理论联系实际,抓重点,释疑难,详鉴别,细对比,举医案,谈心得,深入浅出,受到学生欢迎。譬如,在课堂上,他会给学生讲解正史中无记载的关于张仲景的野史,会将历史典故引入课堂,会将战国、秦汉时期的器皿及明清时期的药用器物带到课堂,供大家观赏,以加深理解。谈到麻黄时,他会讲到在丝绸之路上的古墓里发现的四千年前的麻黄;谈到禹余粮时,他会讲到二十四史通俗演义中大禹治水时期"禹余粮"的故事,这些补充的内容,使得晦涩、枯燥的中医理论变得生动有趣,大大提高了学生们的学习积极性。当然,这都得益于他对中医历史的广泛涉猎,以及爱好收藏与中医文化有关古董的情趣。针对个别学生存在的专业思想不牢,以及如何读书、怎样成才等问题,李教授言传身教,循循善诱,耐心解答,一一说明。

李教授的付出,得到党和学生的肯定。2005 年,他被湖北中医药大学评为"十佳教书育人先进个人";2016 年被湖北中医药大学授予"师德标兵"及"模范共产党员"称号;同年又被湖北省教育厅、湖北省教育工会授予湖北省"师德先进个人"称号;2017 年再次被湖北省教育厅、湖北省教育工会授予湖北省"师德先进个人"称号。

李教授执教近 40 年,累计指导中医教改班学生 28 人,硕士研究生 44 人,博士研究生 3 人。其中 1 名学生所撰写的硕士学位论文被评为"湖北省优秀硕士学位论文"。如今,他所指导的学生早已成为全国各大医院及高等学校的学术骨干。其中有 3 人获评教育部新世纪优秀人才;有华中科技大学同济医学院附属协和医院主任(专家)1 人;有武汉市卫健委领导 1 人;有高等学校校级领导 3 人;入选国家级名老中医传承人的有 2 人,入选省级名老中医传承人的有 3 人;主持国家自然科学基金项目的有 2 人。这些学生如同串起的珍珠,让李教授心存幸福。李教授为中医经典理论的传承与创新做出了不可磨灭的贡献。

三、仁心术,悬壶济世暖杏林

近 40 年来无论教学工作(后期担任中医临床学院行政职务)多么繁重,李教授的临床工作从未间断过。他擅长运用经方、验方、时方诊疗内科、妇科、皮肤科等疑难杂症，有处理内科常见病、多发病和疑难重症的能力。特别是在诊治呼吸系统疾病（如支气管炎、支气管哮喘），消化系统疾病（如急慢性胃炎、胃溃疡、急慢性肠炎），循环系统疾病（如冠心病、心绞痛、心律失常），内分泌系统疾病（如糖尿病、甲状腺功能亢进症、桥本甲状腺炎），泌尿系统疾病（如急慢性肾小球肾炎、肾病综合征），血液系统疾病（如贫血、白血病），风湿性疾病（如类风湿关节炎、系统性红斑狼疮、强直性脊柱炎），肿瘤（如肺癌、肝癌、胃癌、肾部及脑部肿瘤），皮肤病（如荨麻疹、神经性皮炎、脂溢性皮炎），妇科疾病（如月经不调、痛经、闭经、多囊卵巢综合征），以及失眠、痛风、耳鸣等疑难杂症方面，李教授积累了丰富的临床经验，有其独到见解。

1. 心中的不安

作为湖北中医名师，李教授的医德医术被患者口碑相传，省内外慕名求医者络绎不绝。在他的诊室内外求诊者总是排起长队，每天求诊者达 100 人。为了求得一诊号，有的人甚至半夜就开始排队。望着长队和患者求助并信任的眼神，李教授总是心中难安，一方面，他望闻问切，倾其所能，另一方面，他总是尽量延长接诊时间，误了吃饭，误了休息，是常有的事。他总对身边的人说多看一个患者，就少一份疾苦，他也就多一份心安。可是，前来就诊的人总是那么多，因此，李教授的心中总是有些不安。

2. 同是患者，我排后

李教授已年过六旬，长年累月的废寝忘食，让他落下了不少病根。肾结石常让他绞痛难忍；心律不齐，心动过速，有时近 200 次/分；工作繁重，几十年如一日，也让他体质渐渐减弱。可这些并没有影响他出诊，他也并未因此而敷衍患者。多少次老毛病犯了，他仍面带微笑，从容出诊。他常对身边的人说：我虽也有病，也要看医生，但我是医者，同是患者，我排后。

3. 最放不下的人

对李教授来说，他最放不下的人，并不是家人，更不是自己，而是患者。他认为，一个好医生，必须树立为人民服务的思想，医术上要精益求精，更应有一颗悬壶济世之心，以回馈社会。他总是热心回复广大患者的问题，他还经常主动打电话去询问他放心不下的患者，如同一位长者、一名亲属、一个朋友，问近况、问疗效、问困难。这些举动令人为之动容。有的患者送来了锦旗，但李教授总是劝说，有这些钱，可多开一剂药，或做更有益的事。

4. 斗顽疾，不言放弃

2003 年的非典型肺炎（即严重急性呼吸综合征）疫情，让李教授很是揪心，在疫情期间，李教授倾其所能，投身于防疫与救治工作中。在疫情结束后，他积极参与编写了《人流感与禽流感》等多部科普著作。因其成果突出，2011 年他被湖北省人民政府授予"第二届湖北省科普先进工作者"称号。有一位王姓患者，患有腹部脂肪瘤，手术后伤口久治难愈，慕名找到李教授。李教授不畏艰难，反复判研，辨证施治，三剂药后，患者伤口恢复，愈后五年，疗效良好。众口成碑，2003 年，李教授被评为"第二届武汉市抗癌好医生"。

荆楚中医药继承与创新出版工程·
荆楚医学流派名家系列（第一辑）

李家庚

学术特色

李家庚教授从事中医教学与临床工作近四十年，系统学习了《黄帝内经》《难经》《神农本草经》《伤寒论》《金匮要略》《温病条辨》《温热论》等典籍，也涉猎过《小品方》《肘后备急方》《外科正宗》《医学衷中参西录》等历代实用书籍，他对《伤寒论》一书情有独钟，有一定研究。

一、伤寒研究，首重临床

《伤寒论》是中医学史上第一部理法方药完备、理论联系实际的临床医学著作，其不仅为外感病立法，兼论内伤杂病及其他疾病，还在此基础上，创立了六经辨证论治体系。一千八百多年以来，其一直对中医临床各科起着重要的指导作用，故被后世医家视为"众法之宗，群方之祖"，奉为圭臬，尊为医经。《伤寒论》中的许多条文，既类似于医案，蕴含仲景心法和创意，反映了其临床经验和学术特色，启迪思维，给人智慧，各种医案间的相互交融铸就成一部不朽的伟大临床医学著作，又反映了汉代及汉代以前的医学成果。辨识伤寒，若不从临床入手，则成无源之水，无本之木，凭空说事。据此，李家庚教授主编了全国高等中医药院校教材《伤寒论(案例版)》，2007年2月由科学出版社出版。

二、六经实质，重在有实

六经实质即六经的理论基础，古今许多研究《伤寒论》者，对此做了大量探讨，各自从不同角度提出不同见解。大体而言，有经络说、脏腑说、气化说、部位说、症候群说、综合说等，以及西学东渐后出现的一些新学说，如应激学说、体质学说、巴甫洛夫学说、黑箱理论、模糊理论等，见仁见智，互有发挥，但各有其片面性。李家庚教授认为六经是指太阳、阳明、少阳、太阴、少阴、厥阴，因六经之中，又分手足二经，故六经总领十二经络及其所属脏腑。人体发病，涉及六经所系脏腑、经络、气血、阴阳、津液、精神的生理功能和病理变化，又与人体抗病力的强弱、病因的属性、病势的进退缓急等诸多因素有关。但其核心，无论是在正常生理情况下，还是在非正常病理情况下，总以脏腑、经络、气血活动为基础，它是物质的、有实的，而非虚无的、缥缈的。因此，关于六经实质的探究，须从"实质"入手，抓住六经各经中的病脉证治，察外知内，求其本源，从临床实际出发，结合各种有益学说，正确理解并灵活运用六经辨证，方能在理论研究上寻求大的突破。

三、大论灵魂，病脉证（症）治

《伤寒论》中的六经及霍乱、阴阳易差（瘥）后劳复各篇，皆有"辨×××病脉证并治"名目，此乃学习《伤寒论》之入门向导，亦是《伤寒论》的灵魂所在，而学者往往匆匆略过，却在末节上找线索。何谓"病"？《伤寒论》之太阳病、阳明病、少阳病、太阴病、少阴病、厥阴病，《金匮要略》之百合病、黄疸病、水气病、胸痹病等皆是也。疾病之产生，缘于病因及正虚邪入，其整个过程充满邪正相争、阴阳失调的矛盾变化，又表现为若干特定的症状和各阶段相应的证候，有一定的发病规律。何谓"证"？如"脉浮，头项强痛而恶寒"为太阳病，在太阳病之基础上，"或已发热，或未发热，必恶寒，体痛，呕逆，脉阴阳俱紧者，名曰伤寒"。若无汗而喘，为麻黄汤证；若不汗出而烦躁，是表寒里热，为大青龙汤证；若无汗而干呕咳喘，则是表寒里饮，为小青龙汤证，等等。"证"之出现，是患病机体在各种因素（如环境、体质、心理及治疗等）综合作用下整体反应特性的概括。而构成"病"与"证"的基本要素，则是疾病所反映的症状和体征，即所谓"症"。因此疾病之确立，包含"病""证""症"三个层次，而三者之中，"症"又显得尤为重要。"症"是人们赖以认识疾病的航标或纽带，它指引医者去识别具体的病证，是中医辨证的主要依据。

临床上只要抓住疾病的主症，围绕主症进行辨证，再结合体质等因素分析，掌握疾病之本质与发展规律，便可做出正确的诊断和治疗。例如，《伤寒论》之少阳病，其以"往来寒热，胸胁苦满，默默不欲饮食，心烦喜呕"和"口苦、咽干、目眩"为小柴胡汤证之主症，在外感热病过程中，若见到其中一部分主症，则说明邪犯少阳,枢机不利,即可辨为小柴胡汤证。如"呕而发热者,小柴胡汤主之"。本条原载于《伤寒论》厥阴病篇。厥阴病唯恐阳退阴进,而致下利呕逆。今呕而发热,则知少阳有热,胆胃气逆,是脏邪还腑,病从厥阴转出少阳,则可用小柴胡汤为治。因此,症状是辨病与辨证的前提,无症则无以谈病,无症则无从辨证,"病""证""症"三者是相辅相成、不可或缺的关系,了解和掌握疾病的症状(亦称证候、病候),对临床辨病、辨证和辨脉,进而合理地立法、开具处方、用药,具有十分重大的实际意义。据此,李家庚教授曾主编了《张仲景症状学》一书,可供参考。

荆楚中医药继承与创新出版工程·
荆楚医学流派名家系列（第一辑）

李家庚

著作简介

《张仲景症状学》

汉代南阳张仲景感往昔之沦丧，伤横夭之莫救，撰《伤寒杂病论》（即《伤寒论》与《金匮要略》），合十六卷，其文辞古朴，义理深邃，病证（症）相应，立法详明，遣方精当，用药简要，验之临床，效如桴鼓，被后世奉为医门之规绳，治病之宗本。该书最大特色在于集中体现了中医学之辨病论治与辨证论治思想。

症状在《伤寒杂病论》中的地位和作用，古今医家对此都有极大的关注，并做了一些有益的研究。然纵观历代有关症状研究的著述，以研究伤寒症状者居多，研究金匮症状者居少，且未能反映张仲景思想全貌。殷鉴于斯，主编组织了部分伤寒、金匮学者，编写了这本《张仲景症状学》，以应当今中医教学、科研、临床之需要。

本书以明代赵开美复刻宋本《伤寒论》及《金匮要略方论》为蓝本，并参考全国高等中医药院校教材《伤寒论讲义》《金匮要略讲义》等书，撷取其所记载的症状两百余种，分门别类地予以归纳、分析、鉴别、比较。本书所录症状悉以《伤寒论》《金匮要略》原文为准，每一症状独立成篇，个别症状因名称不同而实际相同者，如发热一症，有身热、微热、大热等不同描述，为叙述方便或为避免过多重复起见，则症以发热为主，而附身热、微热、大热等于发热之后，合并一处讨论。其编写方法如下：以症名篇，症状之下，列定义、分类、补充数项。"定义"项一般解释症状的特定含义和表现特征，并略与相似症状进行辨别。"分类"项一般是对症状的归类分型，如"往来寒热"症，有邪入少阳往来寒热、外感疟邪往来寒热、热入血室往来寒热、肝郁奔豚往来寒热等类型，每个类型之内，又分述其临床特征、鉴别方法、病因病机、处理方法等。处理方法中，以仲景大论方法为主，若为仲景未备或后世又有所发明者，则做适当补充，并详细注明出处，分清源流。"补充"项一般是对仲景症状类型中所不具备者做些补充，如"往来寒热"症，仲景未论及湿热痰阻这一类型，则参考后世中医有关症状著作等予以补充，并对其临床特征、病因病机、鉴别要点、处理方法等做相应阐明。

《喻嘉言经典医案赏析》

喻昌(1585—1664年)，字嘉言，别号西昌老人，江西新建人，明末清初著名医家，与张璐、吴谦一起被誉为清初三大名医。为了更好地发掘、继承祖国医学的宝贵遗产，探究喻昌诊治疾病的思路与经验，为广大中医工作者临床辨治疾病提供有益参考和借鉴，特编写《喻嘉言经典医案赏析》一书。本书所选医案来自喻昌所撰写的《寓意草》《(痘疹)生民切要》两本书。

《寓意草》一书由喻昌于明崇祯十六年(1643年)撰写完成，全书收集以内科杂病为主的疑难医案60余则，前有医论二篇。其强调"先议病，后用药"，并制订了议病格式。在辨证分析方面，其以层层设问的方式，阐明医案中的关键点和疑难点，剖析明确，医论精辟周密，见解独特，让人赏心悦目，对中医学习、研究和临床治疗都有指导意义。《(痘疹)生民切要》撰于清康熙三年(1664年)，分上、下两卷。该书较全面地记载了痘疹的病因、辨证、治疗及预后等，尤其是辨证治疗，讨论得最为细致。

本书共选取了喻昌74则医案，每则医案结尾均有赏析部分，力求言简意赅，条理清晰，深刻阐释其辨治思路，充分反映其学术思想，高度概括其临证经验。

《祝味菊经典医案赏析》

祝积德(1884—1951 年),字味菊,生于四川成都,祖籍浙江山阴(今绍兴),先祖世代为医。晚年自号"傲霜轩主",取于"菊残犹有傲霜枝"之意。沪上名医,民国年间"祝派医学"创始人。

祝氏学术思想源于张仲景、张景岳诸家,他提出以八纲论杂病、以五段论伤寒的新理论。其在临床上善用附子,理论上重视阳气,与当时沪上医界的"轻清之风"迥异,但因其用药效果独特,又被当时的一些温病学派名医所接受及推崇。人誉"祝附子",为火神派中独树一帜的著名医家。

本书主要介绍祝氏的学术思想、医案医话和门人回忆等内容,详细介绍其应用附子治疗重症、危症等的用药经验和配伍技巧。由于年代久远,祝氏现存医案医话很少,且大多未经整理。为了反映疾病的传变、治法的进退、治疗的效果,本书收载医案尽可能保留较多的诊次,也有少量医案因为某些原因,前几诊已散失不见。本书选取了祝氏 200 余则医案,并将其分为内科、外科、妇科、眼科等类别,并在每一则医案的后面用赏析的方式对该案例的临床表现、用药特点、治疗思路等进行解析,力求言简意赅,条理清晰。医案前带 * 者,为祝氏门人回忆医案。为了避免无意之中将编者自己的看法外加于祝氏,编者在评述时尽量引用祝氏《伤寒质难》等书中的原文,以求在读者研读祝氏医案的过程中起到抛砖引玉的作用。

《汪石山经典医案赏析》

汪石山（1463—1540年），名机，字省之，号石山居士，安徽祁门人，明代著名医学大家。为了更好地发掘、继承祖国医学的宝贵遗产，探究汪石山诊治疾病的思路与经验，为广大中医工作者临床辨治疾病提供有益参考和借鉴，特编写《汪石山经典医案赏析》一书。本书所选医案来自《石山医案》。

《石山医案》共分为三卷，书后有附录，所录医案和其他资料由汪石山亲传弟子周臣、许忠收集，经亲传弟子陈桷编校刊印而成，约成书于嘉靖十年（1531年）。该书上、中二卷所录医案多为汪石山本人医案，下卷既有少量汪石山本人医案，也有汪石山读书和临证见闻的随笔记录，附录中亦记载不少汪石山本人医案。其诊治的病种，涉及内科、外科、妇科、儿科及五官科，病种数量达40余种，尤以外感和内伤杂病为多。该书足以反映汪石山在临床诊疗技术方面的经验和特色，体现其培元固本的学术思想和善用参芪的用药特点。

为便于评述及读者检阅，本书对《石山医案》三卷中的医案进行重新分类，列内科、外科、妇科、儿科及五官科五大类，并将每则医案编以序号，冠以小标题；将《石山居士传》中所列医案单列出来，每则医案编以序号，冠以小标题，附在《石山医案》的医案后；对医案中较难的、有分歧的字词，在案后列注释进行说明；赏析部分，力求言简意赅，条理清晰，阐释辨治思路，概括其临证经验，总结其学术思想；评注是对汪石山读书和临证见闻的随笔记录做出的解释和说明。

《徐灵胎经典医案赏析》

徐大椿(1693—1771年),又名大业,字灵胎,晚年自号洄溪老人,江苏吴江人,清代雍乾年间著名医学大家。为了更好地发掘、继承祖国医学的宝贵遗产,探究徐灵胎诊治疾病的思路与经验,为广大中医工作者临床辨治疾病提供有益参考和借鉴,特编写《徐灵胎经典医案赏析》一书。本书所选医案来自《洄溪医案》。

《洄溪医案》为徐灵胎晚年所著,约成书于乾隆二十四年(1759年),当时未被刊行。之后由其弟子金复村珍藏,后浙江名医王士雄(字孟英)得见该书抄本,遂对原书进行校对编次附按。《洄溪医案》于徐灵胎身后84年(1855年)首次刊行问世。从医案数量和内容看,《洄溪医案》当是徐灵胎考究生平得意之案并汇抄而成,而非其医案全集。书中分中风、恶风、周痹、痹、伤寒等56种病证,共记载了93则医案,涉及内科杂病、时病、妇人病、小儿病、外科病,每案详述患者姓氏、居里、病因、病证及治则方药,辨证明晰,治法灵活多变,随证而施,有不少独到的临床见解。王士雄附按语,或提示关键,或分析医理,或附个人医案,与原案相得益彰,可加深对原案的认识。

为便于评述及读者检阅,本书将每则医案编以序号;对医案中较难的字词,在案后列注释进行说明;赏析部分,力求言简意赅,条理清晰,阐释辨治思路,概括其临证经验,总结其学术思想。

《人流感与禽流感》

流感是流行性感冒的简称，是严重危害人类健康的病毒性传染病之一。我国政府历来重视对流感的预防和控制。1957 年，国家流感中心成立，1981 年，国家流感中心加入世界卫生组织（WHO）的全球流感监测网络。自 2003 年底亚洲出现禽流感暴发和感染人事件以来，我国政府先后出台了一系列的政策、法规，采取了强有力的措施，运用科学的方法，有效地控制了禽流感疫情的扩散和蔓延。

然而，由于流感病毒快速变异的特性和复杂的生态系统，流感病毒广泛存在于多种禽类和某些哺乳动物体内，随时可能因宿主和环境条件的改变引起流感的发生和流行。2003 年底以来，禽流感在许多国家和地区持续发生、蔓延，并呈日趋严重的态势就是明显的例证。因此，预防和控制人流感和禽流感将是一项长期而艰巨的任务。

在湖北省科学技术厅的组织下，《人流感与禽流感》这本科普读物应运而生。全书共六章，分别从流感的发生与危害、病原学基础、发病机理和临床特征、诊断与治疗、流行病学以及禽流感的预防和控制等方面进行了描述。在编写过程中，编者力求内容全面、简明和通俗易懂，旨在为广大读者系统地介绍人流感和禽流感防治的科学知识。附录列出的相关方法技术及政策法规，对应对和处理禽流感疫情具有一定的参考价值。为增加读物的趣味性，书中绘制并从网络上引用了一些插图，以方便大家学习。

《奇难顽症特效疗法丛书》

所谓奇难顽症,是指某些常见的疾病所出现的不常见证候,或某些罕见的疾病所出现的罕见证候,这些奇难顽症给临床正确的诊断与治疗造成困难。实际上,医学概念中的常见病,在其发生、发展过程中,往往会出现一些复杂的情况,使辨治变得棘手。罕见的疾病,由于临床不曾多见,时有误诊、漏诊、难诊之事,但若辨治准确,或可益寿延年。因此,对于奇难顽症的诊疗,无论病证多么复杂,都可从处理个性与共性的关系方面着手。个性即各病之突出特征,共性则是疾病病理变化过程中的必然反应,我们只要抓住疾病的主要矛盾,从疾病的主证中予以辨证,从疾病发展演变中予以辨证,在辨证中注意异中求同与同中求异,进而立法、开具处方、用药,即可得心应手,左右逢源。此乃编撰《奇难顽症特效疗法丛书》的初衷。

本丛书按内科病、外科病、妇产科病、儿科病、皮肤病性病、肿瘤病、男科病、骨伤科病等分册,各病选辑,以西医病名为主,有常见病,有罕见病。病名之下,首列概念,后以临床表现、诊断要点、特效疗法、治法选择与评价为纲,"特效疗法"之下,分一般治疗、中医辨治、其他疗法、西医疗法。"其他疗法"中,有单秘验方、针灸疗法、推拿疗法、外用药物、饮食疗法等条目,内容丰富,异彩纷呈。每病末尾,又有"治法选择与评价"一项,既体现了编者数十年临床之心得,又昭示适合患者的有效治疗手段,此是本丛书有别于其他书的最大特点,独具匠心,难能可贵。

《中国验方全书》

中医药学源远流长，历经沧桑，其医学理论几度变迁，各大流派分主沉浮，但每朝每代未有摒弃医方者，医学中方剂的研讨，是一永恒主题。然古往今来，方书虽不胜其多，但难免鱼目混珠，不尽如人意之处犹多，故孙真人有"读方三年，便谓天下无病可治，及治病三年，乃知天下无方可用"之惑。

本书精选近代名医之秘方、验方一千四百余首，内容涉及内、外、妇、儿、皮肤、五官、男性等临床各科，既有常见病、多发病，又有疑难重症。所选方剂均为名医秘方或验方，疗效确切可靠，针对性强，有较高的实用性。编者将内、外、妇、儿等各科常见疾病分类整理，以科为纲，以病证统方，每方按药物组成、制剂用法、适应病证、病案举隅、资料来源、评按等条分缕析。内容广而不杂，井然有序。其中评按部分包含了医者对该方的使用经验及注意事项等，有些还附有验案举例，针对性强，可谓集各家医疗之精华，成一家临证之特色。

本书语言通俗易懂，条目清晰，即使不知医者，亦可按图索骥，自诊自疗。然须说明，本书所选方（尤其是古方）中，涉及虎骨、豹骨、猴骨、犀角等药，此乃国家明确禁止使用的保护动物的身体部分，现临床或已不用，或以其他药物代替。大凡此类药物，本书未做删除处理，旨在保存方药之原有风貌，用药者当明辨，而万勿以辞害意。

《实用中医肿瘤病学》

恶性肿瘤,主要包括癌与肉瘤,是一类严重损害劳动力、威胁人民生命健康的常见病、多发病。有关统计资料表明,我国每年新发现的肿瘤患者约 100 万人,带瘤生存者有数百万人之多,肿瘤给家庭和社会带来巨大的影响,故防治肿瘤的研究已成为当今全世界医学领域中的重要研究课题和迫切任务。

中医同肿瘤疾病的斗争有数千年历史,中医药治疗肿瘤是根据中医的基础理论及丰富的临床经验逐步摸索出来的,整个治疗过程遵循"治病求本"的原则。肿瘤的复发和转移皆能说明局部治疗难以使肿瘤得到根治。若同时采用中医药治疗,则毒副反应少,能改善患者的全身症状,使患者较快恢复体力,调整机体平衡,带瘤生存率提高,而且生存质量较好。中晚期肿瘤患者中,凡有严重合并症,或体质差,免疫功能不好,或不适合手术、放疗、化疗者,均可使用中医药治疗。

本书以辩证唯物主义、历史唯物主义为指导思想,上溯《灵枢》《素问》,下逮诸家,既系统、全面地介绍前人辨治肿瘤疾病的经验,又反映现代临床中医诊疗的新成果、新技术、新方法;注重学术的严谨性、科学性、系统性、客观性;力求突出中医特色,理论联系实际,以切合临床实用为第一要义。本书编写体例如下。

本书分上、中、下三篇,总计三十章。上篇"基础理论",分九章,概述中医肿瘤研究源流,肿瘤的命名与分类,肿瘤的病因、病理、诊断、治疗、康复措施与预防等内容。其中肿瘤的命名与分类、肿瘤的病因、肿瘤的病理、肿瘤的诊断、肿瘤的治疗,分别从传统医学和现代医学两个方面予以介绍。"肿瘤的预防"一章,从中西医结合角度出发,对治未病与癌前病变的处理、饮食起居与环境调节、预防的途径和方法等予以阐述。

中篇"临床证治",分十五章,论述内、外、妇、儿等各科肿瘤疾病的中医证治。按皮肤、头颈部、眼部、胸腔、消化道、女性生殖器官、男性生殖器官、泌尿系统、中枢神经系统、骨与软组织、儿童期肿瘤等系统分章，选编常见肿瘤疾病约60种。每病按临床表现、诊断要点、鉴别诊断、病因病理、治疗方法、防护措施、研究进展等次序编写。其"治疗方法"下，又分中医辨治、西医疗法、单秘验方及其他疗法几个部分。"其他疗法"中，又有针灸疗法、推拿疗法、气功疗法、外敷药物、理学疗法、饮食疗法等子目，内容丰富，异彩纷呈。本篇是全书的重点，而治疗方法、防护措施、研究进展又是每一种疾病的重点。

下篇"现代研究"，分六章，重点介绍现代中医防治肿瘤的经验和方法，以及研究成果，包括针灸研究、气功研究、舌诊研究、耳诊研究、方剂研究、中药研究等。"方剂研究"章，选编常用传统抗癌有效药方16首；"中药研究"章，将传统抗癌中药按照清热抗癌、活血抗癌、化痰抗癌、扶正抗癌等不同功用分类。

附录"方剂索引"，凡书中所见的传统中医方剂，均列入"方剂索引"中，以便读者查阅。但有部分自拟方、食疗方、外用方及某些针剂方等，则随文交代出处及方剂组成，一般不列入"方剂索引"。

《中医传染病学》

　　传染病是由各种致病微生物引起的一类具有传染性的疾病。早在两三千年前的商周时期，我国就有关于传染病流行的记载，如《礼记·月令》说：孟春"行秋令，则其民大疫"，季春"行夏令，则民多疾疫"。春秋战国时期，《黄帝内经》(我国现存最早的医典)谓："五疫之至，皆相染易，无问大小，病状相似。"东汉末年，疫气流行，"家家有僵尸之痛，室室有号泣之哀"（曹植《说疫气》）。例如张仲景曰：余宗族素多，向余二百。建安纪年以来，犹未十稔(年)，其死亡者，三分有二，伤寒十居其七。其"感往昔之沦丧，伤横夭之莫救"，于是勤求古训，博采众方，结合医疗实践，撰《伤寒杂病论》合十六卷（《伤寒杂病论》序）。该书成为中医临床史上诊治传染病的奠基之作，对后世有深远影响。唐宋以降，中医学术不断发展，人们对传染病的认识与研究也日渐深入，中医著作中有关传染病防治的散在记述或专著相继问世，如晋代葛洪的《肘后备急方》，隋代巢元方的《诸病源候论》，唐代孙思邈的《千金要方》、宋代董汲的《小儿斑疹备急方论》、陈文中的《小儿痘疹方论》，明代吴又可的《温疫论》，清代叶天士的《温热论》、吴鞠通的《温病条辨》、王孟英的《温热经纬》、罗芝园的《鼠疫汇编》、杨栗山的《伤寒瘟疫条辨》等，极大地丰富了中医传染病学诊断与治疗内容，对我国传染病学理论的成熟与发展做出了贡献。新中国成立初期，时逸人先生撰《中国传染病学》，蒲辅周先生撰《中医对几种急性传染病的辨证论治》等，均属中医传染病学书籍中的上乘佳作。如今，世界已经进入了高科技时代，"预防为主"的卫生方针，使不少传染病如天花等早已绝迹，但近年来一些本来已经消失的疾病（如霍乱等）又有死灰复燃的迹象，且又出现了一些新的疾病（如艾滋病等），医学似乎在对抗疾病的斗争中处于下风。这确实是一个严酷的事实，许多传染病至今令人束手无策。鉴于此，当今国内外医学界有识之士，逐渐把传染病防治研究的目光转向中国传统医学，以期从中寻找出对抗传染病的有效手段和方法。

　　本书分上、下两篇。上篇总论：分述中医传染病学的基本概念、发展源流，传染病的病因、病理、流行过程、基本特征、诊断、治则治法、常用中药、常用方剂、预防等。其中病理、流行过程、诊断、预防等，又分别从传统医学认识与现代医学认识两个方面予以介绍。下篇各论：论述各种传染病的中医证治。传染病按传染方式分为呼吸道传染病、肠道传染病、虫媒传染病、动物源性传染病、蠕虫病、性传播疾病及其他传染病症七大类。选编常见传染病症60余种。每病按概述、临床表现、诊断要点、鉴别诊断、病因病理、治疗方法、防护措施、研究进展等次序编写。其"治疗方法"下，又分中医辨治、西医疗法、单秘验方及其他疗法几个部分。其他疗法中，有针灸疗法、推拿疗法、气功疗法、外敷药物、理学疗法、饮食疗法等子目。下篇是全书的重点，其中治疗方法、防护措施、研究进展又是每病的重点，务求突出中医特色。

《实用中医心血管病学》

心血管疾病在临床中十分常见,它是严重危害人类健康,造成患者病残或死亡的一组重要疾病。因此,国家科委(现更名为科学技术部)决定,把心血管疾病的研究列为我国"八五"期间的攀登项目,这充分证明了党和国家对心血管疾病的重视,同时也说明了对心血管疾病的防治研究乃是当今医学界的一项重大课题。

中华民族同心血管疾病的斗争有数千年的历史,经过历代医家的反复实践,不断充实和发展,尤其是近几十年来,中医、中西医结合工作者的努力奋斗,中医在心血管疾病的基础理论与临床辨治研究方面,取得了一系列重要成果,积累了许多成功的经验,逐步形成了一套比较完整的中医心血管病学理论体系。为了继承和发扬祖国医药学遗产,指导心血管疾病的中医临床实践,更好地为人类健康服务,我们编写了《实用中医心血管病学》一书。

本书分上、中、下三卷,总计五十五章。上卷"基础理论",分七章,分述中医心血管病学的基本概念、形成和发展、心脏(心包)形体观、心脏生理功能与特性、心与其他脏腑的关系、心系病症的病因病理、心系病症的诊断、心系病症的治则治法等内容。其中心脏(心包)形体观、心脏生理功能与特性、心系病症的诊断,分别从传统医学认识与现代医学认识两个方面予以介绍;"心系病症的治则治法"部分,以心系诸种病证如心火亢盛证、心脉痹阻证、水气凌心证等临床表现为依托,每个证候之下列有内服、外敷、针灸、推拿、气功、食疗等多种疗法,前后呼应,自成体系。

中卷"临床证治",分上、下两篇,共四十一章。上篇曰"中医病名证治",选编中医心系病症十一种,以病分章,每病按历史沿革、病因病机、诊断、辨证论治、其他疗法、预防与护理、研究进展等次序编写。下篇曰"西医病名证治",依照《国际疾病分类第九次修订本》(ICD-9)中有关心血管疾病的分类原则,选编西医心系病症三十余种，以病分章，每病按临床表现、诊断要点、病因病机、防治措施、研究进展等次序编写。其中"防治措施"栏，设有辨证治疗、西医药治疗、专方专药、其他疗法等项；"其他疗法"内，又设有针灸疗法、推拿疗法、气功疗法、外敷药物、饮食疗法等内容。

下卷"现代研究"，分七章，重点介绍现代中医辨治心血管疾病的经验和方法，以及微观研究心血管病学的成果，包括心实质研究、脉诊研究、舌诊研究、针刺与腧穴研究、方剂研究、中药研究等。"中药研究"章，将传统中药按抗心律失常、强心、降血脂、抗心绞痛等不同功用归类。

附录"方剂索引"，凡书中所选方剂，均列入"方剂索引"中，以便读者查阅。极少数自拟经验方、食疗方，或外用方及某些针剂方，则随文交代出处及方剂组成，一般不列入"方剂索引"。

《实用经方集成》

经方一说,义有多种,东汉班固《汉书·艺文志》云:"经方者,本草石之寒温,量疾病之浅深,假药味之滋,因气感之宜,辨五苦六辛,致水火之齐,以通闭解结,反之于平。"此处概指古代医药方书。按其所载经方十一家,言对证药方及治疗之法,然所载各书多已不传。至后来医家,则将张仲景《伤寒论》《金匮要略》之方称为经方,如清代著名医家陈修园谓"余向者汇集经方而韵注之,名为真方歌括"(《时方歌括·小引》)。真方歌括者,即《伤寒真方歌括》也,纯指仲景药方,今多崇此说。究其缘由,盖因《伤寒论》《金匮要略》将理法方药结合在一起,阐述多种外感病及内伤杂病,始创"六经辨证"及"脏腑辨证"理论体系和方法,书中所载各方,继往开来,博大精深,验之临床,效如桴鼓,为后世医学发展奠定了坚实基础,故被后世医家奉为经典,尊仲景为医圣,谓仲景诸方"实万世医门之规矩准绳也"(朱丹溪语)。古今医家以应用经方著称于世者不胜枚举,如清代名医曹颖甫以善用经方而闻名于世,有"莫不随时取效,其应如响"之感,深得经方之真谛。

近几十年来,经方应用更为广泛,内容极为丰富,整理研究《伤寒论》《金匮要略》的著作不断问世,但随文注释者多,结合临床实用者少,至于将《伤寒论》《金匮要略》医方系统总结者,则尚未得见。为推广古代医家以及现代研究成果,编写一本简明实用的《实用经方集成》实为必要,旨在弘扬古代医家之精华,汲取今人之新成果,借鉴古今,临证通变,提高临床疗效。兹将有关问题说明如下。

(1)本书以人民卫生出版社出版的《注解伤寒论》《金匮要略方论》为蓝本,同时结合全国高等中医药院校教材《伤寒论讲义》《金匮要略讲义》的内容,将二书所载方剂按病证出现的先后次序归类编排。

(2)本书首列导论,阐述经方历代运用、研究现状及前景展望;下列各方。

为忠于仲景原文，方剂分类采用"太阳病证方""阳明病证方"……的形式，章下罗列各相关方药，如"太阳病证方"下列桂枝汤、桂枝加葛根汤、桂枝加厚朴杏子汤等，而分次编写。

（3）本书按方编写，每方之下，按原文汇要、适应证候、类证辨析、组成用法、方药功效、方论选录、临床运用、实验研究的顺序行文。"原文汇要"所录原文，《伤寒论》条文注明顺序号；《金匮要略》原文篇的序号用汉字书写，后以阿拉伯数字注明录文顺序号。其中的"适应证候"，是对仲景原书所述某一汤证的提炼，实际是临床应用的证候标准，即适应证。"类证辨析"项，是对某一汤证相类似者的分析鉴别。"临床运用"项，从"古代临床"与"现代应用"两个方面，综述古今经方运用的成果和经验。"实验研究"项，则对当代有关某一经方及其证候的理论与临床试验等进行探讨，并择要介绍某一汤证的实验室研究进展，以资参考。

（4）本书在编写过程中，难免会重复出现某些方剂，如桂枝汤，既见于《伤寒论》之太阳病中，又见于《金匮要略》之痉湿暍病中，其处理方法如下：若此方先见于《伤寒论》，则以《伤寒论》为准编写，其有关原方均罗列于项下；若后在《金匮要略》中再现，则以"见太阳病证方桂枝汤条"形式注明，以避免重复。

（5）有些方剂有主方如桂枝汤，有加减方如桂枝加葛根汤、桂枝加厚朴杏子汤等加减变化方面的差别，其处理方法如下：各方剂原则上分开撰写，但宜以主方为主，若加减方的某些条目如临床运用、实验研究因资料较少而编写有困难，则可采用以"参见桂枝汤条"的形式标出；或主次方合写，具体行文时则分而论之。

荆楚中医药继承与创新出版工程·
荆楚医学流派名家系列（第一辑）

李家庚

医典探幽

《伤寒杂病论》自汗的辨治

自汗，是指人体不因劳累，不因天热、穿衣过暖和服用发散药物等因素而自然汗出，为外感热病及内伤杂病中的常见证候。《素问·阴阳别论》谓："阳加于阴，谓之汗。"《伤寒论》《金匮要略》有"自汗出""汗自出"等描述。《三因方》说："无问昏醒，浸浸自汗出者，名曰自汗。"《景岳全书》云："自汗者，濈濈然无时，而动作则益甚。"本文仅讨论全身自汗，局部自汗如"头汗""手足汗"等，另见专篇。

1. 营卫不和自汗

太阳主表，统摄营卫，营卫调和，卫外固密，可抵御外邪之侵袭；若腠理疏松，外邪入侵，卫不能固外，营不内守，则有汗自出。《伤寒论·辨太阳病脉证并治》曰："太阳中风，阳浮而阴弱，阳浮者，热自发；阴弱者，汗自出。啬啬恶寒，淅淅恶风，翕翕发热，鼻鸣干呕者，桂枝汤主之。"（12条）太阳中风，即外邪犯表，抗邪于外，故阳浮（脉浮），翕翕发热；卫外不固，营不内守，故阴弱（脉缓），汗自出；风寒束表，不能温分肉，故恶风寒；肺合皮毛，肺气通于鼻，外邪犯表，肺气不利，则见鼻鸣；外邪干胃，胃气上逆，则见干呕。诸症反映出营卫不调、卫强营弱之病理格局，即仲景所谓"阳浮而阴弱"。治当疏表解肌、调和营卫，用桂枝汤（桂枝、芍药、炙甘草、生姜、大枣）。然桂枝汤所主，非单纯外感表证汗出，即如内伤杂病之自汗症，亦可为治。如《伤寒论·辨太阳病脉证并治》曰，"病常自汗出者，此为荣气和，荣气和者，外不谐，以卫气不共荣气谐和故尔。以荣行脉中，卫行脉外，复发其汗，荣卫和则愈，宜桂枝汤"（53条），"病人脏无他病，时发热自汗出而不愈者，此卫气不和也。先其时发汗则愈，宜桂枝汤"（54条）。以上两条，皆论杂病之自汗，其机理总属营卫不和，故可同用桂枝汤调和营卫，体现了祖国医学异病同治的原则。《伤寒论后条辨》说：桂枝汤之功，在于和营卫，而不专治风，则病人不止于太阳中风，而凡有涉于营卫之病，皆得准太阳中风之一法为绳墨矣……病既在卫，自当治卫，虽药同于中风，服法稍不同，先其时发汗，使功专于固卫,则汗自敛,热自退而病愈。此说甚有见地。

2. 阳明热实自汗

阳明居中主土,邪入阳明,易从燥热之化,阳明里热炽盛,热迫津液外泄,屡见汗自出等症。《伤寒论·辨阳明病脉证并治》曰:"阳明病,外证云何? 答曰:身热,汗自出,不恶寒,反恶热也。"(182条)阳明病里热实证,其反映于外表的证候,名曰"外证"。阳明里热亢盛,蒸腾于外,故身热;里热炽盛,迫津外泄,故汗自出;阳明里热,无有表证,故不恶寒;里热太盛,则有恶热之感,充分反映出阳明病的本质。其中说明汗自出是阳明病里热实的典型证候特征。故《伤寒论》多次提出"阳明病,本自汗出"(203条),阳明病,"自汗出而恶热"(183条)等语。汪苓友谓:"汗自出者,胃中实热,则津液受其蒸迫,故其汗自出也。"(《伤寒论辨证广注》)然阳明病有热证、实证之分。在阳明热证,因里热太盛,迫津外泄,故其汗出为"大汗出",其汗则濈濈然,从内溢而无止息(柯韵伯语),并见身大热、口大渴、脉洪大等里热证候,治宜辛寒清热,用白虎汤;若热邪损伤气液,则加人参益气生津。所谓"三阳合病……若自汗出者,白虎汤主之"(219条),"大汗出后,大烦渴不解,脉洪大者,白虎加人参汤主之"(26条)等是。在阳明实证,因燥热结实,腑气不通,里热外蒸,最易汗出,其或濈濈汗出,或手足濈然汗出,并有潮热、谵语、腹满硬痛或绕脐痛、大便硬结、脉沉实有力等腑实证候,治宜通里攻下,选用大承气汤、小承气汤或调胃承气汤。营卫不和自汗与阳明热实自汗,两者病机不同,汗出程度亦异。前者为风邪袭表、营卫失调所致,其辨证要点如下:汗出较微,伴有发热恶寒、头项强痛、脉浮缓等症,故治用桂枝汤疏表解肌、调和营卫。后者为邪入阳明、里热炽盛、迫津外泄所致,其辨证要点如下:汗出持续不断,所谓"汗出濈濈然"(185条),且有身热、汗自出、不恶寒、反恶热等里热实特征。治疗之法,若为燥热亢盛,肠中无燥屎阻结者,则宜清泄阳明独盛之热;若为燥热之邪与肠中糟粕相互搏结而成燥实者,则宜攻下实热,荡涤燥结,去其积滞。

3. 历节正虚自汗

平素体虚,阳气不足,湿气偏盛,外受风邪;或饮酒当风,风湿相搏,流入关节,则有汗自出、关节疼痛等表现。《金匮要略·中风历节》曰,"趺阳脉浮而滑,滑则谷气实,浮则汗自出""盛人脉涩小,短气,自汗出,历节疼,不可屈伸,此皆饮酒汗出当风所致"。前者谓饮酒之人,胃有湿热,谷气不消而成实,故见脉滑;内热外蒸,腠理开泄,故脉见浮;浮主胃热,热则汗自出也。后者谓肥胖之人,有余于外,不足于内,故脉涩小;外盛中虚,故动则气短;正虚阳弱,肌表不固,故汗自出;汗出肌疏,易被风邪所乘,况肥人多湿,加之饮酒当风,风与湿合,搏击关节,则气血受阻,关节疼痛而成历节病矣。营卫不和自汗与历节正虚自汗均与表虚不固有关。但前者为风寒袭表、营卫失调引起,其辨证要点如下:汗自出,发热恶寒,头项强痛,脉浮缓,病纯在表,故治用桂枝汤疏表解肌、调和营卫。后者为平素阳虚、内有湿邪,或饮酒出汗、腠理开泄引起,其辨证要点如下:汗自出,短气,关节疼痛,脉涩小,若胃有湿热,则脉浮而滑,是病在风寒湿热,虚实夹杂。治疗之法:如属风湿引起,见有脚肿如脱,头眩短气,温温欲吐者,治宜温阳散寒、祛风除湿,用桂枝芍药知母汤(桂枝、芍药、甘草、麻黄、生姜、白术、知母、防风、炮附子);如属寒湿引起,见有关节疼痛,不可屈伸者,则宜通阳散寒、除湿止痛,用乌头汤(麻黄、芍药、黄芪、炙甘草、川乌、白蜜)。

4．风水挟热自汗

风邪袭表,肺失宣肃,通调失司,则有汗出恶风、一身悉肿等症,此谓之风水,乃水肿病之一种。《金匮要略·水气》曰:"风水恶风,一身悉肿,脉浮不渴,续自汗出,无大热,越婢汤主之。"盖风邪袭于肌表,故有恶风表证;肺主皮毛,风邪袭表,肺气不宣,通调失职,水溢肌肤,故一身悉肿;风客于表,气血向外,水气泛滥,故脉浮不渴;若风邪化热,则有口渴;风性疏泄,肌腠不固,故续自汗;汗出不止,阳郁不甚,故无火热。营卫不和自汗与风水挟热自汗,两者均与风邪袭表有关。但前者为风寒袭表、卫不外固、营不内守、营卫失调引起,其辨证要点如下:自汗,发热恶寒,头项强痛,脉浮缓,病纯在表,故治用桂枝汤疏表解肌、调和营卫。后者为风邪袭表、肺气失宣引起,其辨证要点如下:续自汗,身无大热,不渴或渴,并有一身悉肿等水肿泛滥的特点,故治宜发散风湿、清解郁热,用越婢汤(麻黄、石膏、生姜、大枣、甘草)。若水湿过盛,再加白术健脾除湿;若汗多伤阳,见恶风,则加附子,以温阳固表。

5. 黄疸热实自汗

《金匮要略·黄疸》曰:"黄疸腹满,小便不利而赤,自汗出,此为表和里实,当下之,宜大黄硝石汤。"邪热传里,与湿相合,湿热郁蒸,胆汁外溢,则发黄疸;里热成实,腑气积滞,故见腹满;湿热内蕴,膀胱气化不利,故小便不利,尿色见赤;里热熏蒸,迫津外泄,故自汗。此为表和无病、里热成实之证,故当通腑泄热。黄疸热实自汗与阳明热实自汗,两者均因里热成实,热迫津泄而自汗。两者辨证要点如下。后者为邪入阳明、燥热成实、腑气不通引起,其特征如下:汗出溅溅然,并有潮热、谵语、腹满疼痛或绕脐痛、不大便、脉沉实有力等阳明腑实的特点,故治用承气汤通里攻下。前者为湿热郁遏、里热成实引起,其特征如下:腹部胀满,自汗,或疼痛拒按,大便秘结,并有身目尿黄、小便不利而赤、脉滑数等湿热蕴结的特点,治宜清热除湿、攻下去实,用大黄硝石汤(大黄、黄柏、硝石、栀子)。若加茵陈蒿,则效果更佳。

6. 肠痈热毒自汗

肠痈之病热毒内聚,正邪相争,可见自汗、腹痛等症。《金匮要略·疮痈肠痈浸淫》曰:"肠痈者,少腹肿痞,按之即痛如淋,小便自调,时时发热,自汗出,复恶寒。其脉迟紧者,脓未成,可下之,当有血……大黄牡丹汤主之。"盖热毒内聚,血瘀于内,故少腹肿痞;肿痞瘀阻,迫及阴器,故按之痛如淋;膀胱无病,故小便自调;营卫失常,故发热、自汗、恶寒;热伏血瘀,经脉瘀滞,故脉迟而紧。此时脓未成熟,故可下之,以通瘀血。黄疸热实自汗与肠痈热毒自汗,两者均与里热有关,同属实证。但前者为湿热郁遏、热实内结所引起,其特征如下:自汗,身目尿黄,腹满或不大便,小便不利而赤,脉滑数,故治用大黄硝石汤清热利湿、通腑泄热。后者为热毒内聚、瘀结肠中、营郁卫阻所引起,其特征如下:自汗,时发热,复恶寒,并有少腹肿痞、按之痛如淋等热毒瘀阻的肠痈典型特点,且小便自利,脉迟而紧,治宜清热解毒、消痈排脓,用大黄牡丹汤(大黄、牡丹皮、桃仁、甜瓜子、芒硝）。

7. 阴阳两虚自汗

素体虚弱，外感表邪，或外感风寒，误用发汗，可致阴阳两虚，而见自汗等症。《伤寒论·辨太阳病脉证并治》曰："伤寒脉浮，自汗出，小便数，心烦，微恶寒，脚挛急，反与桂枝汤欲攻其表，此误也。得之便厥，咽中干，烦躁，吐逆者，作甘草干姜汤与之，以复其阳；若厥愈足温者，更作芍药甘草汤与之，其脚即伸。"（29条）伤寒，脉浮，自汗，微恶寒，是病在表，属太阳表虚证，但亦有谓此属阳虚者，如成无己说："脉浮，自汗出，小便数而恶寒者，阳气不足也。"（《注解伤寒论》）赵嗣真说："脉浮，虚也；汗自出，微恶寒者，阳虚无以卫外也。"（《伤寒论集注》）小便频数，是里阳虚不能摄敛津液；心烦，脚挛急，是阴液不足，失于濡养。证属阴阳两虚、复感外邪所致，治当扶阳解表，可用桂枝附子汤（顾尚之语）。若不顾正虚，误用桂枝汤发汗，致阴阳更虚，阳虚不温，则手足厥逆；阴伤不润，则咽中干燥；阳虚液亏，心神失养，则生烦躁；里气不和，则见吐逆。救治之法，因本证以阳虚为急，据阳固则阴存、阳生则阴长之旨，应先投甘草干姜汤，以复其阳；待阳回厥愈足温后，再投芍药甘草汤，以复其阴，则筋脉得以濡润，挛急得以缓解，其足即伸，病可解也。营卫不和自汗与阴阳两虚自汗，两者均与太阳表虚有关。但前者为风寒袭表、营卫失调所引起，其辨证要点如下：汗出，发热，恶寒，头项强痛，脉浮缓，病纯在表，故治用桂枝汤疏表解肌、调和营卫。后者为阴阳两虚，兼有表邪，其辨证要点如下：既有脉浮、自汗、微恶寒之表证（与阳虚亦有关系），又有心烦、小便频数、脚挛急等阴阳两虚证，治宜温经散寒。不可误用桂枝汤，否则犯虚虚之戒，使阴阳愈虚，而见手足厥逆、咽中干燥、烦躁吐逆等症。此时当分标本缓急，先温中以复阳，用甘草干姜汤（炙甘草、干姜）；后酸甘以复阴，用芍药甘草汤（芍药、甘草）。

此外，暑伤气阴自汗也较常见，由夏季伤暑、气阴亏耗所致，其自汗频繁，汗量较多，伴有烦渴引饮、胸膈痞闷、舌红苔黄、脉洪大无力等症。暑伤气阴自汗与阳明里热自汗皆为热证自汗，病机也有类似之处，但发病季节、所感病邪不同。阳明里热自汗为表邪不解内传阳明之证,发病不拘于夏季;暑伤气阴自汗为伤暑、气阴亏耗之证,发生于夏季。阳明里热自汗的辨证要点如下:大汗而热仍不解,兼有高热烦渴、脉洪大等症,治宜清热泻火,用白虎汤类。暑伤气阴自汗的辨证要点如下:既有暑热(发热汗出)之症,又有口渴舌红、脉虽洪大但无力等气阴不足症状,治宜清暑泄热、益气生津,用王氏清暑益气汤(西洋参、石斛、麦冬、黄连、竹叶、荷梗、知母、西瓜翠衣、甘草、粳米)。

(原载于《湖北中医杂志》2007,29(2):16-17)

《伤寒论》并病理论探要

"并病"是张仲景在《伤寒论》中提出的一个重要概念,由于张仲景论述并病太过简要,学者往往容易忽视,致使临床无所适从。张景岳在《景岳全书》中说:"余临证以来,凡诊伤寒,初未见有单经挨次相传者,亦未见有表证悉罢、止存里证者,若欲依经如式求证,则未见有如式之病而方治可相符者,所以令人致疑,愈难下手,是不知合病并病之义耳。"张景岳认为"今时之病,则皆合病并病耳",伤寒学家李培生先生也认为临床实际中"正病典型者少,合病、并病居绝大多数",足见并病之于临床的重要性。多数学者认为,《伤寒论》中大量条文虽未明言并病,但实际可从并病角度认识,如山田正珍认为:"《论》中冠合病并病者,才数条矣,其不冠合病并病,而实为合病并病者反居多。"(《伤寒论集成》)探讨并病理论,对研究《伤寒论》和指导中医临床都是很有意义的。

1. 并病的内涵

1.1 并病之特征

仲景并未详细论述并病,直接提及的条文有5条,主要谈到太阳阳明并病、太阳少阳并病两种并病形式,这也是许多医家认为只有三阳并病的由来,如钱潢的《伤寒溯源集》认为:"惟三阳有合并病,三阴证中无之。"但《医宗金鉴》说:"诚以人之脏腑互根,阴阳相合,三阳既有合并之病,则三阴亦有合并之病,不待言矣。"其言甚是。究之临床,并病是普遍存在的,并非独见于三阳。至于并病的概念,喻嘉言在《尚论篇》中说:"并病者,两经之证连串为一,如贯索然,即兼并之义也,并则不论多寡,一经见三五证,一经见一二证,即可言并病也。"熊曼琪主编的《伤寒论》将并病定义为"先病一经,次及他经,而致两经证象同时存在"。从六经病变的发展传变来谈并病代表了大多数医家的看法。

但也有医家抛开六经来论述,如丹波元坚在《伤寒论述义》中说:合病并病者，表里俱病也……表先受病，次传入里，而表证犹在者，谓之并病。此说以表里为依据，已跳出六经的概念范畴。又如日本汉方医家藤平健给并病的定义："并病是二药方证并存，且其症状相互关联，治疗时遵循先后等一定的法则者。"藤平健实际上拓展了并病理论的范畴，与以往医家局限于六经不同，他将其延伸到方证的领域，正如柯韵伯在《伤寒来苏集》中所说，"仲景之方，因证而设，非因经而设，见此证便与此方，是仲景活法"，且"六经各有主治之方，而他经有互相通用之妙"。可知，用仲景方不能固守六经，只要方证相符则可用之。故从方证角度来认识并病，也是可取的。

所以，无论是六经证并病还是方证并病，病证的先后出现，且前证未罢，后证又起，同时并见，相互关联，应是并病的最显著特征。

1.2　并病与合病异同

并病与合病常为医家所同论，两者有相似处，都论及两经或数经之病证的出现，如程钟龄在《医学心悟》中言："合并病者，伤寒传经之别名也。"柯韵伯也认为，"病有定体，故立六经而分司之；病有变迁，更求合病、并病而互参之"（《伤寒来苏集》）。仲景立六经来论病，对于阐明疾病的发展变化规律实际上多有缺漏，因为疾病发展变化绝不是死板地按六经的顺序依次相传的，也不会一得病就是典型的太阳病或其他经病。且体质的强弱、病邪的轻重、治疗的方法等都会对疾病的转归产生影响，因此对于这些复杂因素，仲景提出"合病"与"并病"之说，体现出仲景论病的圆机活法。

但二者又不尽相同，如柯韵伯认为"合则一时并见，并则依次相乘"（《伤寒来苏集·伤寒论翼》）。可知，合病实质上没有疾病传变转归的含义，而并病体现了一种动态发展变化的内涵。疾病的发展转归不是一蹴而就的，这其中肯定存在着各病期的移行期。故对于临床认识和分析疾病，并病具有更重要的现实意义。由于两经或数经证候的出现有先后之别，这其实就揭示了并病是疾病的一种特殊的传变形式，也是疾病发展变化的趋势之一。故有学者认为合病补充了六经分证的不足，并病表述了伤寒发病的动态变化。

因此，从并病的角度来看仲景的《伤寒论》中所论述疾病传变与治法的规律,则能左右逢源。

2. 并病的成因

2.1 疾病的自然发展过程

疾病的发展有由浅到深、由轻到重的过程,《伤寒论》中论述尤为细致。如原文 104 条柴胡加芒硝汤证,"伤寒十三日不解",由后述症状"胸胁满而呕"可知已传少阳,"日晡所发潮热"说明邪已入阳明,知此属于少阳阳明并病,当和解少阳又须顾及阳明,但还是以少阳为主,故先服小柴胡汤以和解少阳,再处以柴胡加芒硝汤,和解之时加以泄热润燥。又如原文 146 条柴胡桂枝汤证,"伤寒六七日",邪在太阳,故有"发热微恶寒,支节烦疼"等症,然而,疾病已有传入少阳之意,故可见"微呕,心下支结",这是太阳少阳并病,由病势较缓,表证未罢而已微,又未完全传入少阳所致,故取小柴胡汤与桂枝汤原方分量之一半,既解表邪又转动枢机。

2.2 对疾病的误治

误治常使疾病出现并病的情况,如原文 48 条,仲景明言此属太阳阳明并病,由于太阳病"发其汗,汗先出不彻"而成。又如原文 103 条大柴胡汤证,"太阳病,过经十余日"已传少阳,但由于误治,"反二三下之","柴胡证仍在",先用小柴胡汤而不效,是由于邪已陷入阳明,见"心下急,郁郁微烦"等症,单用和解法恐不能奏效,但柴胡证仍在,此为少阳阳明并病,故用大柴胡汤,以和少阳,泄阳明。再如原文 163 条桂枝人参汤证,由于太阳表证误下,而伤及脾胃,成"协热而利",其"表里不解"实际上是太阳太阴并病,故用桂枝人参汤解表温里。

2.3 体质、夙疾因素

体质与夙疾有着十分密切的关系,它们对疾病的传变转归、并病的形成有巨大的影响。如原文 144 条小柴胡汤证,"妇人中风,七八日续得寒热,发作有时",又由于妇人体质特殊,受邪之时逢月经来到,而受邪后"经水适断",仲景认为这是"热入血室",实际上其属小柴胡汤证与热入血室证的并病,仲景处以小柴胡汤,和解枢机。又如原文 301 条麻黄细辛附子汤证,"少阴病,始得之,反发热,脉沉者",本来少阴病是禁汗的,但仲景却用了麻黄、细辛这样的辛温开泄之品,其实可以看作是阳虚体质的患者受了风寒,实际是太阳与少阴的并病。由于其是"少阴病,始得之",故从动态的疾病发展过程来看,其少阴病还没有像四逆汤证、通脉四逆汤证那样严重、典型,故还能用汗法,再加附子温里可保万全。如果出现原文 92 条四逆汤证,就要先救里了。再如原文 38 条大青龙汤证,可认为是夙体内热偏盛之人的一种体质状态,而感冒风寒,出现"烦躁"之里热证和发热恶寒之表证,甚至可认为病已稍涉阳明,为太阳阳明并病,故用大青龙汤外解表,内清里。

3. 并病的类型

3.1　六经间之并病

六经间之并病复杂多样,《伤寒论》明确提及的有 5 条,分别是原文 48 条、142 条、150 条、171 条、220 条。从整部书来看,有太阳阳明并病、太阳少阳并病、少阳阳明并病、阳证阴证并病等多种形式。

如前已论及原文 48 条是太阳阳明并病,仲景又于原文 220 条明确指出太阳阳明并病的情况,"二阳并病,太阳证罢,但发潮热,手足漐漐汗出,大便难而谵语者,下之则愈,宜大承气汤"。此条后文指出"太阳证罢",可知条文内容实际并非并病,故仲景言"二阳并病"旨在说明其传变转归。还有原文 150 条:"太阳少阳并病,而反下之,成结胸,心下硬,下利不止,水浆不下,其人心烦",虽言太阳少阳并病,但又言,"而反下之",故仲景只是点明结胸证的形成可以是太阳少阳并病误下而转归而来。原文 142 条言:"太阳与少阳并病,头项强痛,或眩冒,时如结胸,心下痞硬者,当刺大椎第一间、肺俞、肝俞,慎不可发汗;发汗则谵语,脉弦,五日谵语不止,当刺期门。"原文 171 条言:"太阳少阳并病,心下硬,颈项强而眩者,当刺大椎、肺俞、肝俞,慎勿下之。"两条条文相似,有太阳"头项强痛"之症,又有"眩冒""心下痞硬"的少阳证,故仲景说明此为"太阳少阳并病"。又如原文 146 条柴胡桂枝汤证属太阳少阳并病,在前文中已述及。再如前述的原文 104 条与原文 103 条皆属少阳阳明并病,至于阳证阴证并病,如前所述原文 163 条桂枝人参汤证与原文 301 条麻黄细辛附子汤证属其范围,这里不再详细论述。

3.2 方证间之并病

六经间之并病在《伤寒论》中有明确提及,但六经病证变化只是述其大要,还有各方证之间的并病,如原文 351 条当归四逆汤证,见原文 352 条"内有久寒"加吴茱萸、生姜,也属当归四逆汤证与吴茱萸生姜汤证之并病。又如原文 155 条附子泻心汤证,"心下痞"当用泻心汤攻痞,而又出现"复恶寒汗出者",知病情已经发生变化,已经涉于阳虚之证,故加附子温里。这足以说明仲景用方不拘六经,全在于见证用方。再如原文 172 条黄芩汤证,原为下利而设,"若呕者"当属黄芩汤证与小半夏汤证并病,此方加半夏、生姜,可知此方正是黄芩汤与小半夏汤之合方。对于仲景经方的灵活运用,当守六经以知其常,又要不拘六经以知其变,这样才能在临床从容应对。还有其他的并病类型,如各种相关病机之间的并存,如气滞引起痰凝而成气滞痰凝证,痰阻经络日久成瘀而为痰瘀互结证。总之,并病类型多样,临床应仔细分析。

4. 并病对临床处方用药的启示

4.1 循疾病之发展以加减

并病理论实际上昭示了疾病发展变化的过程,在这一过程中,主要的经证还未传变为他经之证,而在主要的经证还在、他经之证候初现而未完全成立之时,当守原经证之主方以加减。如麻黄汤证转化为大青龙汤证,是麻黄汤证与大青龙汤证之并病,故用麻黄汤加麻黄量至六两再加石膏、生姜、大枣等。又如原文 43 条桂枝加厚朴杏子汤证,是桂枝汤证与喘证并病,故用桂枝汤加厚朴、杏子以解表平喘。还有上述的当归四逆加吴茱萸生姜汤证也是此例。

又有原经主证已退而次证尚在,且他经证已经形成,或疾病的性质已经发生改变的,当从他经证之主方以加减,如苓桂术甘汤证转变为真武汤证,原是太阳阶段饮邪为患,而随着疾病发展,少阴虚寒已经形成,饮邪尚在,故当改苓桂术甘汤之化气利水为真武汤之温阳利水。又如原文 92 条四逆汤证和原文 91 条都揭示出阴阳并病当先救里的法度,是因疾病性质已经改变,尽管仍稍有表证，这时当以救里为要。

4.2　量病证之轻重以合方

由于并病而合方治疗是仲景常用的处方法度，合方使用在临床中也常常获得良好的效果。但是合方不是胡乱相合，其理仍在于有是证用是方。至于孰轻孰重，何主何辅，则根据临床表现，相机使用，全在于医者辨证。如柴胡桂枝汤证，是太阳少阳并病，二者证候相当，难分主次，故合方为治而减其分量；再如上述的黄芩加半夏生姜汤证，因为下利而又现呕吐，故用黄芩汤与小半夏汤合方。考之临床合方法度，大多本于此。

如黄开泰治疗一慢性肾功能衰竭传变痞满患者，患者既有气血亏损虚劳之象，又有湿浊中阻痞满之征，论治重点以藿香正气散辛开化湿消痞，辅以中成药畅护气血，要求清淡素食以防止滋腻生湿，患者血尿素氮、肌酐水平稳步下降，双肾萎缩得到控制，饮食状况和精神气色逐步改善。本证以湿阻而痞满为主，故用藿香正气散化湿消痞，而虑其病久又气血亏虚，故佐畅护气血之中成药而见功。

4.3　审疾病之性质以寒热并用

"热者寒之，寒者热之"，而仲景用方常寒热并用，不拘一格，考求其寒热并用之因，常因疾病属寒热证候并见而用之。如前所述大青龙汤证，本属风寒外束，但见烦躁之热证，故辛温解表，用甘寒之石膏清里。又如附子泻心汤证，痞证与恶寒汗出并见，故苦寒攻痞，大热之附子温里。这都启示我们，在临床中用寒热之药不能执守一端，寒热并用的案例不在少数。

如姜春华先生治疗一男性患者，72 岁，受凉后脘腹疼痛，不欲饮食，小便短少，下肢水肿，医院诊为胃炎，治疗不效，近日心下痞闷，胀痛轻微，干呕心烦，大便不解 3 日，口苦，恶寒，多汗，四肢不温，舌淡胖，苔黄腻，脉濡数。以附子泻心汤加黄芪、白术、薏苡仁、茯苓，两剂而愈。此证病情复杂，湿热与阳虚并存，故用附子泻心汤，寒温并用。

总之，并病是客观存在的一种疾病发展状态，分析探讨《伤寒论》中的并病理论，对深刻理解张仲景的学术思想，领悟临床的圆机活法大有裨益。

（原载于《河南中医》2017,37(8):1311-1313）

《伤寒论》发热证的探讨

《伤寒论》是一部热病学专著,其中有关发热证的条文达百十余条,几乎占全书内容的 30％。这说明发热在《伤寒论》中占有相当重要的地位。发热,特别是持续性发热,在当前对内科医生是一种挑战,因此,加深对《伤寒论》发热证的认识,即使在医学科学比较发达的今天,也是有其积极意义的。

1. 发热的病因病理

发热是指病理性的体温升高。"怫怫然发于皮肤之间,熇熇然而成热者,名曰发热。"(《医学南针》)现代医学认为,发热是人体对致病因子的一种全身性反应,发热可以促进抗体形成及增强网状内皮系统细胞的吞噬作用,还能增强酶的活性及肝脏的解毒功能,提高机体的抵抗能力,从而战胜疾病。其实,这与祖国医学最早对发热的认识有某些共同之处。如《素问·调经论》谓:"阳盛则外热",就是指人体在阳气偏胜、机能亢进的情况下,抗御疾病的发热。《素问·逆调论》云:"黄帝问曰:人身非常温也,非常热也。为之热而烦满者,何也? 岐伯对曰:阴气少而阳气胜,故热而烦满也。帝曰:人身非衣寒也,中非有寒气也,寒从中生者何? 岐伯曰:是人多痹气也,阳气少,阴气多,故身寒如从水中出。"这就是说阳气盛了,全身机能亢进,便会热而烦满,出现热证;阳气少了,全身机能衰减,便会身寒如从水中出,出现寒证。仲景继承、发扬了《黄帝内经》这一学术思想,同样在《伤寒论》中说明了发热是阳气盛所致,正能抗邪,无热恶寒是阳气少、邪盛正虚的情况。故仲景在太阳病篇曰:"病有发热恶寒者,发于阳也;无热恶寒者,发于阴也。"这对我们认清发热的本质,指导临床的辨证论治很有帮助。当然,从病因学角度考虑,仲景认为发热的病因,多是寒邪(广义)为患,"人之伤于寒也,则为病热"(《素问·热论》)。而发热为感受寒邪后的反应,寒为因、热为果,因是病变的本质,果是病变的现象,发热是寒邪引起的各种复杂的病理变化的一种外在表现。故《伤寒论》一再强调："太阳之为病，脉浮，头项强痛而恶寒"（1条）；"太阳病，或已发热，或未发热，必恶寒，体痛，呕逆，脉阴阳俱紧者，名为伤寒"（3条）。然亦有不因寒邪而或因风邪，或因温邪等致病的，如："太阳病，发热，汗出，恶风，脉缓者，名为中风"（2条），就是人体感受风邪侵袭，营卫失调所致；"太阳病，发热而渴，不恶寒者，为温病"（6条），则是外感温邪或邪热内郁所致。但从《伤寒论》整体来看，重点还是在于论述伤寒。

2. 发热的辨证分析

现代医学将发热按热型、热势分类。按热型可分为稽留热、弛张热、间歇热、消耗热、回归热、波浪热、不规则热等；按热势一般分为轻热、中等热、高热、超高热。此等分类法，对判断某种疾病有一定参考价值，而《伤寒论》根据发热的不同表现，形象地将发热描述为翕翕发热、灼热、烦热、蒸蒸发热、潮热、往来寒热、微热、真热假寒、真寒假热等，以此作为临床的辨证基础，并为人们的治疗实践提供了一定依据。

2.1 翕翕发热

形容发热之轻微，犹如羽毛覆盖在身上温温发热。方有执说："翕，火炙也，团而合也，言犹雌之伏卵，翕为温热而不蒸蒸大热也。"成无己谓："翕翕者，熻熻然而热也，若合羽所覆，言热在表也。"（《注解伤寒论》）一般来说，翕翕发热多见于太阳表证，如"太阳中风，阳浮而阴弱……翕翕发热……桂枝汤主之"（12条），"服桂枝汤，或下之，仍头项强痛，翕翕发热，无汗……桂枝去桂加茯苓白术汤主之"（28条）是也。然亦可见于阳明病水湿郁于表分之证中，如"阳明病，初欲食，小便反不利，大便自调，其人骨节疼，翕翕如有热状"（192条）是因水湿之邪瘀滞关节肌表所致。翕翕如有热状，与太阳证相似，但太阳证必恶寒，而本证没有恶寒，太阳证为风寒外袭，本证为水湿瘀滞，两者截然不同，不可不辨。

2.2 灼热

言身热的程度、热如烧灼一样。方有执说："灼热，谓热转加甚也。"灼热一证，在《伤寒论》中仅见一条，本是温病误治后的变证，如"太阳病，发热而渴，不恶寒者,为温病。若发汗已,身灼热者,名风温。"(6条)"风温,温与风得,汗之则风去而温胜,故身灼热"(《伤寒贯珠集》)。温病有别于伤寒,在治法上完全不同,确是仲景首次提出,而开历代之先河。既然是温病,病在初起,辛凉解表才是正治,若用辛温发汗,是以热助热,必然导致全身高热如火灼状,再进一步误治,还可出现肝风内动、惊痫、抽搐等危重情况。以上说明临证,伤寒、温病绝对不可混淆,务必辨证准确,方不致铸成大错。

2.3 烦热

形容心中烦闷而热的感觉。尤在泾曰:"烦热者,心烦而身热也。"(《伤寒贯珠集》)烦热多见于阳证烦热,如栀子豉汤证之"发汗若下之,而烦热,胸中窒者"(77条),是为无形邪热扰于胸膈、气机运行不畅的阳性烦热。然亦可见于阴证烦热,惜《伤寒论》述之不详。

2.4 蒸蒸发热

形容发热如热气上蒸,从内腾达于外。"蒸蒸者,如热熏蒸,言甚热也。"(《注解伤寒论》)蒸蒸发热,在《伤寒论》中是属太阳病发汗不解,表邪已罢,胃热转盛,病传阳明之证。如"太阳病三日,发汗不解,蒸蒸发热者,属胃也,调胃承气汤主之"(248条)者是。

2.5 潮热

犹如潮水定时而至,形容发热定时出现。《伤寒明理论》谓:"潮热……若潮水之潮,其来不失其时者也。一日一发,指时而发者,谓之潮热,若日三五发者,即是发热,非潮热也。"潮热一般属于阳明的里实热证,而不是表热,故柴胡加芒硝汤证说:"潮热者,实也。"(104条)阳明旺于午后申酉之时,阳明腑证多于此时发热。若患者此时有潮热症状,说明阳明里实已成,可用攻下方,但若腑实已成,而又未见潮热,为稳妥起见,则宜用小承气汤微和胃气。故《伤寒论》中"有潮热者,此外欲解,可攻里也……大承气汤主之……其热不潮,未可与承气汤;若腹大满不通者,可与小承气汤,微和胃气,勿令至大泄下"(208条)便是其例。不过,亦有发潮热而腑实未成而不用承气汤者,如"阳明病,发潮热,大便溏,小便自可,胸胁满不去者,与小柴胡汤"(229条)是也。另大陷胸汤证"日晡所小有潮热"（137条），颇似阳明，但阳明实满在腹，本证"从心下至少腹硬满而痛，不可近"，为水热互结之里实热证，是又有不同矣。

2.6 往来寒热

恶寒时不发热，发热时不恶寒，发热、恶寒交替出现，即是往来寒热。往来寒热一般为少阳病所特有，是邪正相争，也就是人体抵抗力与病邪搏斗而产生的反应。如小柴胡汤证的"伤寒五六日中风，往来寒热"（96条），柴胡桂枝干姜汤证的"头汗出，往来寒热"（147条）即是。成无己谓：邪在表则寒，邪在里则热，今邪在半表半里之间，未有定处，是以寒热往来也（《注解伤寒论》）。今人认为往来寒热与疟疾相同，但亦有持不同意见者，因疟疾寒热，发作有定时，或一天一次，或两天一次，或三天一次。少阳病的往来寒热，一天发作数次，且无一定时间。实际上，中医治疗疾病，强调辨证论治，无论什么病，只要出现少阳病证，皆可用小柴胡汤治疗（不必拘泥太过）。

2.7 微热

发热之轻微，若有若无之状。"微热亦属里热，微即幽微之微，隐邃而不大显之义，热微如无之谓也。"（《伤寒杂病辨证》）但微热不仅见于里热，亦可见于表热，有表证有里证，有虚寒证亦有实热证。如："脉浮，小便不利，微热消渴者，五苓散主之"（71条）即是太阳表邪未罢，表邪随经入腑，影响膀胱气化，邪与水结而成蓄水已成之证；小柴胡汤证的"身有微热"（96条）亦与表证不解有关；大承气汤证的"时有微热，喘冒不能卧"（242条），"大便难，身微热"（252条）则属阳明内结，邪热深伏于内的里实热证。"身有微热，下利清谷"（366条），"呕而脉弱，小便复利，身有微热"（377条）则属里阳虚衰、阴盛格阳的四逆汤证。至于"下利，有微热而渴"（360条），"下利，脉数，有微热汗出"（361条），则是少阴阳虚、阴寒下利后的阳气来复之象。

2.8 真热假寒

阳证似阴的一种症状。病本属热证，因热到极点，出现手足冷、脉细等假寒症状。患者虽恶寒但不欲盖衣被，手足冰冷但胸腹灼热，并可见口渴、咽干、舌苔黄干、小便黄等症。如所谓"身大寒，反不欲近衣者，寒在皮肤，热在骨髓也"

(11条)是也。又如"里有热""脉滑而厥者"(350条)的阳明病之白虎汤证,由于热邪深伏于里,阳气被郁不能布达四肢,出现手足厥冷的情况,即是真热假寒的典型表现。

2.9　真寒假热

阴证似阳的一种症状,病本属寒证,因寒到极点,出现身热、面赤、口渴等假热现象。但患者虽身热,却喜用衣被覆盖,口渴而不欲饮水。如所谓"病人身大热,反欲得衣者,热在皮肤,寒在骨髓"(11条)是也。又如少阴病之通脉四逆汤证(317条),由于阴寒凝滞于内,虚阳浮越于外,形成阴阳格拒,既见下利清谷、手足厥逆、脉微欲绝的阳衰阴盛之症,又见身反不恶寒,其人面色赤,或咽痛的虚阳浮越之状,就是真寒假热在临床上的反映。

以上根据发热的不同类型,说明了其临床表现及辨证情况,但尚不能以偏概全。从发热的辨证角度出发,还需要提及的是仲景谓病有发热恶寒发于阳,无热恶寒发于阴的问题,很多注家将此作为辨别全书阴阳两大证型的总纲来看待。如钱潢说:此节提纲挈领,统论阴阳,当冠于六经之首(《伤寒溯源集》)。我们认为是有一定道理的。因为病邪侵入人体,邪在三阳,正盛邪实,正邪斗争激烈,发热恶寒是其常见证候,如太阳病之发热恶寒,少阳病之往来寒热,阳明病之但热不寒等。故发热恶寒多属阳证。病入三阴,人体抵抗力较弱,邪正斗争不明显,多表现为无热恶寒,故谓无热恶寒发于阴。但证之临床,也有例外的证候,如太阳病初起,也有一个"或已发热,或未发热"(3条)的短暂的不发热阶段,不可谓其不发热就是病发于阴。三阴病中,发热虽然少见,但仍然可见。如太阴病"脉浮而缓,手足自温者,系在太阴"(278条)。所谓温,具有微热之义,而非温和之温。盖太阴阳虚,又兼表邪,阳气不能充分起而外应,故不见发热,但较少阴厥阴之病正气犹实,故唯于所主四肢之部反映为手足温,即"微热"的感觉。少阴病兼表,亦有发热,如"少阴病,始得之,反发热,脉沉者"(301条)以脉沉属少阴、反发热(无汗)为表不解,表里同病,阴阳互见,非单纯阳证可比。病在厥阴,厥热胜复、热证亦属多见,然虽有发热,其仍属阴证,亦断不可以病有发热恶寒发于阳而论。以上说明学习《伤寒论》,须前后合看,既知其常,又通其变,细心审辨,才不会犯诊断不明的错误。

3. 发热的临床治疗

发热是多种急性传染病(包括某些杂病)所表现的主要症状。治疗上,《伤寒论》积累了丰富的经验。下面仅谈谈六经病中主要发热证的治疗情况。

太阳病以"脉浮,头项强痛而恶寒"(1条)为提纲,这些脉证,在一些急性传染病初期较多见。但表病机理,一般始为阴盛而寒,继则阳盛而热,故太阳病主症应有发热。所谓"病有发热恶寒者,发于阳也"论中虽有"或已发热,或未发热"之词,此不过是卫阳被遏、营阴郁滞,人体正气有强弱之分,而发热有迟早之不同罢了。不发热不是表病,太阳病必有发热。但表病有表虚表实之区别。若症见恶寒,发热(翕翕发热)、汗出、头项强痛,或枭鸣干呕,苔薄白,脉浮缓,是腠理不固、风寒外袭、营卫失调的表虚证,可用桂枝汤疏表解肌、调和营卫。桂枝汤临床上除用于外感风寒的表虚证外,还可广泛用于多种疾病。如证属风寒湿痹疼痛,取本方有祛风散寒、温通经脉的作用。根据"病人脏无他病,时发热自汗出而不愈者,此卫气不和也。先其时发汗则愈,宜桂枝汤"(54条)的理论,今人用其治疗某些长期不明原因的低热获效。如果症见恶寒发热,无汗而喘,头项强痛,身疼腰痛,骨节疼痛,苔薄白,脉浮紧,则为风寒袭表、卫阳被束、营阴郁滞的表实证,治当用麻黄汤发汗解表,宣肺平喘。此较表虚证又有不同。

太阳病篇中,发热的条文较多,如"发热恶寒,身疼痛,不汗出而烦躁"的大青龙汤证(38条),"心下有水气,干呕,发热而咳……或喘"的小青龙汤证(40条),"汗出而喘,无大热"的麻黄杏仁甘草石膏汤证(63、162条)等。临床资料表明,对于呼吸道感染性疾病、支气管哮喘等,凡见有上述适应证者,临床辨证选用这些方剂多能获得疗效。笔者曾见一老年妇女,患有顽固的喘息性支气管炎,发热、咳嗽、喘气无一息之停,痰稀薄、色白呈泡沫样,夜间完全不能平卧,经服抗生素、氨茶碱、麻黄素等无效,而用小青龙汤治疗好转。

膀胱属足太阳经,太阳表邪不解;病邪循经入腑,以致膀胱气化失常,可见发热,汗出,小便不利,烦渴,脉浮数等表里证候。治用五苓散化气行水,佐以解表。五苓散证之发热，一般认为是表证未罢。然今人以五苓散治疗肾炎水肿、泌尿系感染、传染性肝炎、胃肠炎吐泻的报道屡见不鲜，而这些疾病中发热多可出现，不必拘于不是表证发热而弃之不用。

阳明病以"胃家实"（179 条）为提纲，以"身热，汗自出，不恶寒，反恶热"（182 条）为外证。临床上，若见日晡潮热，不大便，或热结旁流，腹硬满疼痛，舌黄燥，或芒刺，脉滑实等症，中医辨证属于阳明腑实之证，就可根据病情轻重，选用大、小承气汤急下以救津。如果无大便燥结，腹不硬满，但是身大热、汗大出、口大渴、心烦、舌苔黄燥、脉洪大或滑数，这是阳明经证，可用白虎汤辛寒清热，或用白虎加人参汤清热、益气、生津。承气汤、白虎汤之类的方剂，近代临床运用范围很广。如对于急性单纯性肠梗阻、急性胆囊炎、急性阑尾炎，以及某些热病过程中出现高热、神昏、谵语、惊厥等而见阳明腑实证者，有很多运用大、小承气汤治疗收效的报道。至于白虎汤或白虎加人参汤，人们用来治疗流脑、乙脑、肺炎、风湿性关节炎、糖尿病等病，似已习以为常了。当然，在治疗热病方面，仲景学说亦有不足之处，后世温热家如叶天士、余师愚、薛生白、吴鞠通、王孟英等在仲景学说的基础上有很大发挥，并创造了一些治疗热病的有效方，可以互为参照。

少阳病以"口苦、咽干、目眩"（263 条）为提纲，实则"往来寒热，胸胁苦满，默默不欲饮食，心烦喜呕"（96 条）亦当包括在主症之内。小柴胡汤为和解少阳病的主方，在急性传染病（如传染性肝炎、疟疾、钩端螺旋体病等）中，凡见有少阳病的证型者，以小柴胡汤加减治疗多可收效。记得往年在通山习医时，曾治一患有疟疾的中年孕妇，因其惧服用奎宁类西药，转而寻求中医治疗，余以小柴胡汤加常山、草果三剂而显效。另外，对于产后发热、感冒等，小柴胡汤也有一定作用。笔者在临证中，对少阳病证多以"往来寒热"为辨证要点。如果少阳兼阳明，即既有往来寒热、胸胁苦满、口苦、咽干、目眩、呕吐的少阳证，又有上腹部拘急疼痛，或痞硬、郁郁而烦、大便秘结，或潮热，或下利，苔多黄燥或白厚而干，脉弦有力的阳明证，治宜和解少阳，兼通阳明。方如大柴胡汤、柴胡加芒硝汤。大柴胡汤加减治疗急性胆囊炎、急性化脓性胆管炎、胆系结石合并感染、胰腺炎等疾病,十分有效,尤其对胆系结石合并感染效果明显。

太阴病以"腹满而吐,食不下,自利益甚,时腹自痛"(273条)为主症,多是脾胃消化功能障碍的表现。由于太阴主寒湿之化,故一般不见发热。但太阴兼表,多易出现手足温,温者具有微热之义。如"伤寒脉浮而缓,手足自温者,系在太阴"(278条)即是。如"太阳病,外证未除而数下之,遂协热而利,利下不止,心下痞硬,表里不解者,桂枝人参汤主之"(163条)。此热是太阴虚寒而兼表证未解的发热,可谓与太阴有关的发热。所谓协热而利,即是里寒挟表热下利也,治当温中解表,故用桂枝人参汤。本方以理中汤加桂枝而成,而理中汤可温中散寒止利,用桂枝兼解太阳之表以除热,是为表里双解之剂。

少阴病的主脉主症是"脉微细,但欲寐"(281条)。这是心或肾受病后的表现。由于致病因素和人的体质不同,少阴病有从阴化寒、从阳化热两类证型。少阴寒化证,因为心肾阳衰,阴寒内盛,发热极为少见。但若阴寒之邪太盛,逼迫虚阳浮越于外,临床可见里寒外热、面赤、躁扰不宁、身反不恶寒、咽痛等阴极似阳的真寒假热征象。此时,宜用白通汤、参附汤、通脉四逆汤之类,速破在内之阴寒而回外越之阳气,解除阴阳格拒之势为重且急。

阴虚热化证,多由心肾阴液不足、虚热内生,病从热化所致。少阴篇具体讲到从寒化热而见"发热"的条文,仅见一条,如"少阴病,八九日,一身手足尽热者,以热在膀胱,必便血也"(293条)。况仲景在治疗上未明确提出运用何方。柯韵伯说:此证"轻则猪苓汤,重则黄连阿胶汤可治"。实属经验之谈。余尝见家父李培生教授在治疗泌尿系感染而出现血尿,或某些无痛性血尿而伴有发热的患者时,每用此类方药加减治疗取效。

另少阴病外感寒邪所引起的太少两感证,是可见发热的。如"少阴病,始得之,反发热,脉沉者,麻黄细辛附子汤主之"(301条)。病在少阴,不应发热,今之发热,故谓之"反",可知非纯属少阴病,太阳病为发热、恶寒、无汗,其脉当浮,今脉沉,故知非纯属太阳病,而是少阴阳虚兼太阳外感所致,故治用麻黄细辛附子汤,两解表里之邪。

厥阴病以"消渴,气上撞心,心中疼热,饥而不欲食,食则吐蛔,下之,利不止"(326条)为提纲,这不过是蛔虫病发作的临床表现,只能代表厥阴上热下寒的证候,作为提纲,值得商榷。厥阴病有厥阴寒证与厥阴热证之分,厥阴虚寒,一般反应为无热、恶寒。但邪入厥阴,病情较重,邪正斗争较剧烈时,可见厥热胜复,即厥与热交替出现,这是厥阴虚寒证候所反映的一种病理机转情况,不必赘述。

至于厥阴热化证,可见发热。如"热利下重"的白头翁汤证,临床所见,一般以发热、口渴、痢下脓血、腹痛、里急后重为主,这是由于湿热之邪壅遏不解,一则损伤肠道络脉,故痢下脓血,二则影响肝气的疏泄功能(因厥阴经属肝),肝性急速、欲使快利,但热邪盛则气滞壅塞,其秽恶之物欲急出而不得,故腹痛、里急后重明显、发热、口渴皆为湿热内盛所致。故用白头翁汤,清热燥湿,解毒止痢。方中白头翁苦寒清热,凉血解毒,黄连、黄柏清热燥湿,坚阴厚肠,秦皮清热凉肝,为治疗湿热痢的有效方剂。血虚者可加阿胶。本方是目前临床用来治疗急性细菌性痢疾的常用方。另配合鸦胆子还可用来治疗阿米巴痢疾。

4. 结语

本文从发热的病因病理、发热的辨证、发热的治疗几个方面进行了讨论。发热相关内容是《伤寒论》的重要组成部分,伤寒六经皆可出现发热,发热多为急性传染病(包括某些杂病)的主要症状。治疗上,仲景为我们提供了新的内容。在中西医结合的研究工作上,《伤寒论》中亦有很多经验值得吸取。

有人谓"伤寒法难学,伤寒方难用",但以上对发热证的探讨说明,《伤寒论》确有许多精义可循。在当今的理论学习和临床实践中,仍有重大的指导意义,值得深入研究。由于个人学识浅薄,挂一漏万,或言不中肯、谬误之处很多,尚求批评指正。

(原载于《贵阳中医学院学报》1983(2):15-19)

《伤寒论》厥逆理论探要及其辨治心得

伤寒在中国古代是对热病的通称，谓"人之伤于寒也，则为病热"。《伤寒论》是我国第一部理论联系实践、理法方药齐备的临床医学巨著，下文谨从四逆汤类方之法，对其临床上灵活运用经方的独特思维方法试做探要。

1. 辨《伤寒论》"厥""厥逆""四逆"

张仲景在《伤寒论》中或曰厥，或曰厥逆，或曰四逆，这些不同的病名究竟是何意？是否真有不同？确实需要认真加以思辨。

宋代成无己于《伤寒明理论》中专立"四逆"与"厥"二篇，曰："四逆者，四肢逆而不温者是也。"又曰："厥者，冷也，甚于四逆也。"成氏最早提出了"四逆"与"厥"之辨，其之意，"四逆"与"厥"乃两种程度不同之证，在少阴则见四逆，在厥阴则见厥，"厥"之手足冷甚于"四逆"之四肢不温。而清代柯韵伯则提出与成氏相左之观点，谓"四逆者，四肢厥冷，兼臂胫而言；此云手足，是指手足掌而言，四肢之阳犹在"，以为四逆甚于手足厥冷。

《伤寒论》原文 337 条云："厥者，手足逆冷者是也。"以"逆冷"二字解释"厥"字，足见逆即厥，厥即逆。

人身十二经脉，以三阳三阴之名命之，其经气相连之处皆在四肢之末端。手足者，四末也，故手足寒、手足冷，谓之"四逆"。"四逆"的条文如下。原文 296 条："少阴病，吐利，躁烦，四逆者，死。"原文 298 条："少阴病，四逆，恶寒而身蜷，脉不至，不烦而躁者，死。"原文 318 条："少阴病，四逆，其人或咳，或悸，或小便不利，或腹中痛，或泄利下重者，四逆散主之。"

厥与逆连用，亦指手足厥冷。"厥逆"的条文如下。原文 315 条："少阴病，下利脉微者，与白通汤；利不止，厥逆无脉，干呕烦者，白通加猪胆汁汤主之。服汤，脉暴出者死，微续者生。"原文 317 条："少阴病，下利清谷，里寒外热，手足厥逆,脉微欲绝,身反不恶寒,其人面色赤,或腹痛,或干呕,或咽痛,或利止,脉不出者,通脉四逆汤主之。"原文349条:"伤寒脉促,手足厥逆,可灸之。"

尤在泾亦云:"四逆与厥,本无分别,特其病有阴阳之异耳。"正因为四逆与厥本无分别,故《伤寒论》原文330条有"诸四逆厥者,不可下之"之文。厥、厥逆、四逆意义基本相同,皆手足寒冷之象。厥逆不是单独的疾病,而是出现在多种疾病过程中的一种证候。

2. 厥逆病因病机

《伤寒论》原文337条云:"凡厥者,阴阳气不相顺接,便为厥。"这明确指出厥逆的病机不外乎阴阳之气不能相互贯通。阴阳之气行于周身,流转不息,通过手足十二经于四肢末端进行阴阳之气的交接,如果阳气衰微,阴邪独盛,则阳气为阴寒之邪所阻;或邪热偏盛,阳气反被郁遏,或其他邪气遏阻阳气,均导致阴阳之气不相顺接。《灵枢·五乱》谓:"清气在阴,浊气在阳;营气顺脉,卫气逆行。清浊相干,乱于胸中,是谓大悗……乱于臂胫,则为四厥。"这说明"阴阳气不相顺接",在臂胫为手足逆冷。

引起厥逆的病因有寒、热、气、血、水、痰、蛔等,尽管导致厥逆的病因很多,但归纳起来有以下几个方面:①阴盛阳衰,阳气不能温养四末。可见于少阴阳虚致厥、寒厥、肺热脾寒厥逆、冷结膀胱关元致厥、脏厥,兼见烦躁、下利清谷、汗出、脉微欲绝等症。治宜祛寒回阳。②阴血亏虚,不能濡养四末。可见血虚致厥、血虚寒凝致厥、亡血致厥,兼见颜面苍白,唇淡甲白,脉细。治宜养血温经。③热郁于内,不能外达四末。可见热厥、胆热内郁致厥,兼见烦渴、大热、小便黄赤、脉滑等症。治宜清泻里热。④病理因素内阻,阳气不能敷布四末。如气滞、痰食、水饮、蛔虫等引起气郁致厥、痰(食)致厥、水厥、蛔厥,兼见心下满而烦、心下悸、吐蛔等。治宜理气、除痰、化饮、驱蛔。

3. 厥逆辨治要领

3.1 阴盛阳衰厥逆

少阴心肾阳气衰微,阴寒内盛,引起的厥逆即四逆汤证及其类方所主之证。

外则四肢厥逆、恶寒，内则呕吐、下利，兼见神疲气短、舌淡脉微等，此为阴寒内盛之四逆汤证，治宜温补心肾、回阳救逆。若阳气大衰，阴寒极盛，症见下利清谷，手足厥逆，脉微欲绝，并见虚阳上越之面赤、咽痛、头晕的戴阳证，此为白通汤证，治宜破阴回阳、宣通上下；阴阳格拒，虚阳被格于外和上，出现"身反不恶寒，其人面色赤"，面赤如妆、游移不定等假热表现，此为通脉四逆汤证，治宜破阴回阳、通达内外。若阳气虚弱，寒湿弥漫，症见身体痛、手足寒、骨节痛、脉沉，此为阳虚寒湿凝滞于肌肉关节之附子汤证，治宜温经祛寒、除湿利水。

大汗或吐利后，出现厥逆而恶寒，此为阳虚阴盛之寒厥，四逆汤主之。大汗指冷汗如油，乃阳气外脱、虚阳浮越于外，阴液失于统摄的表现。

若阳虚较轻，邪陷阳郁，上热下寒，症见咽喉不利、吐脓血、手足厥逆、泄利不止，此为肺热脾寒之厥逆，治宜发越郁阳、清上温下，方用麻黄升麻汤。

若肝肾阳虚，寒邪凝结在下焦膀胱关元处，症见手足厥逆，小腹满、按之痛，伴小腹喜温畏寒、小便清长、苔白脉迟，此乃冷结膀胱关元致厥逆，治宜温阳祛寒，内服方用当归四逆加吴茱萸生姜汤，外治灸关元、气海等穴。

若真阳欲绝，脏器衰败，症见脉微而厥，病程日久周身肌肤皆冷，躁无暂安时，此属病情险恶、预后不良之脏厥证，治宜"用四逆汤及灸法，其厥不回者，主死"。

3.2 阴血亏虚厥逆

若血虚感寒，寒凝经脉，症见手足厥逆、脉细欲绝。若血虚寒邪凝滞于经络，症见四肢关节疼痛，或身疼腰痛等；若血虚寒邪阻结于胞宫，症见月经不调、经来腹痛、量少色暗等。以上均属血虚寒凝，治宜养血散寒、温经通脉，方用当归四逆汤。然血虚之人，常有肠燥便秘之症，只宜养血润燥以通其便，仍不可妄用攻下方，否则必致营血更伤，病情恶化。

若肝血虚寒，出现手足厥逆的寒证，寒邪久伏脏腑，或为寒凝胞宫致月经不调、白带清稀、不孕，或为寒滞胃肠而致腹痛、呕吐、下利，或为寒积下焦而致少腹冷痛、疝气等，治宜养血通脉、温散久寒，方用当归四逆加吴茱萸生姜汤。

3.3 热郁于内厥逆

若邪热内伏,阳郁不达,症见四肢厥逆,伴胸腹有热,脉滑实,舌红、苔黄、便秘、腹满等,此为热厥。若为无形邪热亢盛所致,可用白虎汤清之;若为有形邪热内结所致,可用承气汤下之。若阳热内郁不甚,症见头寒,伴神情默默,烦躁不安,不欲饮食,此乃胆热内郁之厥逆,此时可根据"有柴胡证,但见一证便是,不必悉具"的原则,使用小柴胡汤和解邪热。若阳气被阻更重,而见"厥而呕,胸胁烦满者,其后必便血",则可用大柴胡汤,既和解少阳,又内泄热结,使枢机利则阳气自通。

3.4 病理因素内阻厥逆

若肝胃气滞,气机不畅,阳郁于里,症见四肢厥逆,或咳,或悸,或小便不利,或腹中痛,或泄利下重,此属气滞所致厥逆,治宜疏肝和胃、透达郁阳,方用四逆散。若痰涎壅盛,食积停滞,胸阳被遏,症见手足厥逆,伴心下满而烦,饥不欲食,温温欲吐,气上冲咽喉不得息,舌苔白厚腻,脉弦紧等,此属痰食阻滞厥逆,治宜因势利导,涌吐胸中实邪,方用瓜蒂散。若胃阳不足,水饮内停,症见四肢厥逆而伴心下悸,甚或胃中水声沥沥,纳少脘痞,舌苔白滑,脉弦缓等,此乃水停中焦厥逆,治宜温胃阳、散水饮,方用茯苓甘草汤。水饮去则阳气布达,悸动止而手足温,不治厥而厥自回。若上热下寒,蛔虫内扰,症见手足厥逆,常随上腹部剧痛而出现,伴有呕吐清水或胆汁,甚则吐蛔,面色萎黄,静而复时烦,偏食异食,或不利,或脘痞,舌苔白腻,脉沉细等,此乃蛔厥证,治宜清上温下、安蛔止痛,方用乌梅丸。

4. 验案举隅

4.1 四逆加人参汤临床验案

李某,女,30岁,诉2个月前因产后大出血出现休克,经大量输血抢救后好转。但此后出现畏寒、四肢厥冷,月经不来潮,神疲乏力,性欲减退,并伴大量脱发,小便清长频数,大便溏。诊断为席汉综合征,于武汉某医院住院治疗2个月余症状无明显好转,转入我院就诊。刻诊症见面色无华,语声低微,乏力倦怠,舌质红,苔薄白,脉细。西医诊断:席汉综合征。中医诊断:虚劳。证型:气血亏虚。急予回阳救逆、温肾固脱之法,予四逆加人参汤合金匮肾气丸、龟鹿二仙胶化裁,处方:干姜6 g,炮附片10 g(先煎),肉桂10 g,炙甘草10 g,人参15 g,熟地黄10 g,山药10 g,枣皮10 g,茯苓15 g,牡丹皮10 g,龟板10 g,鹿角胶10 g。服药10剂后,患者自觉症状明显好转,续上方加炮附片至15 g。继服上方治疗2个月余,干姜逐渐加量至10 g,炮附片逐渐加量至30 g,患者诸症悉愈,随访20余年症状未发。

按:席汉综合征是指由产后大出血导致垂体前叶组织缺血、缺氧坏死,最终导致垂体前叶功能减退,引起一系列临床症状的综合征。现代医学治疗主要立足于补充缺乏的激素,以降低因垂体机能减退导致的病死率。然长期使用激素替代治疗所引起的诸多并发症和不良反应已广为临床一线医生所注意。故在临床中,合理运用中药辨证施治,有其独特的优势。

此证属于中医学"虚劳"范畴,《诸病源候论·产后虚赢候》云:"夫产损动腑脏,劳伤气血……故虚赢也……将养失所,多沉滞劳瘠……甚伤损者皆著床,此劳瘠也。"患者产后大出血,气随血脱,阴竭阳脱,阴阳气不相顺接,而致厥证四逆,症见畏寒、四肢厥冷等。气血亏虚,故见神疲乏力,月经潮来无源。发为血之余,血海亏损,无以荣发,而见大量脱发。脾肾阳亏,运化乏力,气化乏源,故小便清长频数,大便溏。方以四逆汤回阳救逆,温补阳气,金匮肾气丸温补脾肾,助四逆汤扶阳益气。兼合人参、龟板、鹿角胶滋阴养血,炙甘草益气通阳。总则以补阳救逆、温肾固脱为要,兼顾滋阴养血。俟元气复,阴阳和合,则诸症悉愈。

4.2 当归四逆汤临床验案

杨某,女,46岁,2015年11月20日初诊,诉近2年来每逢冬季,双手手指关节肿胀麻木,发凉冷痛,触冷水时疼痛尤甚。至多家医院门诊诊断为雷诺综合征,先后服用西药、中药无明显效果。刻诊症见双手手指关节暗紫肿胀,部分坏死。纳一般,寐可,二便正常。舌质红,苔薄黄,脉细。西医诊断:雷诺综合征。中医诊断:痹症,痛痹。证型:血虚寒凝。处方:当归5 g,赤芍、白芍各20

g,川芎 15 g,桂枝 6g,细辛 3 g,桃仁 6 g,红花 6 g,连翘 15 g,金银花 20 g,鸡血藤 15 g,威灵仙 15 g,全蝎 6 g,桑枝 30 g,炒山楂 15 g,炒二芽各 10 g,防风 15 g,生甘草 10 g。7 剂,日 1 剂,水煎服。2015 年 11 月 27 日二诊:患者诉肿胀疼痛较前缓解,遇风寒仍痛甚,余如前述。舌质红,苔薄黄,脉细。处方:守上方继服 14 剂。2015 年 12 月 24 日三诊:患者诉疼痛肿胀明显缓解,未再发凉、肿胀疼痛。要求继予 7 剂巩固疗效。

按:雷诺综合征,亦称雷诺病或雷诺现象,是血管神经功能紊乱引起的肢端小动脉痉挛性疾病,以阵发性四肢肢端(主要是手指)对称的间歇发白、发绀和潮红为临床特点,常为情绪激动和受寒冷刺激所诱发。现代医学对雷诺综合征的治疗主要为针对原发病的治疗,治疗方案主要包括内科药物治疗和外科干预手段。但内科药物治疗效果尚缺乏临床循证医学证据支持,外科干预因其非持续性及不良反应大、风险大、费用高等局限性,并未被广泛应用。现代医学治疗方法虽然众多,但存在诸多局限性。

本病属于中医学"痹证"范畴,临床上可因风寒、湿、瘀、毒等因素导致,并与情志变化密切相关。病机有血虚寒凝、气滞寒凝、阳虚寒凝、瘀血阻滞等分类。针对本医案患者病情,患者初诊时值冬季寒水主令,双手肿胀冷痛,触冷水时疼痛尤甚,脉细,断为外伤于寒,血虚寒凝,而致手指厥寒,发为四逆。病属四逆,然病候中心在经,未入于脏,故仅见双手厥寒肿痛之症。又因脉诊详察患者脉细,与四逆汤所主"阳衰阴盛"之"脉微欲绝"显然不同,故以当归四逆汤化裁为纲。又因患者疾病缠绵,手指局部气滞血瘀日久,化生热毒,发为暗紫,肿胀疼痛,甚或部分坏死等症。故治则以养血通络、温经散寒为要,佐以清热解毒之法,标本兼顾。方以当归、白芍、鸡血藤养血和营,桃仁、红花、全蝎活血通络,赤芍、威灵仙、桑枝舒筋缓急、养血温补并行,共促营血之条达。桂枝、细辛温经通散。川芎为血中之气药,既助当归、赤芍和调营血,又佐桂枝、细辛以温养散瘀。通补兼施,促气血荣于四末。连翘、金银花凉血、清热解毒,稍酌防风,既添祛风胜湿之效,又增止痛之功,炒山楂、炒二芽、生甘草顾护脾胃、和中缓急。诸药层次清晰,围绕血虚寒凝而致四逆的主要病机,兼顾疾病日久化生热毒的标证特点,处方精当,效如桴鼓,20余剂而诸症缓解。

4.3 四逆散临床验案

吕某,女,24岁,2015年6月25日初诊:月经后期4年余。经行推迟7～20天,色红有血块,末次月经2015年6月22日,现未净。平素易烦躁。纳寐可,二便正常,舌质红,苔薄黄,脉弦细。2014年于某三甲医院行彩超检查示乳腺增生。处方:炒枳壳10 g,制香附10 g,郁金10 g,柴胡10 g,炒白术15 g,茯苓15 g,白芍10 g,益母草10 g,炒栀子10 g,仙灵脾20 g,枸杞子20 g,威灵仙15 g,炒山楂15 g,生甘草10 g。7剂。2015年7月9日二诊:患者诉一般可,唯有时下肢发冷,舌质红,苔薄黄,脉弦细。续上方加丹参15 g,红花6 g,7剂。2015年7月23日三诊:患者诉月经近日来潮,量少,无特殊不适,舌质红,苔薄黄,脉弦细。处方:续6月25日方去威灵仙,加生地黄、熟地黄各10 g,7剂。患者服药后诸症缓解,无特殊不适。

按:月经后期,指月经周期延后7天以上,甚至3～5个月一行。一般连续出现两个周期以上发病者有虚实之别。虚者多因肾虚、血虚、虚寒而致精血不足,冲任血海充盈乏源而经来迟。实者多由血寒、气滞致冲任郁阻,气血不能条畅而发。本例患者平素易烦躁,经来伴血块,既往辅助检查示乳腺增生,舌质红,苔薄黄,脉弦细,断为肝经瘀滞,气郁化火,气血不能条达而致月经后期。治当疏肝清热,调补气血。

方以四逆散化裁,柴胡、炒枳壳、制香附、郁金理气疏肝解郁,白芍养血敛阴,既助柴胡、炒枳壳疏肝行气,通顺血脉,又与炒栀子相伍,清解肝经结热。炒白术、茯苓、炒山楂补益中焦,斡旋气机,即《金匮要略》所云"见肝之病,知肝传脾,当先实脾"。此不但扶土抑木,亦促中焦营血生化,增柴胡、炒枳壳、白芍疏肝之效。仙灵脾、枸杞子、益母草助养脾肾气血,益气血生化之源。生甘草顾护胃气,调和诸药。诸药层次分明,标本兼顾,治疗中紧紧抓住阴阳气不接、肝经郁结的主要病机,以四逆散调复枢机,散结气滞。二、三诊视标证酌加养血、滋阴之药,俟气机通调,血行畅达,而诸症悉愈。

(原载于《四川中医》2018,36(3):28-31)

《伤寒论》三百九十七法考释

三百九十七法，是《伤寒论》辨证论治的精髓。宋代嘉祐二年（1057 年），国家设立校正医书局，宋臣高保衡、孙奇、林亿等人奉诏校定医书。其"以为百病之急，无急于伤寒。今先校定张仲景《伤寒论》十卷，总二十二篇，证外合三百九十七法，除复重，定有一百一十二方，今请颁行"（宋本《伤寒论》序）。此即《伤寒论》三百九十七法的最早来源。

此后，成无己首撰《注解伤寒论》，严器之为之作序云："聊摄成公，议论该博，术业精通，而有家学。注成伤寒十卷，出以示仆，其三百九十七法之内，分析异同，彰明隐奥，调陈脉理，区别阴阳，使表里以昭然，俾汗下而灼见……"是亦有"三百九十七法"之说。然则"三百九十七法"所指为何？其义未明。故后世学者，有踵而推寻其理，探索所谓三百九十七法者。元代泰定年间，程德斋作《伤寒钤法》，其自序曰："若能精究是编，则知六经传变三百九十七法，在于指掌矣。"又曰："六经二百一十一法，霍乱六法，阴阳易差后劳复六法，痉湿暍九法，不可汗二十六法，宜汗四十一法，不可吐五法，不可下五法，可汗五法，可吐五法。""以其说通计之，却止得三百一十九法，于三百九十七法中，尚欠七十八法。观其序文乃如彼，考其所计乃如此，则知其犹未能灼然以得其实数而无疑也。"元代王安道撰《医经溯洄集》，亦由此而反复推寻之。《医经溯洄集·伤寒三百九十七法辨》云："以有论有方诸条数之，则不及其数，以有论有方、有论无方诸条通数之，则过其数。除辨脉法、平脉法，并伤寒例及可汗不可汗、可吐不可吐、可下不可下诸篇外，止以六经病篇中，有论有方、有论无方诸条数之，则亦不及其数。以六经病篇及痉湿暍、霍乱、阴阳易差后劳复病篇中，有论有方、有论无方诸条数之，则亦过其数。至以六经病、痉湿暍、霍乱、阴阳易差后劳复篇，有论有方诸条数之，则又太少矣。竟不能决。"遂至寝食与俱，细绎其说，而终悟其所计之数，于理未通。是三百九十七法之谜，自宋迄元，仍在扑朔迷离之中。

　　时至明代，有学者从十卷本《伤寒论》中孰为仲景原文、孰为叔和所增来推定三百九十七法。如明初洪武年间，芎溪黄氏作《伤寒类证辨惑》曰：仲景之书，六经至劳复而已。其间三百九十七法，一百一十二方，纤悉具备，有条而不紊者也。辨脉法、平脉法、伤寒例三篇，叔和采摭群书，附以己意，虽间有仲景说，实三百九十七法之外者也。又痉湿暍三种一篇出于《金匮要略》，叔和虑其证与伤寒相似，故编于六经之右。又有汗吐下可不可并汗吐下后证，叔和重集于篇末，此六经中仓卒寻检易见也。今以仲景书为正，其非仲景之书者，悉去之，庶使真伪必分，要理不繁，易于学者也（转引自恽铁樵《伤寒论辑义按》）。这是从仲景原文真伪入手，对《伤寒论》进行整理，并对三百九十七法做了新的阐释，惜未具体指明何为三百九十七法之数。明末李中梓撰《伤寒括要》，单列"仲景三百九十七法一百一十三方论"云：仲景《伤寒论》三百九十七法，一百一十三方，医者但能诵之。欲条分缕析，以实其数者，未之前闻也。余考太阳上篇六十六法、中篇五十六法、下篇三十八法、阳明篇七十七法、少阳篇九法、太阴篇九法、少阴篇四十六法、厥阴篇五十四法、杂病篇二十法、霍乱篇九法、阴阳易差后劳复篇七法。又据旧本，太阳中篇不可汗六法，移在条辨十五篇内，共得三百九十七法。此处对三百九十七法之数有一明确说明。值得怀疑的是，李氏划分三百九十七法的标准是什么？是按条文划分，还是按治法、方药等划分？若按宋本条文，则自太阳病至差后劳复可得三百九十七条，然若并入杂病二十法，则又超过三百九十七法之数，且还不算从太阳中篇移至条辨十五篇中的六法。若按治法、方药划分，则又不及三百九十七法之数。其条辨十五篇的内容所指为何？均令人费解，难以适从。难怪清代医家钱潢说："……三百九十七法之说，原非出之仲景氏，未可强求印合。大约六经证治中，无非是法，无一句一字非法也。……若必支离牵合，以实其数，则凿矣。"（《伤寒溯源集·三百九十七法一百一十三方辨论》）柯韵伯亦云："三百九十七法之言，既不见于仲景之序文，又不见于叔和之序例，林（亿）氏倡于前，成（无己）氏、程（应旄）氏和于后，其不足取信，王安道已辨之矣。而继起者，犹琐琐于数目，即丝毫不差，亦何补于古人，何功于后学哉？然此犹未为斯道备累也。"（《伤寒来苏集·伤寒论注》）

清代中晚期，三百九十七法的研究有了新的突破。著名医家陈修园在总结前人学术经验的基础上，通过大量理论研究和长期临床实践，指出《伤寒论》之真谛贵在三百九十七法，不容否定。他在《伤寒医诀串解》序中说：曩集伤寒浅注，凡三百九十七法。根据法条晰，期于明白易晓，而又虑学人未能融会贯通而得其要旨也。《伤寒论浅注》是陈修园研究《伤寒论》的学术价值较高的代表性著作，以其注释浅显，明白晓畅，切合实用而备受后人推崇。陈氏认为，《伤寒论》之"平脉、辨脉、伤寒例、诸可与不可等篇，为王叔和所增，增之欲补其未详，非有意变乱也"。然仲景即儒门之孔子，王叔和只是学生，不宜相提并论，故将其"所增者削之"。谓《伤寒论》自辨太阳病脉证至劳复止，皆仲景原文，其章节起止照应，王肯堂谓如神农出没，首尾相顾，鳞甲森然，兹刻不敢增减一字，移换一节（《伤寒论浅注》）。根据这一思想，陈氏此书将王叔和整理的十卷二十二篇减少到六卷十篇，即自辨太阳病脉证篇起，至辨厥阴病脉证篇及辨霍乱、阴阳易差后劳复、痉湿暍篇止，悉按三百九十七法标准划分：卷一，辨太阳病脉证，四十一节，一十九方；卷二，辨太阳病脉证，八十一节，二十七方；卷三，辨太阳病脉证，五十九节，二十六方；卷四，辨阳明病脉证，八十节，十方；卷五，辨少阳病脉证，十节；辨太阴病脉证，八节，二方；辨少阴病脉证，四十五节，十五方；卷六，辨厥阴病脉证，五十五节，六方；辨霍乱病脉证，十一节，三方；辨阴阳易差后劳复，七节，四方。至此，三百九十七法之说始得与仲景《伤寒论》条文之实数相合，三百九十七法之争也有了一个完整的结论。由于三百九十七法所含内容的实用价值确凿不移，故得到后世大多数医家的承认，如清末名医唐宗海撰《伤寒论浅注补正》，就对陈氏三百九十七法之划分标准深为赞同。至于其辨痉湿暍篇，后世又将其移入《金匮要略》，余下部分即成为现今流行的《伤寒论》。

综上所述，三百九十七法之说，肇始于林亿，唱和于成无己，探寻于程德斋、王安道，求证于芝溪黄氏、李中梓，确解于陈修园，前后经历了七百多年的时间。当初林亿等人奉诏校定医书，治学态度严谨，其"三百九十七法"之说当有所确指。但林亿未讲明"法"的划分标准，而考核者多是按照自己设想的标准进行计数的，故其结果难相吻合。那么林亿划分"法"的标准究竟是什么呢？从其校定的《伤寒论》十卷二十二篇来看，卷一曰辨脉法、平脉法；卷二曰伤寒例、辨痉湿暍脉证、辨太阳病脉证并治上；卷三曰辨太阳病脉证并治中；卷四曰辨太阳病脉证并治下；卷五曰辨阳明病脉证并治、辨少阳病脉证并治；卷六曰辨太阴病脉证并治、辨少阴病脉证并治、辨厥阴病脉证并治；卷七曰辨霍乱病脉证并治、辨阴阳易差后劳复病脉证并治、辨不可发汗病脉证并治、辨可发汗病脉证并治；卷八曰辨发汗后病脉证并治、辨不可吐病脉证并治、辨可吐病脉证并治；卷九曰辨不可下病脉证并治、辨可下病脉证并治；卷十曰辨发汗吐下病脉证并治。而十卷之中，辨脉、平脉、序例三篇，出于叔和之手，非仲景原文，与六经病篇不同，此从《伤寒例》中"今搜采仲景旧论，录其证候，诊脉声色，对病真方，有神验者，拟防世急也"之语可以悟出。至于诸可与不可篇，以叔和之说"夫以为疾病至急，仓卒寻按，要者难得，故重集诸可与不可方治"列于篇后定之（见《伤寒论·辨不可发汗病脉证并治》），此亦为叔和所作无疑。另有辨痉湿暍篇，其内容与《金匮要略》同，则可略而不论。余下则为自辨太阳病脉证并治至辨阴阳易差后劳复病脉证并治六卷十篇。按宋本《伤寒论》原文分节，辨太阳病脉证并治上为一至三十条，辨太阳病脉证并治中为三十一至一二七条，辨太阳病脉证并治下为一二八至一七八条，辨阳明病脉证并治为一七九至二六二条，辨少阳病脉证并治为二六三至二七二条，辨太阴病脉证并治为二七三至二八〇条，辨少阴病脉证并治为二八一至三二五条，辨厥阴病脉证并治为三二六至三八〇条，辨霍乱病脉证并治为三八一至三九〇条，辨阴阳易差后劳复病脉证并治为三九一至三九七条，悉为仲景原文。合为三百九十七条，正应"三百九十七法"之数。此乃林亿划分"三百九十七法"之标准，并非"强求印合"或"纯属巧合"，而是有其客观基础和实质内容的。

三百九十七法对稽考大论原文、研究仲景学术具有重要意义，故现在全国高等中医药院校教材《伤寒论讲义》的核心内容以"三百九十七法"为主编写。然因《伤寒论》六经病篇，文字古朴，义理深奥；其论病机之复杂变化，邪正之进退消长，前后相贯，似分又合；使人深刻理解到病之所以生，证之所以成，治法如何确立，与夫方剂组合及药物加减变化运用等，无不示人以大法。故以数计而按宋本编排,一条便是一法,合为三百九十七法;若不以数计,则仲景之书论中有方,方中有论,方中有方,法外有法,处处可以取法,学者又不可以三百九十七法为拘也。

（原载于《湖北中医杂志》2004,26(9):3-5）

《伤寒论》"虚实异治"探析

张仲景医学思想内涵丰富，对后世医学发展，厥功甚伟。大论阐述了许多极富指导价值的治则理论，虚实异治即其一也。在《金匮要略》卷首，仲景开宗明义，虚实并举，提出"肝虚则用此法，实则不在用之"，其要旨在于示人虚实各别，不容混治。虚实异治治则不仅在《金匮要略》诸杂病诊治中得以淋漓尽致展现，在《伤寒论》中也有很好的体现，实贯穿二书始终，可见仲景之道，一以贯之。兹仅就《伤寒论》有关虚实异治，试探析如次。

1. 凭脉兼辨证，详审得虚实

《素问·通评虚实论》曰："邪气盛则实，精气夺则虚。"李中梓称此二语为"医宗之纲领，万世之准绳"，堪为虚实之经典论述。

凡临患者，详审虚实至关重要。阴阳是八纲之总纲，而虚实则是表里寒热之纲。不得虚实，便不能正确诊断，也就难以正确施治。"精于法者，止辨虚实二字而已"，辨虚实之要在于细致辨证，仔细体会指下脉象。李培生云："热病在整个疾病的过程中，所反映的证候、脉象，就是邪正双方，互为较量，此胜彼衰的具体写照。故凭其脉证，审其虚实，是辨证论治之最为关键处。"《伤寒论》中多有以脉定虚实的。如23条："太阳病，得之八九日……脉微而恶寒者，此阴阳俱虚，不可更发汗、更下、更吐也。"以脉微知其为虚，虚证是不可用攻邪去实诸法的。又如27条："太阳病，发热恶寒，热多寒少，脉微弱者，此无阳也，不可发汗……"；49条："若下之，身重心悸者，不可发汗……所以然者，尺中脉微，此里虚"；50条："脉浮紧者……假令尺中迟者，不可发汗……以荣气不足，血少故也"。脉浮紧本是伤寒表实之脉，但再细审之，尺脉迟，仲景脉法，尺脉迟主荣血不足，经言"亡血者无汗"，故禁以汗法。以上诸条皆凭脉断其为虚证，禁用攻邪之法劫夺。135条云："伤寒六七日，结胸热实，脉沉而紧，心下痛，按之石硬者,大陷胸汤主之。"脉沉而紧知其为里为实。240 条:"日晡所发热者,属阳明也。脉实者,宜下之。"394 条:"伤寒差以后,更发热……脉沉实者,以下解之。"据沉实之脉断其为阳明腑实,故得以承气汤类投之。324 条:"少阴病……始得之,手足寒,脉弦迟者,此胸中实……当吐之。"脉弦实主胸中有实邪,故用吐法因而越之。可见,凭脉得其虚实,是辨证之重要参考,不可或缺。

辨证以审虚实,是大论之核心。结胸三证、白虎四大证、大承气之痞满燥实坚五大证、麻黄八证,以及六经提纲主证等对辨证极有裨益。158 条"心下痞硬而满,干呕心烦不得安"有类结热,但下之其痞益甚,故知其非实证,而是"胃中虚,客气上逆"所致。187 条"伤寒脉浮而缓,手足自温者,是为系在太阴……至七八日,大便硬者,为阳明病也",据"大便硬"这一阳明腑实特征而知其由虚转实。大论此类论述实多,兹不复赘。

2. 追虚与逐实,施治之大忌

虚实既辨,就该"虚则补之,实则泻之",虚实互见则攻补兼施,若追虚逐实,实以虚治,只会加重病情,甚至变证丛生,乃治病之大忌。116 条云:"微数之脉,慎不可灸,因火为邪,则为烦逆,追虚逐实,血散脉中……焦骨伤筋,血难复也。"这便是告诫医者阴虚而致火炎,不当再损其已虚之正气,增彼方盛之邪气。尤在泾云:"古法泻多用针,补多用灸。"灸法多用于虚寒之证,以温阳散寒,若施予实热之证,势必抱薪救火,实者愈实,反为坏病。115 条云:"脉浮热甚,而反灸之,此为实,实以虚治,因火而动,必咽燥吐血。"火逆以致动血,可不慎欤?诚如李中梓所云:"至虚有盛候,反泻含冤,大实有羸状,误补益疾……实而误补,固必增邪,尚可解救,其祸犹小;虚而误攻,真气立尽,莫可挽回,其祸至大。"

3. 虚实有浅深,用药尚加减

柯韵伯云:"盖风寒二证,俱有虚实,俱有浅深,俱有营卫。大法又在虚实上分浅深,并不在风寒上分营卫也。"风寒如此,伤寒杂病莫不如此,虚证实证,俱有表里之辨、浅深之异,应随邪之在皮毛、经络、脏腑或卫气营血的层次不同,遣方用药。

临证首当辨别虚实，以决定用补用泻，更当细分浅深，权衡加减用药。同一方证，不同病体便有虚实浅深程度之异，故须斟酌而适当加减，方能使"病皆与方相应"。柯韵伯云，"夫有汗为表虚，立桂枝汤治有汗之风寒，而更有加桂、去桂、加芍、去芍，及加附子、人参、厚朴、杏仁、茯苓、白术、大黄、龙骨、牡蛎等剂，皆是桂枝汤之变局，因表虚中更有内虚内实浅深之不同，故加减亦种种不一耳"，"以无汗为表实，而立麻黄汤治无汗之风寒。然表实中亦有夹寒、夹暑、内寒、内热之不同，故以麻黄为主而加减者……因表实中亦各有内外寒热浅深之殊也"。临证用经方贵在善于加减，若胶柱鼓瑟，守死不变，是食古不化也。

4.六经有虚实，随证分治之

柯韵伯云："盖伤寒之外皆杂病，病名多端，不可以数计，故立六经而分司之。伤寒之中，最多杂病，内外夹杂，虚实互呈，故将伤寒杂病而合参之。"因"伤寒之外皆杂病""伤寒之中，最多杂病"，故仲景之六经实钤百病。而六经之为病又"虚实互呈"，故辨六经只是第一步，仅为疾病划定疆界，至于邪之盛衰、正之存亡，更须详审，以尽得虚实之情，然后随证立方遣药，自能"桴鼓相应，犹拔刺雪污"。

太阳篇计列74方，即有74个汤证。其中补益类5方：芍药甘草汤、芍药甘草附子汤、桂枝新加汤、小建中汤、炙甘草汤，皆为虚证设。攻下如调胃承气汤、桃核承气汤、抵当汤、抵当丸、大陷胸汤、大陷胸丸、三物白散、十枣汤，清热如白虎汤、栀子豉汤、黄芩汤；解表如麻黄汤、桂枝汤；利水化饮如五苓散、苓桂术甘汤等，及涌吐方之瓜蒂散等，皆为祛邪而设。亦有虚实兼夹者如厚朴生姜半夏甘草人参汤证，是七分攻而三分补。

阳明篇热郁于上之栀子豉汤证，热盛于中之白虎加人参汤证，热与水结于下之猪苓汤证，俱属邪实。如柯韵伯谓"上越、中清、下夺，是治阳明三大法"者也。而虚证如196条之"如虫行皮中状"，194条之"阳明病，不能食，攻其热必哕。所以然者，胃中虚冷故也。以其人本虚……"，又如226条之"若胃中虚冷，不能食者，饮水则哕"，并属虚证，不得见其不能食误认胃热燥实而用攻下，那样便是"虚以实治",当以温阳和胃为治。

邪入少阳,阳气已由盛向衰,"血弱气尽,腠理开,邪气因入,与正气相搏,结于胁下,正邪分争",故证情有虚有实。小柴胡汤和解少阳,展利枢机,扶正祛邪,乃正治法。方中人参、甘草、大枣扶正,顾其里虚。而兼阳明之大柴胡汤、柴胡加芒硝汤,又为邪实而设。

太阴病病机是脾阳虚衰,寒湿中阻,以理中汤丸温中祛寒,补气健脾。篇中复有"腹满时痛"之用桂枝加芍药汤及"大实痛"之用桂枝加大黄汤,俱为实证而设。

少阴病以心肾阳虚为主。立附子汤温壮元阳,"此伤寒温补第一方也"(柯韵伯)。又有猪肤汤之滋阴养液,育阴润燥。而黄连阿胶汤育阴清火,则虚实兼顾。更有三急下之用大承气汤泻阳救阴者。

厥阴篇 330 条之"诸四逆厥者,不可下之,虚家亦然",乃阳气虚衰、阴寒内盛之虚寒厥逆,故禁攻伐。351 条之"手足厥寒,脉细欲绝者,当归四逆汤主之",乃肝血亏虚,寒邪凝滞,虚而兼实。371 条之"热利下重者,白头翁汤主之",是肝经湿热毒邪下迫所致实证无疑。

张景岳云:虚实为察病之纲要,补泻为施治之大法。虚而用攻,实而反补,鲜不偾事。同一哕证,380 条是"胃中寒冷",381 条之"哕而腹满"则是实热。陈修园注曰:"凡病皆有虚实,不特一哕为然也。然即一哕,而凡病之虚实皆可类推矣。故于此单提哕证一条,不特结厥阴一篇,而六篇之义俱从此结,煞是伤寒全部之结穴处也……夫以至虚至寒之哕证,而亦有实者存焉,则凡系实热之证,而亦有虚者在矣。医者能审其寒热虚实,而为之温凉补泻于其间,则人无夭札之患矣。"

(原载于《湖北中医杂志》2016,38(10):42-44)

《伤寒杂病论》表里先后缓急治法探要

表里先后缓急，是《伤寒杂病论》在表里同病时，因发病有先后、病候有轻重、病势有缓急等不同情况而厘定的治疗原则。其中又包含治表、治里、先治、后治、缓治、急治、并治、独治等多种治法。《伤寒论·辨太阳病脉证并治》云："本发汗，而复下之，此为逆也。若先发汗，治不为逆。本先下之，而反汗之，为逆。若先下之，治不为逆。"（宋本90条，宋本条文，下同）六经病证，多初犯太阳之表，而后及其里，故其治疗大法，则先治其表，后治其里。此与"先治其本"（《素问·标本病传论》）的含义类似。但在特殊情况下，亦有先里后表的治法，此与"急则治其标"的治则略同。本条虽是汗下先后的治疗原则，实则是说明表里先后缓急的治疗大法。

1. 表里同病，里证不重，先表后里

一般情况下，外感病初犯太阳，然后由表入里。根据《素问·标本病传论》中先病为本、后病为标的理论，则先治其表，后治其里。尤其是在表里同病、里为实热证时，先表后里更为治疗常法。《伤寒论·辨太阳病脉证并治》云："太阳病，外证未解，不可下也，下之为逆，欲解外者，宜桂枝汤。"（44条）病证在表，治当汗解；里实之证，治当攻下。今表证未解，宜用桂枝汤解表，而不可滥用攻下之法。太阳与阳明合病或并病，在表证未解时，不仅禁用下法，还禁用清法。如170条说："伤寒脉浮，发热无汗，其表不解，不可与白虎汤。渴欲饮水，无表证者，白虎加人参汤主之。"说明伤寒脉浮，发热无汗，证属太阳伤寒，法当发汗解表；若兼内热，亦当宗发表清里两解之法，不可误用白虎汤。否则寒凉冷伏，徒损中阳，促使表邪内陷，造成变证。故"其表不解"既昭示"先病为本"，宜先解表，又郑重提出此为白虎汤及其类证之禁例。再者，太阳与其他里实热证同病，若表邪势盛，亦当先表后里。如"太阳病不解，热结膀胱，其人如狂……其外不解者,尚未可攻,当先解其外;外解已,但少腹急结者,乃可攻之,宜桃核承气汤"(106条)。此为太阳表邪化热入里,与瘀血结于下焦,蓄血证轻,表证未解,故应先解其外。外邪已解,蓄血证在,即可用桃核承气汤攻下瘀热。又如悬饮兼表,"太阳中风,下利呕逆,表解者,乃可攻之。其人漐漐汗出,发作有时,头痛,心下痞硬满,引胁下痛,干呕短气,汗出不恶寒者,此表解里未和也,十枣汤主之"(152条)。此为外有表邪,里停水饮,表里同病。当先解表,表解之后,方可攻逐水饮,切不可先后失序,致生变证。再如热痞兼表,"心下痞,恶寒者……不可攻痞,当先解表,表解乃可攻痞,解表宜桂枝汤,攻痞宜大黄黄连泻心汤"(164条)。表里同病,热痞兼表,治法当先解表,后治里,表解乃可攻痞。否则,先行攻痞,不仅有郁遏表邪之弊,也有引表邪内陷之嫌。表里同病,汗下先后,秩序井然,先后失序,涉人生死,不可不慎。如"结胸证,其脉浮大者,不可下,下之则死"(132条)。盖结胸为邪结胸中,属上焦之分,若寸脉浮、关脉沉者,为病在里,则可下之;若脉浮大,心下虽结,但表邪尚多,未全结也。误用下法,必重虚其里,外邪复聚,难以遏制,而必死矣。

2. 表里同病,里证重急,先里后表

同样表病,若发病原因、机理略同,而续发证候(里证)有属虚寒性质者,据脏腑为本、肌表为标,正气为本、邪气为标之理,治法又有先里后表之原则。如《伤寒论·辨太阳病脉证并治》云,"伤寒,医下之,续得下利,清谷不止,身疼痛者,急当救里;后身疼痛,清便自调者,急当救表。救里宜四逆汤,救表宜桂枝汤"(91条),"太阳病,外证未除,而数下之,遂协热而利,利下不止,心下痞硬,表里不解者,桂枝人参汤主之"(163条)。以上两者,同为表证误下而表证不解,下利不止。但前者病为脾阳衰微,火不燠土,已属少阴虚寒重证。虽有表证,亦当先救其里,后解其表,是里急治里之治法。后者下利不止,心下痞硬,是下后脾阳受伤,不能传输水谷、运化精微所致。病情略轻而病势稍缓,故主用桂枝人参汤温里解表。此法虽偏治于里,但仍属表里两解之治法。尤其是91条,仲景还将其写进《金匮要略》首篇。《金匮要略·脏腑经络先后》说:"问曰:病有急当救里救表者,何谓也? 师曰:病,医下之,续得下利,清谷不止,身体疼痛者,急当救里;后身体疼痛,清便自调者,急当救表也。"类似于91条的条文还有92条、372条、364条,可以互参。由此可见,表里同病,里为虚寒证时,先里后表为治法之常。然亦有表里同病,里为虚寒证不急不显,而先治其表者。如《伤寒论·辨太阴病脉证并治》谓:"太阴病,脉浮者,可发汗,宜桂枝汤。"(276条)此属例外情况,不可不知。

又有表里同病,里实之证较为重急者,亦可采用先治其里、后治其表的权宜之法,此即"急则治其标"也。如《伤寒论·辨太阳病脉证并治》谓:"太阳病六七日,表证仍在,脉微而沉,反不结胸,其人发狂者,以热在下焦,少腹当硬满,小便自利者,下血乃愈。所以然者,以太阳随经,瘀热在里故也。抵当汤主之。"(124条)此表里证具,而蓄血里证重而势急,见少腹硬满,或疼痛,其人发狂,虽"表证仍在",亦宜急用抵当汤破血消瘀。

3. 表里同病,相对均衡,表里同治

临床发病,往往有表里证具,而权衡其证候轻重大致相等者,此当采用同治之法。如《伤寒论·辨太阳病脉证并治》云:"伤寒六七日,发热,微恶寒,支节烦疼,微呕,心下支结,外证未去者,柴胡桂枝汤主之。"(146条)伤寒病过六七日,邪气已入少阳,而太阳外证未罢。发热,微恶寒,支节烦疼,为太阳桂枝证;微呕,心下支结,乃少阳柴胡证。太阳少阳同病,证亦轻微,表里不解,故用小剂量柴胡桂枝汤之复方,调和营卫,以解太阳之表;和解枢机,以治少阳之里,两阳双解。又如《伤寒论·辨少阴病脉证并治》谓:"少阴病,始得之,反发热,脉沉者,麻黄细辛附子汤主之。"(301条)此为少阴兼表,太阳少阴同病。少阴病是里虚寒证,一般不发热,今始得之,而有发热,故谓之"反发热",以别于单纯太阳表证。太阳病,脉必浮,现在脉不浮而沉,沉脉主里,乃少阴里虚寒证确据。脉证合参,知是少阴兼表证。虽是少阴为主,然里虚尚不太甚,故当表里同治,用麻黄细辛附子汤温经解表。

表里同治之法,有根据证情而侧重于表者,亦有倾向于里者,则治法亦相对有所差异。前者如《伤寒论·辨太阳病脉证并治》谓:"太阳中风,脉浮紧,发热恶寒,身疼痛,不汗出而烦躁者,大青龙汤主之。"(38条)此为表寒里热证,寒实于表,阳郁于里,产生内热而引起神志不安,以"不汗出而烦躁"为主症,因表证偏重,故治法表里双解而偏重于表,用大青龙汤。方即麻黄汤倍用麻黄,减杏仁,加生姜、大枣以解表寒;用石膏以清内热。后者如桂枝人参汤,亦属解表温里、表里同治之法,则是温里为主。

4. 病有标本,势有缓急,治分先后

大致而言,《伤寒杂病论》所论病证,病候有标本之分,病势有缓急之殊,治法有先后之异,如前面所述各条。然考病势最为严重而急者,无过于中满、大小便不利等。故仲景列举此类证候,以明治法为急其所急,而应缓其所缓者。如《伤寒论·辨少阴病脉证并治》云,"少阴病,六七日,腹胀不大便者,急下之,宜大承气汤"(322条),"少阴病,自利清水,色纯青,心下必痛,口干燥者,急下之,宜大承气汤"(321条)。少阴津液干涸,本不应下,但因腑实证急,故又宜急下。又如《伤寒论·辨厥阴病脉证并治》谓:"伤寒,哕而腹满,视其前后,知何部不利,利之则愈。"(381条)此条腹满是实热积于中,哕逆是胃气逆于上。如大便不通,当用通下结热法;如小便不利,则用导水通利法,皆是实热重证治法。以上所举为实热重证。若虚寒危急之证,亦有不乏其例。如"下利,腹胀满……先温其里……温里宜四逆汤"(372条),此与"下利清谷,不可攻表,汗出必胀满"(364条,以上两者均见于《伤寒论·辨厥阴病脉证并治》),皆属三阴虚寒、脾肾阳危之证,虽有表证,而以救里为急。凡此据后病为标之义,皆可属于急则治其标之例。

《伤寒杂病论》中,还论及新病与痼疾的先后治疗法则。如《金匮要略·脏腑经络先后》云:"夫病痼疾加以卒病,当先治其卒病,后乃治其痼疾也。"按中医学理,旧病为本,新病为标,若新病势急,当治其标。本条所言,即说明久病势缓,不能急治;卒病势急,稍缓则生变化。因痼疾难拔,卒病易治,故有痼疾加卒病者，当先治其卒病，后治其痼疾。若卒病、痼疾势均较急，则又可采用卒痼同治、标本兼顾之法。如《伤寒论·辨太阳病脉证并治》之"喘家作，桂枝汤加厚朴杏子佳"(18 条)，便是一例。

（原载于《湖北中医学院学报》2001,3(2):7-8)

试论张仲景对肝病的证治

《伤寒论》及《金匮要略》中对肝病的记载,在病因、病理、治疗原则、治疗方法及生死预后等方面,皆有极为详尽的阐述,至今仍有效指导着临床实践。因此,对张仲景论述肝病的原文部分展开讨论,是有所裨益的。

1. 肝病传脾,宜以实脾为先

脾胃的升降运化,有赖于肝气的疏泄,肝之功能正常、疏泄条畅,则脾胃升降适度,运化健全。若肝失疏泄,则会影响脾胃升清降浊之功能,出现肝脾不和等一系列不良病变。故《金匮要略》首篇提出了"见肝之病,知肝传脾,当先实脾,四季脾旺不受邪,即勿补之"(《金匮要略·脏腑经络先后》)的肝病治疗原则。盖脏腑经络是一个有机整体,脏腑之间、脏腑与经络之间发生疾病,可互相传变。肝病传脾,所谓木横侮土,则必须调脾土以防传变。但四季脾土当旺之时,脾之本身足以抗御外邪,即勿补之。因脏病唯虚者受邪,实则不受,脏邪唯实者能传,虚则不传。故治肝实者必先实脾以防传变,治肝虚者必补本体。

肝病实脾,乃治疗肝病的一般原则,其大旨在于上工治未病,须未病先防,既病防变。然病有多种,变化万端,肝病传脾者有之,脾传肝者亦有之。如"黄家所得,从湿得之",其黄疸一证,则为湿热阻滞中焦、脾胃运化失常,湿热交蒸、不得泄越、熏蒸肝胆,肝失疏泄、胆汁横溢所致。此即脾病影响肝,故治疗原则为"诸病黄家,但利其小便",此较肝病实脾之原则又有所不同。可知疾病的治疗原则,在于据证而立,灵活多样,贵在变通,医者不可过于拘泥。

2. 因机不同,证治亦各有异

前言肝病的一般治疗原则。但因疾病有七情所伤者,有感受六淫而发者,有其人本虚、病由内而生者等不同,每种疾病的病因病机、临床表现亦不一样,故具体的治法亦各有异。试分述如下。

2.1 调肝和胃

此法适用于奔豚气病发于肝的治疗。如"奔豚气上冲胸，腹痛，往来寒热，奔豚汤主之"。此病因发惊恐、肝气郁结、化热上冲所致，故治用奔豚汤，养血和肝，和胃降逆，如此则腹痛止，寒热消，而病可愈。

2.2 疏肝解郁

此法适用于肝失条达气郁致厥的病证。如"少阴病，四逆，其人或咳，或悸，或小便不利，或腹中痛，或泄利下重者，四逆散主之"（宋本《伤寒论》318 条，下同）。"四逆"一证，为肝气郁结、阳郁于里、不能布达四肢所致。肝气郁而上逆，影响心胸阳气之宣通，故或咳或悸；气郁而水道失于通调则小便不利；气郁兼寒邪内乘则腹痛；肝郁气结，疏泄失常，木横侮土则泄利重。故治用四逆散以疏肝解郁，调和肝脾。方中柴胡宣阳解郁，枳实破滞气，芍药和血，甘草缓中。柴胡、甘草同用，和中疏郁；枳实、芍药同用，通经散结。四逆散是临床常用来治疗肝气郁结或肝脾不和病证的有效方，后世柴胡疏肝散、逍遥散皆是在此方基础上衍化而成的。

2.3 通阳化瘀

此法适用于肝脏受邪，气血瘀滞、着而不行的病证。如"肝着，其人常欲蹈其胸上，先未苦时，但欲饮热，旋覆花汤主之"。因肝脉布胁络胸，气血瘀滞，胸胁痞闷不舒，或胀痛或刺痛，故喜人按揉其胸上。初起病在气分，得热饮可使气机通利，故但欲饮热。及至脉凝瘀，虽热饮亦无益，故治以旋覆花汤。方中旋覆花通肝络而行气，新绛活血化瘀，葱白温通阳气而散结，诸药合用，则行气活血、通阳散结之功昭然。旋覆花汤为临床有效方。叶天士治疗"胁肋脘痛、进食痛加、大便燥结，久病已入血络，兼之神怯瘦损"等证，用本方加桃仁、当归须、柏子仁（《临证指南医案》）取效。

2.4 养血散寒

此法适用于寒疝属于血虚的病证。如"寒疝，腹中痛，及胁痛里急者，当归生姜羊肉汤主之"。盖两胁属肝，肝主藏血，肝血不足则气亦虚，气虚则寒自内生，腹中失于温煦，胁肋失于濡养，故腹中痛及胁痛里急。治用当归生姜羊肉汤以温血散寒,补虚生血。《素问·阴阳应象大论》所谓"形不足者,温之以气,精不足者,补之以味",是其义也。另当归生姜羊肉汤还可用来治疗产后血虚内寒者的腹痛,如"产后腹中疞痛,当归生姜羊肉汤主之"(《金匮要略·妇人产后》)。

2.5　辛温通利

此法适用于阴狐疝气的病证。如"阴狐疝气者,偏有小大,时时上下,蜘蛛散主之"。阴狐疝气时阴囊偏大偏小,疝块时上时下,每因起立或走动时坠入阴囊,严重的有阴囊牵引少腹剧痛,极轻的则有重坠感,与今之小肠脱出相似,为寒气凝结厥阴肝经所致,故治用蜘蛛散。方中蜘蛛破结通利,配桂枝辛温入厥阴肝经以散寒气。蜘蛛散疗效若何,本人未曾经用,不敢妄揣。曹颖甫用此方治愈二人,各用一剂获效(《金匮发微》),值得参考。

2.6　温中降逆

此法适用于肝经受寒、寒邪挟浊阴之气横逆犯胃的病证。如《伤寒论》"食谷欲呕,属阳明也,吴茱萸汤主之"(243 条),"少阴病,吐利,手足逆冷,烦躁欲死者,吴茱萸汤主之"(309 条),"干呕,吐涎沫,头痛者,吴茱萸汤主之"(378 条),及《金匮要略》"呕而胸满者,茱萸汤主之"等,其临床表现虽有不同,但肝寒犯胃、胃气不降、浊阴上逆的病机是一致的,故可异病同治,均以吴茱萸汤温胃散寒,降逆止呕。吴茱萸汤的临床应用范围颇广,用此方治疗慢性胃炎、神经性头痛、内耳眩晕症、高血压、妊娠呕吐等肝寒气逆者,每多获效。

2.7　消热利湿

此法适用于湿热蕴结中焦、肝胆疏泄失常、胆汁外溢的黄疸病证。如"阳明病……但头汗出,身无汗,剂颈而还,小便不利,渴引水浆者,此为瘀热在里,身必发黄,茵陈蒿汤主之"(236 条)。黄疸产生之机理,为湿热中阻、熏蒸肝胆、肝失疏泄、胆汁外溢所致,故治以清热利湿、利胆退黄,用茵陈蒿汤。茵陈蒿汤证属湿热两盛之黄疸,亦有湿重于热之黄疸者,则治以清利湿热、化气行水,用茵陈五苓散,如"黄疸病,茵陈五苓散主之"。亦有热重于湿之黄疸者,则治以清泄里热,兼以利湿,用栀子柏皮汤,如"伤寒身黄发热,栀子柏皮汤主之"(261 条)。还有湿热兼表之发黄者,如麻黄连轺赤小豆汤证(262 条)即是。茵陈蒿汤在临床上用于治疗急（慢）性传染性肝炎效果显著，运用此方时，要分清湿与热孰轻孰重，注意症状变化，酌情配伍。

2.8　疏肝健脾

此法适用于妊娠肝脾不和的病证。如"妇人怀妊，腹中疠痛，当归芍药散主之"。腹中疠痛为肝虚血滞、气机不调、脾虚失运所致，故治以养血疏肝、健脾利湿，用当归芍药散。方中重用芍药敛肝止痛，白术、茯苓健脾益气，加泽泻淡渗利湿，佐当归、川芎以调肝养血，如此则肝脾两调，而腹痛自解。以方测证，本证除有腹痛外，当有小便不利、足跗水肿等症。

2.9　化痰降逆

此法适用于妇人咽中痰凝气滞之病证。如"妇人咽中如有炙脔，半夏厚朴汤主之"。本病的发生多由情志不遂、肝气郁结、与痰相搏、上逆咽喉所致，患者自觉咽中梗阻，咯之不出，吞之不下，但饮食无碍，后人称"梅核气"者即是谓此。治用半夏厚朴汤，舒肝解郁，化痰降逆。证之临床，疗效颇佳。

2.10　养血缓肝

此法适用于忧愁思虑、情志不遂、伤及心肝的病证。如"妇人脏躁，喜悲伤欲哭，象如神灵所作，数欠伸，甘麦大枣汤主之"。脏躁之证，由情志抑郁、肝郁化火伤阴、内脏阴液不足、心神不宁所致。治用甘麦大枣汤，以小麦养心液安心神，甘草、大枣甘润补中缓急。脏躁类似于现代医学中所谓癔症，余在临床治疗此病时，多以甘麦大枣汤与黄连温胆汤加减使用，疗效尚令人满意。

2.11　养血清热

此法适用于血虚湿热、胎动不安的病证。如"妇人妊娠，宜常服当归散主之"。妇女妊娠之后，因耗血过多而血虚，血虚易生热，脾不健而失运，则饮食不化而为湿留，从而血虚兼湿热内阻，影响孕育胎儿。故治宜当归散以养血补肝、清热化湿，以安胎气。方中当归、芍药补肝养血，合以川芎舒气血之滞，白术健脾除湿，黄芩坚阴清热，合而用之，则血复、湿热去，以奏安胎之功。本方治疗妇女妊娠胎动次数过频及某些易于流产者较有效果。后人常以白术、黄芩作为安胎要药，其法即源于此。

2.12　刺法

对于肝病的治疗,仲景有用汤药,亦有用针刺法。如"伤寒腹满谵语,寸口脉浮而紧,此肝乘脾也,名曰纵,刺期门"(108条),"浮而紧者名曰弦,弦为肝脉"(《脉经》)。腹满谵语为木旺侮土所致,侮其所胜,故名曰"纵",治法当刺期门,因期门为肝之募,刺之以泄肝邪也。在《伤寒论》《金匮要略》两书中,还有多处提到用针刺治疗热入血室的,如"妇人中风,发热恶寒,经水适来……胸胁下满如结胸状,谵语者,此为热入血室也,当刺期门,随其实而取之"(143条)(《金匮要略·妇人杂病》亦有与此相同的条文)。血室属肝,瘀热结于血室,肝之经脉不利,故胸胁下满痛状如结胸,血热上扰心神则谵语。当刺期门,以泻其实而清其瘀热。

对于肝病的论治,在《伤寒论》《金匮要略》中还有不少记述。仔细分析,有的条文在病因方面虽与肝病无大的联系,但其方药的运用却对肝病有效。如治虚劳瘀血证所用之大黄䗪虫丸,现今用于治疗某些肝脾肿大、肝硬化患者有一定疗效;如小柴胡汤虽为治疗少阳病证(96条)而设,但其病证如"胸胁苦满""腹中痛"等与肝经病变有关,今用小柴胡汤治疗某些肝炎、胆囊炎、胆石症的报道亦屡见不鲜。有的条文虽有论无方,但却从相关的病证治疗原则中得到启示,如"肝水者,其腹大,不能自转侧,胁下腹痛,时时津液微生,小便续通"。肝水之证,因肝失疏泄、气滞水停所致,而用何方,《金匮要略》言之不详,但书中载有"病水腹大,小便不利,其脉沉绝者,有水,可下之"。这从原则上给予了提示,我们可根据临床辨证情况,使用攻下逐水等法,酌情选用十枣汤、己椒苈黄丸之类。是知读仲景书,贵在读于无字处,学者宜慎思也。

3. 明辨预后,以决死生之期

掌握肝病的预后及转归,对正确辨证治疗肝病有一定意义。张仲景对肝病预后的论述,是建立在疾病的病机脉证之上的。其有从局部证候而判定疾病之所在;有从脉象、小便等而决死生者,如"鼻头色青,腹中痛,苦冷者死"。鼻居面而位于中,属土主脾。鼻头色青,青为肝色属木,木乘土位,故主腹痛。苦冷,属脾阳衰败，故曰"苦冷者死"。此即从局部的望诊来断定疾病的吉凶善恶，从而为疾病的治疗和预后提供临床依据。

脉象方面，正常情况下，"肝旺色青，四时各随其色"，脉弦。若"肝色青而反色白，非其时色脉，皆当病"。如肝病将死，在脉象的表现上又有不同，如"肝死脏，浮之弱，按之如索不来，或曲如蛇行者死。"因肝脉当弦，今轻按则弱，重按则如索不来，或曲如蛇行，此经脉拘急至极，肝之真气已绝，故主死候。

在疾病发展过程中，小便通利与否，是疾病预后好坏的一个标志。如"阳明中风，脉弦浮大而短气，腹都满，胁下及心痛，久按之气不通，鼻干，不得汗，嗜卧，一身及面目悉黄，小便难，有潮热，时时哕……若不尿，腹满加哕者，不治"（231条、232条）。本证之短气腹满、鼻干、潮热、时时哕等，为阳明邪热郁闭所致。一身及面目悉黄，则显然与阳明邪热内蕴中焦、肝脏疏泄失常、胆汁外溢有关。若不尿，腹满加哕，为病情转重。因不尿甚于小便难，腹满加哕甚于时时哕，是胃气已竭，三焦不复流通，气机壅塞，邪无出路，故断为不治之症。仲景在此从小便通利与否入手，提出判断疾病之可治与不可治，是临床经验之宝贵结晶，信而有征。现今所见重症肝炎、肝性脑病、肝肾综合征患者的症状，与此等系列症状极为相似，小便通利与否对患者的死生之分确有非常重要的参考价值。当然，仲景文中所言"死证""不治"多表明疾病已陷入危笃之中，并非绝对不可治，医者不可以辞害意，应谨守病机，掌握关键，准确判断并治疗疾病，以希拯救濒临死亡者于万一。

（原载于《陕西中医学院学报》1985,8(4):38-41)

《伤寒杂病论》大汗的辨治

大汗是指汗出过多，为外感热病及内伤杂病中的常见证候。如外感表证，发汗不当，或邪热入里，热盛迫汗，或病后气虚，元气欲脱等，均可导致大汗。

1. 表邪不解大汗

太阳表证，属伤寒表实者，则无汗脉紧；属中风表虚者，则汗出脉浮缓，而一般汗出不大。但若表病汗不如法，病未出表，亦可见大汗。《伤寒论·辨太阳病脉证并治》曰："服桂枝汤，大汗出，脉洪大者，与桂枝汤，如前法。"(25条)外感表证，服桂枝汤，然汗不如法，致大汗，而邪未去，所谓"如水流漓，病必不除"也。若脉洪大，则邪犹甚尔，但无口渴，是病未入里。尤在泾谓："服桂枝汤，汗虽大出而邪不去，所谓如水流漓，病必不除也。若脉洪大，则邪犹甚。故宜更与桂枝取汗。如前法者，如啜热稀粥，温覆取汗之法也。"(《伤寒贯珠集·太阳篇上》)其辨证要点如下：大汗，脉洪大，或有发热，恶风，但无大热、烦渴等里热征象。治宜解表去邪，调和营卫，用桂枝汤：桂枝、白芍、甘草、大枣、生姜。并可啜热粥，温覆衣被，以助药力，既益汗源，又防伤正。

2. 表病过汗大汗

太阳表病，当予汗解，然若汗不如法，发汗太多，可致大汗。《伤寒论·辨太阳病脉证并治》曰："太阳病，发汗后，大汗出，胃中干，烦躁不得眠，欲得饮水者，少少与饮之，令胃气和则愈。"(71条)表病发汗太过，故大汗，汗出过多，则损耗津液，胃中阴伤，而出现烦躁不得眠、口干欲饮水。本证与表邪未解大汗同属不如法所致，但后者为表病发汗，虽汗出而表邪未去，辨证要点如下：大汗，脉洪大，无烦热、口渴等里证，故仍需解表，用桂枝汤。前者为表病发汗，汗出过多，表邪已去，而津液耗伤，胃中阴液一时不足，其辨证要点如下：烦躁不得眠，口渴欲饮水。治疗之法，当予汤水，少量频饮，使津液恢复，胃气调和，诸症自除。

3. 里热误火大汗

表病不解，邪热传里，法当辛凉，忌用火攻发汗。若误用火疗，则可致大汗，里热增盛。《伤寒论·辨太阳病脉证并治》曰："太阳病，二日反躁，反熨其背，而大汗出，火热入胃，胃中水竭，躁烦，必发谵语。十余日振栗自下利者，此为欲解也。"（110条）谓太阳病二日，邪尚在表，不应烦躁，而反见烦躁，是里热已盛之征，治当辛凉，忌用火攻发汗。若误以火熨其背，以致大汗，烦躁增甚，并发谵语，此时阳明胃实之候已萌，为火逆变证。如病邪迁延十余日，火邪渐衰，津液得复，则有振栗、自下利而解之机。此乃正胜邪却、疾病向愈的佳兆。表病过汗大汗与里热误火大汗，均有汗出津伤之烦躁等表现。但前者为表病发汗，汗出过多，损伤津液，胃中干燥，其特征如下：烦躁不得眠，口渴欲饮水，故治以少量汤水，频频呷服，冀津液来复，胃和自愈。后者为表病未解，热邪入里，患者烦躁，而误用火疗，致火热入胃，胃中水竭，其特征如下：烦躁，谵语。仲景未言方治，谓病过十日，若阴津复，忽振栗而自下利，则胃热下泄，其可愈也。笔者以为，泄热和胃之方如白虎加人参汤、调胃承气汤等可酌情用之，不必坐以待愈，太过拘执。

4. 阳明热盛大汗

邪入阳明，里热炽盛，症常有大汗。《伤寒论·辨太阳病脉证并治》曰："服桂枝汤，大汗出后，大烦渴不解，脉洪大者，白虎加人参汤主之。"（26条）太阳中风服桂枝汤，而大汗，汗不如法，津伤助热，热转阳明，里热蒸腾，气液两务，则有大烦渴不解、脉洪大等。本证与表邪不解大汗均因汗不如法所致。但后者为太阳表病，虽经发汗，而表邪仍在，病未传里，特征如下：大汗，脉洪大，故治疗之法，仍可用桂枝汤疏表解肌，调和营卫。前者为太阳表病，发汗不当，表邪已去，而邪热入里，阳明热盛。成无己谓："大汗出，脉洪大而不渴，邪气犹在表也，可更与桂枝汤；若大汗出，脉洪大，而烦渴不解者，表里有热，不可更与桂枝汤，可与白虎加人参汤，生津止渴，和表散热。"（《注解伤寒论·辨太阳病脉证并治》）治宜清气泄热，益气生津，用白虎加人参汤：知母、石膏、炙甘草、粳米、人参。

5. 阳衰阴盛大汗

邪气进入阴分,病至垂危阶段,脾肾阳衰,阴寒内盛,阳亡于外,可见大汗等症。《伤寒论·辨厥阴病脉证并治》曰,"大汗出,热不去,内拘急,四肢疼,又下利厥逆而恶寒者,四逆汤主之"(353条),"大汗,若大下利而厥冷者,四逆汤主之"(354条)。前一条因阳衰寒盛,虚阳外浮,故大汗,热不去;脾肾阳衰,阴寒内盛,故见下利;阳气衰微,不能温煦经脉,故腹中拘急疼痛;阳虚不能达于四肢,故四肢疼痛;其厥逆、恶寒,均为阳衰阴盛之重要见证。后一条则谓大汗致阳亡于外,大下利则液脱于内,阳衰阴盛则四肢厥冷。两者病因稍有不同,但阳衰阴盛的病机相同,症状大抵一致,故可同用四逆汤主之。本证与阳明热盛大汗均有大汗,但两者疾病性质不同,临床表现亦各有异。阳明热盛大汗,是里热蒸腾、热迫津泄所致,特征如下:大汗而身大热,心烦,口大渴,脉洪大,故治用白虎汤辛寒清热,若兼气津两伤,则用白虎加人参汤清热益气生津。阳衰阴盛大汗,是阳气虚衰、阴寒极盛、阳亡于外所致,特征如下:大汗,大下利,恶寒嗜卧,四肢厥冷,无口渴身热,或外有假热,脉微而细。治宜急救回阳,祛阴消寒,用四逆汤:炙甘草、干姜、附子。《中国当代名中医秘验方临证备要》提出:大汗出,肢冷面白,唇色紫暗,甚或昏厥,或伴见胸闷胸痛,脉微欲脱者,急进刘氏阳脱汤(人参10~15 g,制附子15 g,干姜6 g,五味子10 g,炙甘草10~30 g),以回阳救脱止汗,可备一说。

6. 风极变热大汗

风湿之邪侵入肌表,风气入营化热,热迫津液外泄,症有大汗。《金匮要略·中风历节》曰:"《千金方》越婢加术汤:治肉极热,则身体津脱,腠理开,汗大泄,厉风气,下焦脚弱"。盖风气入营,气浮化热,肌肉热极,津脱表虚,腠理不固,故汗大泄不已;津脱血少,营血难行于下焦,故下焦脚弱。所谓"厉风气"者,"今风入营为热,即是厉风气矣"(《金匮要略论注》)。本证与阳明热盛大汗均有大汗,但后者为邪入阳明、里热炽盛、津气两伤所致。本证特征如下:汗泄不已,身体消瘦,下焦肢弱。治宜清热散风,调和营卫,用越婢加术汤:麻黄、石膏、生姜、甘草、白术、大枣。

7. 冒家欲解大汗

妇人产后，亡血阴虚，复加外感，病发郁冒，其症有头眩目瞀，郁闷不舒，脉象微弱，呕不能食，大便反坚，但头汗出。欲使郁冒病解，则必见大汗也。《金匮要略·妇人产后》曰："产妇郁冒，其脉微弱，呕不能食，大便反坚，但头汗出，所以然者，血虚而厥，厥而必冒。冒家欲解，必大汗出……大便坚，呕不能食，小柴胡汤主之。"盖产后郁冒，血虚亡阴，阳气偏盛，表寒闭郁，孤阳上出，而有脉象微弱、呕不能食、大便反坚、但头汗出等症。若使郁冒得去，必须全身汗出，则阳气外达，阴阳复通，而病可解。本证与表邪不解大汗均有大汗，但后者为太阳表病、汗不如法所致，特征如下：大汗，脉洪大。虽经发汗，病仍在表，故用桂枝汤疏表解肌、调和营卫。前者为产后郁冒，病涉少阳，特征如下：大便坚，呕不能食，头眩目瞀，脉微弱。若欲解之，可望大汗，使郁阳得伸而愈；或治用小柴胡汤，扶正达邪，和利枢机，则症"当汗出，阴阳乃复"，诸症自除矣。

此外，热病后期，邪热伤阴，或久病阴虚，屡有大汗，烦躁不安，面红口渴，脉细数或细数无力，或脉结代等症。本证与阳衰阴盛大汗均见大汗。但后者为阳气大虚、阴寒内盛所致，特征如下：大汗，恶寒身蜷，四肢厥冷，小便清白，舌淡苔白，脉微而细，故用四逆汤以回阳救逆。前者因邪热内羁、阴液欲脱所致，特征如下：大汗，烦躁不安，面红口渴，小便黄赤，舌红苔少或光剥苔，脉细数。治宜敛阴止汗、固脱增液。《中国当代名中医秘验方临证备要》提出可用刘氏阴脱汤：人参 10～15 g，麦冬 15 g，五味子 10 g，山茱萸 15 g，黄精 30 g，炙甘草 15 g。水煎频服，日进 1～2 剂，可供参考。

（原载于《湖北中医杂志》2006,28(12):8-9）

《伤寒杂病论》身肿的辨治

身肿是指身体水肿、按之凹陷的证候。《黄帝内经》把身肿称为"水肿",并分为"风水""石水""涌水"等。《金匮要略》则把身肿称为"水气",分别论述了"风水""皮水""正水""石水""五脏水"的病因、病机、证候、治法、预后等,而且提出了身肿的诊断方法,如面目肿大,目窠上微拥,如蚕新卧起状,按其手足,凹陷不起者,即为身肿等。这为后世对"水肿"的辨证论治奠定了理论基础。

1. 风水挟热身肿

风水之病,来势急骤,是因风致水,与肺密切相关。外感风邪,肺气失宣,通调失职,则有身肿。《金匮要略·水气》曰:"风水恶风,一身悉肿,脉浮不渴,续自汗出,无大热,越婢汤主之。"风邪袭表,卫气失和,故见恶风;水为风激,泛滥四溢,故身悉肿;风邪化热,故脉浮口渴;风性疏散,则续自汗;因陆续汗出,故表无大热。总属外有表证,内有郁热。治宜发越阳气,散水清热,用越婢汤:麻黄、石膏、生姜、大枣、甘草。若水湿过盛,病因脾虚失运,肺气不宣,郁热内生,症见全身及面目肿大、小便不利、脉沉者,则可用越婢汤加白术健脾祛湿,表里同治。此即《金匮要略·水气》所谓"里水者,一身面目黄肿,其脉沉,小便不利,故令病水……越婢加术汤主之"。

2. 皮水气虚身肿

脾主运化水湿,肺主通调水道,风入于卫,邪在皮中,脾虚水停,肺卫失宣,可见身肿。《金匮要略·水气》曰:"皮水为病,四肢肿,水气在皮肤中,四肢聂聂动者,防己茯苓汤主之。"盖外邪入表,脾阳虚弱,水湿内停,里水外溢,或肺气不足,通调无力,水湿停滞皮中,故四肢(身体)水肿,按之没指;水溢四肢,壅遏卫气,气水相逐,则四肢聂聂动也。风水挟热身肿与皮水气虚身肿,两者均与外邪犯表、肺卫失宣、通调失职有关。但前者重在外有表证,内有郁热,症以恶风、一身悉肿、脉浮不渴、续自汗、表无大热为特征，故治当发越阳气，散水清热，用越婢汤。后者则为邪在皮肤，脾虚水停，或有肺失通调，症以四肢水肿（亦可见身肿）、按之没指、四肢聂聂动为特征，故治宜健脾益肺，行水利湿，方用防己茯苓汤：防己、黄芪、桂枝、茯苓、甘草。

3. 支饮水停身肿

支饮为病，饮停胸膈，水气凌肺，气失宣降，水饮溢表，可见咳逆倚息、气短不得卧、其形如肿等症。《金匮要略·痰饮咳嗽》所谓"咳逆倚息，气短不得卧，其形如肿，谓之支饮"是也。若支饮久积，寒饮内伏胸膈，招风寒外束，卫气闭塞，内饮外寒，壅塞肺气，有咳逆倚息不得卧，则可用小青龙汤发散风寒，温中化饮，利痰降逆。如《金匮要略·痰饮咳嗽》说："咳逆倚息，不得卧，小青龙汤主之。"小青龙汤为辛温发散之剂，服后或可引起冲气等变证。如服汤后扰动阳气，虚阳上越，或虚阳不化，痰浊内生，见"多唾口燥，寸脉沉，尺脉微，手足厥逆，气从小腹上冲胸咽，手足痹"等症者，可用茯苓桂枝五味甘草汤（茯苓、桂枝、炙甘草、五味子）扶阳敛冲，固其肾气。若冲气平后，咳饮又作，所谓"冲气即低，而反更咳，胸满者"，则用茯苓桂枝五味甘草汤去桂枝加干姜、细辛（苓甘五味姜辛汤），以治其咳满。服苓甘五味姜辛汤后，如支饮减轻，咳嗽胸满已止，但虚阳受扰，虚火上冲胸咽，口燥而渴，则治用茯苓桂枝五味甘草汤摄纳虚阳，平冲降逆；如支饮上逆，反不渴，肺脾气虚，形成水饮，其人当呕吐清水痰涎，则治以苓甘五味姜辛汤加半夏温化寒饮，行气降逆。服苓甘五味姜辛汤加半夏后，水去呕止，眩冒已除，然若膈上支饮未除，肺失通调，气滞水停，水溢体表，其人形肿者，则治宜苓甘五味姜辛汤加半夏、杏仁以散寒化饮，并降肺气，所谓"水去呕止，其人形肿者，加杏仁主之"即是此意。风水挟热身肿与支饮水停身肿，两者均与水饮内停有关。但前者为风邪袭表、肺失通调、内有郁热所致，临床以恶风、一身悉肿、脉浮不渴、续自汗、表无大热为特点，故治用越婢汤发越阳气，兼清郁热；后者则为风寒外束、水饮内伏胸膈、肺气壅塞、通调失司所致，临床以咳逆倚息、不能平卧、痰多白沫、其人形肿为特征,无内热,故用小青龙汤发散风寒,化痰蠲饮。若症以身肿为主,亦可用苓甘五味姜辛汤(茯苓、甘草、五味子、干姜、细辛)加半夏、杏仁,以散寒化饮,利肺消肿。

4. 黄汗湿滞身肿

黄汗为水气病之一种,因汗出入水,水湿滞留肌肤,营卫运行障碍,而有身肿、发热,出汗色黄等症。"问曰:黄汗之为病,身体肿,发热,出汗而渴,状如风水,汗沾衣,色正黄如柏汁,脉自沉,何从得之? 师曰:以汗出入水中浴,水从汗孔入得之,宜黄芪芍药桂酒汤主之。"(《金匮要略·水气》)黄汗之病机,与出汗时入水中浴,汗液排泄障碍有关。因水湿侵犯经脉,阻碍营卫的运行,卫郁而不能行水,水湿滞留于肌肤,故全身水肿;营郁而为热,湿热交蒸,故发热汗出色黄;气不化津则见口渴。黄汗与风水相似,两者均有身肿。但风水脉浮,而黄汗脉沉;风水恶风,而黄汗不恶风;风水汗出色正,而黄汗出色黄如柏汁,汗沾衣。风水因风邪袭表,外合水气,郁而化热,治用越婢汤发越阳气,散水清热;黄汗重在水湿滞留,营中郁热,则治用黄芪芍药桂酒汤,以桂枝、芍药调和营卫,配苦酒泄营中郁热,黄芪实卫解表祛湿,如此营卫调和,水湿得祛,气血通畅,病可愈也。

5. 肺痈蓄水身肿

肺痈之病,因风热入肺,肺失通调,亦可见身肿等症。《金匮要略·肺痿肺痈咳嗽上气》曰:"肺痈胸满胀,一身面目浮肿,鼻塞清涕出,不闻香臭酸辛,咳逆上气,喘鸣迫塞,葶苈大枣泻肺汤主之。"痈在于肺,气机被阻,故胸满而胀;肺失宣降,调和失职,水气逆行,故一身面目水肿;肺开窍于鼻,肺窍不利,故鼻塞、流清涕、不闻香臭酸辛;肺失肃降,故咳嗽上气、喘鸣迫塞。支饮水停身肿与肺痈蓄水身肿,均与邪气入肺、肺失通调、水饮溢于肌肤有关。但前者重在外有风寒,饮停胸膈,肺失宣降,水饮溢表,临床以咳逆倚息、不能平卧、其形如肿为特征,故治用小青龙汤外散风寒,内蠲水饮,或用苓甘五味姜辛汤加半夏、杏仁,开降肺气,散寒化饮。后者重在肺痈初期,风热入肺,肺失通调,水气逆行,临床以胸部满胀、一身面目水肿、咳逆上气、喘鸣迫塞等为特征，则治宜开泻肺气，泻下逐水，用葶苈大枣泻肺汤：葶苈子、大枣。有谓本条所称之肺痈，当是壅塞之壅，《素问·大奇论》中的"肺之雍（同壅，《针灸甲乙经》《黄帝内经太素》均作"痈"），喘而两胁满"可为一证。再则本条未载明肺痈之症状，而是外感兼蓄水证，且方后云，"先服小青龙汤一剂乃进"泻肺汤，先解其外感，再下其水饮，以平其水肿，定其喘鸣迫塞。此说可供参考。

6. 风寒湿痹身肿

风为阳邪，寒湿为阴，风寒湿杂至，滞留于筋骨关节，可出现骨节疼痛、身体微肿等症。《金匮要略》曰："风湿相搏，骨节疼烦，掣痛不得屈伸，近之则痛剧，汗出短气，小便不利，恶风不欲去衣，或身微肿者，甘草附子汤主之。"风寒湿邪侵入筋骨关节，营卫不利，气血凝涩，则骨节疼烦、掣痛不得屈伸、近之则痛剧；风胜于表，卫阳不固，所以汗出、恶风不欲去衣；湿阻于里，三焦不利，气化失宣，故上则呼吸短气，下则小便不利，甚则湿邪溢于肌肤而为身肿。治宜温阳散寒，祛湿止痛，用甘草附子汤。方中附子辛热温阳散寒；桂枝通阳化气，祛风通络。桂枝、附子同用，可固表止汗则恶风可愈。白术苦、温，健脾燥湿，以"治风寒湿痹"（《神农本草经》），寒湿得除，则疼痛可止。桂枝、附子、白术同用，更增温阳化气之功，气化通行，则无小便不利、短气身肿之患。甘草调和诸药而补益中焦。药仅四味，实为治疗风湿肿痛之良方。

后世论及身肿辨治，尚有气血两虚用归脾汤者，水湿困脾用五皮饮者，脾阳虚弱用实脾饮者，肾阳虚衰用真武汤者等。

身肿一症，主要由水液代谢功能失调所致，如肺气宣降失常，水道不通，见腰以上肿；脾气传输运化及肾脏气化功能失常，下焦水道不通，水停于下，见腰以下肿。一般发病急，肿势偏于上部，属热证、实证者，称为阳水；发病较缓，病程长，肿势偏于下部，属寒证、虚证者，称为阴水。《金匮要略·水气》云："诸有水者，腰以下肿，当利小便；腰以上肿，当发汗乃愈。"这阐明了水气病的两种治法，与《素问·汤液醪醴论》"开鬼门，洁净府"之论相合，可谓一般原则。但阴水、阳水之发病机制不尽相同,发汗、利小便之治法多适宜于阳证、实证,而不能用于阴证、虚证。临证时根据具体病情,选择不同的治法,方能收到良好的效果。

(原载于《湖北中医杂志》2005,27(7):14-15)

《伤寒杂病论》头痛辨治探要

头痛,是指头部疼痛的一种自觉症状,临床上较为常见,可见于多种急、慢性疾病之中。张仲景对头痛论治有许多精到之处,兹介绍于下。

1. 太阳中风头痛

太阳中风,邪袭肌表,太阳经气运行受阻,故头痛。因太阳经脉行于头后及头顶,故头痛部位多在头后及头顶。《伤寒论·辨太阳病脉证并治》曰:"太阳病,头痛发热,汗出恶风者,桂枝汤主之。"《金匮要略·妇人产后》曰:"产后风,续续数十日不解,头微痛,恶寒,时时有热,心下闷,干呕,汗出,虽久,阳旦证续在耳,可与阳旦汤。"临床除头痛以外,尚有项强、发热、汗出、恶风、舌苔薄白、脉浮缓等症。治宜解肌祛风,调和营卫,方选桂枝汤,药用:桂枝、芍药、甘草、生姜、大枣。

2. 太阳伤寒头痛

太阳伤寒,风寒外束,邪犯太阳经脉,经气运行不畅,故头痛。头痛部位亦多在头后及头顶。《伤寒论·辨太阳病脉证并治》曰:"太阳病,头痛发热,身疼腰痛,骨节疼痛,恶风,无汗而喘者,麻黄汤主之。"本证与太阳中风头痛皆为太阳经脉受邪所致,头痛部位相同。但后者属表虚,感邪较轻,头痛程度亦较轻,并有发热、汗出、恶风、舌苔薄白、脉浮缓等症。而太阳伤寒头痛属表实,感邪较重,头痛剧烈,且有恶寒、发热、无汗而喘、舌苔薄白、脉浮紧等症,治宜辛温发汗,宣肺解表,方选麻黄汤,药用:麻黄、桂枝、甘草、杏仁。后世临床治疗本证,若太阳感受风寒不甚,症状以头痛为主,治宜疏风散寒,常用方为川芎茶调散,药用:川芎、白芷、羌活、荆芥、防风、细辛、薄荷、甘草、茶叶。

3. 寒湿伤表头痛

寒湿侵袭肌表,病位偏于上,清阳被郁,故头痛。《金匮要略·痉湿暍》曰:

"湿家病身疼发热,面黄而喘,头痛鼻塞而烦,其脉大,自能饮食,腹中和无病,病在头中寒湿,故鼻塞,纳药鼻中则愈。"因湿性重浊黏滞,湿与寒合,蒙蔽清阳,故本类头痛多伴有沉重感,与太阳中风头痛、太阳伤寒头痛虽均为表证头痛,但后二者痛无沉重感,且有发热、恶风寒、舌苔薄白、脉浮等症;寒湿伤表头痛除伴有沉重感之外,兼有身疼发热、面黄而喘、鼻塞而烦、舌苔薄白而腻、脉大或脉濡等症。关于本证之治疗,《金匮要略·痉湿暍》仅提出"纳药鼻中",以宣泄寒湿,但未指出方药。注家多主张用瓜蒂散(瓜蒂、赤小豆)吹鼻,或以绵裹药末塞鼻中令出黄水。后世对本证之治法,常用辛夷散作嗅剂,以其辛香散发之气宣泄寒湿,药用:辛夷、细辛、藁本、白芷、川芎、升麻、防风、甘草、木通、苍耳子。若寒湿伤表,表实证重而头痛,可发汗解表,散寒除湿,方选《金匮要略》麻黄加术汤饮服,药用:麻黄、桂枝、甘草、杏仁、白术。

4. 邪入少阳头痛

邪入少阳,循经上扰,少阳经气不利,故头痛。因少阳经行于头侧部,故头痛部位多在头之两侧。《伤寒论·辨少阳病脉证并治》曰,"伤寒,脉弦细,头痛发热者,属少阳。少阳不可发汗,发汗则谵语……";"伤寒五八日中风,往来寒热,胸胁苦满,默默不欲饮食,心烦喜呕,或胸中烦而不呕……小柴胡汤主之"。"《千金》三物黄芩汤:治妇人在草蓐,自发露得风,四肢苦烦热,头痛者,与小柴胡汤。"(《金匮要略·妇人产后》)本证与以上三证不同,上述三证为邪伤于表,属表证,头痛部位多在头后,且有恶寒、发热、脉浮等症;邪入少阳头痛为邪入少阳,病位在半表半里,头痛部位多在头侧,并有寒热往来、口苦、咽干、目眩、胸胁苦满、默默不欲饮食、心烦喜呕、脉弦细等症。治宜和解少阳,以小柴胡汤为代表方剂,药用:柴胡、黄芩、人参、半夏、甘草、生姜、大枣。

5. 水饮上攻头痛

水饮内停,上攻于头,清阳不升,故头痛。《伤寒论·辨太阳病脉证并治》曰:"太阳中风,下利呕逆,表解者,乃可攻之。其人漐漐汗出,发作有时,头痛,心下痞硬满,引胁下痛,干呕短气,汗出不恶寒者,此表解里未和也,十枣汤主之。"（152条）本证与以上四证不同。太阳中风头痛、太阳伤寒头痛、寒湿伤表头痛均属表证，有恶寒、发热等症；邪入少阳头痛属半表半里证，有寒热往来等症；而水饮上攻头痛系饮邪为患，属里实证，无寒热，临床上除头痛以外，尚有心下痞硬满闷、牵引胸胁疼痛，下利，呕逆，短气，微汗出发作有时，舌苔白滑，脉弦滑等症。治宜攻逐水饮，方选十枣汤，药用：芫花、甘遂、大戟、大枣十枚。将芫花、甘遂、大戟各捣为散，以枣汤调服。

6. 肝寒上逆头痛

肝经寒邪循经脉上逆，阻遏清阳，故头痛。因肝经上抵头顶，故头痛部位多在头顶。《伤寒论·辨厥阴病脉证并治》曰："干呕，吐涎沫，头痛者，吴茱萸汤主之。"（378条）《伤寒论条辨》曰："厥阴之脉，挟胃属肝，上贯膈，布胁肋，循喉咙之后，上入颃颡，连目系，上出额，与督脉会于巅，其支者，复从肝，别贯膈，上注肺……然则厥阴之邪，循经气而上逆，故其见证如此。"本证与水饮上攻头痛同有呕逆，均属里证，但后者系饮邪为患，兼有心下痞硬满闷、牵引胸胁疼痛等症；本证则是肝寒上逆为患，头痛部位在头顶，且由于肝寒犯胃，胃阳不布，浊阴上逆，而有吐涎沫等症。治宜温肝散寒，泄浊降逆，方选吴茱萸汤，药用：吴茱萸、人参、生姜、大枣。

7. 阳虚寒逆头痛

中焦阳虚，寒饮内聚，水寒上逆，直犯清阳，清阳不升，故头痛。《伤寒论·辨阳明病脉证并治》曰："阳明病，反无汗而小便利，二三日呕而咳，手足厥者，必苦头痛；若不咳、不呕、手足不厥者，头不痛。"（197条）本证与水饮上攻头痛、肝寒上逆头痛均有呕逆，但水饮上攻头痛纯实无虚，并有心下痞硬满闷、牵引胸胁疼痛等饮停胸膈症；肝寒上逆头痛为寒邪循经上冲所致，其头痛部位在头顶，临床无手足厥冷等阳虚证；而本证属中焦阳虚，寒饮上逆，临床除头痛、呕吐以外，尚有手足厥冷、咳嗽、舌苔薄白、脉沉弦无力等症。关于本证的治疗，仲景原文未出方药。据其病机，可用温中化饮降逆法，方选苓桂术甘汤合吴茱萸汤，药用：茯苓、桂枝、白术、甘草、吴茱萸、人参、生姜、大枣。

8. 虚热上冲头痛

阴虚生内热,虚热循经上冲至头,故头痛。《金匮要略·百合狐惑阴阳毒》曰:"百合病者,百脉一宗,悉致其病也。意欲食复不能食,常默默,欲卧不能卧,欲行不能行,饮食或有美时,或有不欲闻食臭时,如寒无寒,如热无热,口苦,小便赤……其脉微数。每溺时头痛者,六十日乃愈。"本证与水饮上攻头痛、肝寒上逆头痛、阳虚寒逆头痛均属里证,但水饮上攻头痛、肝寒上逆头痛属寒实证;阳虚寒逆头痛属虚寒证;本证则属虚热证,可见于百合病。肺通调水道,下输膀胱,膀胱经脉上行至头。百合病是由心肺阴虚内热所致,故小便时,肺之虚热随膀胱经上冲至头而致头痛,此外,尚有精神、饮食、行动失常,口苦,小便赤,脉微数等症。治宜润养心肺、凉血清热,方选百合地黄汤,药用:百合、生地黄汁。

此外,后世医家论治头痛尚有风热头痛用芎芷石膏汤者,肝阳头痛用天麻钩藤饮者,瘀血头痛用血府逐瘀汤者,肾虚头痛用肾气丸者等,不做赘述。

（原载于《湖北中医杂志》2009,31(4):39-40）

《伤寒杂病论》项背强的临床辨治

项背强是指颈部连及背部经脉肌肉强直、俯仰不能自如的一种病证，从其总体表现来看，应属痉病的一种。《黄帝内经》对此类病证的发病机理进行了阐述，如《素问·至真要大论》云："诸痉项强，皆属于湿。"《灵枢·经筋》亦云："经筋之病，寒则反折筋急。"《灵枢·热病》又云："热而痉者死。"以上表明寒、湿、热等邪气与本病的发生密切相关。《伤寒杂病论》作为第一部将理论与临床紧密结合的中医经典著作，对项背强的描述散在于各篇，兹将与本证相关的条文略加归纳阐释，以供同道参考。

1. 太阳表虚项背强

《伤寒论》14 条云："太阳病，项背强几几，反汗出恶风者，桂枝加葛根汤主之。"风寒邪气（以风邪为主）侵犯肌表，正邪相争，卫阳受伤，不能固守营阴于脉内，故发热、恶寒、汗出；邪气客于太阳经，经气运行受阻，经脉失养，则项背强急不适而呈现紧张、紧绷的状态。因足太阳膀胱经起于内眦，上额交巅络脑，下项挟脊抵腰，故膀胱经受邪后，会出现经脉循行部位的病理表现，则见项背强几几。几，为紧张不柔和之意。又因寒主收引，紧张不柔和之症多为寒邪所致，而此处为在经风邪偏盛，故原文曰"反汗出恶风"，提示此处为太阳中风表虚证。汪苓友的《伤寒论辨证广注·辨太阳病脉证并治》云："太阳病，项背强矣，复几几然，颈不得舒，颈之经属阳明，项背与颈几几然，其状当无汗。今反汗出、恶风，仲景法太阳病汗出恶风者，桂枝汤主之，今因其几几然，故加葛根于桂枝汤中，以兼祛阳明经之风也。"故治当解肌祛风，升津舒经，方用桂枝加葛根汤。方中桂枝汤解肌调营卫。葛根味甘性平，一则升阳发表，解肌祛风，助桂枝汤解表；二则舒筋通络，解经脉气血之凝滞；三则起阴气而润燥，以缓解经脉之拘急。表邪得散，经络得舒（通），则项背强急自然消失。

2. 太阳表实项背强

《伤寒论》31条云："太阳病，项背强几几，无汗恶风，葛根汤主之。"本条与14条表现大致相同，唯有有汗、无汗的区别。有汗提示在经的风邪偏盛，而无汗表明在经的寒邪偏重。因寒邪束表，卫遏营郁，故无汗恶风；在经寒邪偏重，寒性凝滞，经气运行受阻，则项背强急不适。成无己的《注解伤寒论·辨太阳病脉证并治中》云："太阳病，项背强几几，汗出恶风者，中风表虚也；项背强几几，无汗恶风者，中风表实也。表虚宜解肌，表实宜发汗，是以葛根汤发之也。"故治当开腠发汗，升津舒经，方用葛根汤。本方由桂枝汤减轻桂枝、芍药剂量，加麻黄、葛根而成。桂枝汤加麻黄，一则调和营卫，以利太阳经气运行；二则既可治恶风无汗之表实，又不致汗出太过。葛根汤效同桂枝加葛根汤，主要用来解表和疏通经络。

3. 热实结胸项背强

《伤寒论》131条下半段云："结胸者，项亦强，如柔痉状，下之则和，宜大陷胸丸。"所谓结胸，指寒邪或者热邪与痰饮结聚于胸膈心下的病证。所谓柔痉，指颈项强直，甚则角弓反张伴有汗出者。既言结胸，当有胸膈心下硬满疼痛之证，颈项强急，甚或角弓反张，是水热互结的部位偏高，影响了上部经脉，导致经气不利；水热郁蒸，故见发热汗出。沈目南《伤寒六经辨证治法·太阳上篇证治大意》云："此结胸最重证也。邪饮搏结，逼凑胸膈，胸背不得昂然舒畅，故如柔痉状。但陷胸汤入口，溜下胸膈，不能开破胸中坚垒，颈项何由得伸？故取陷胸丸，连滓煮服，加白蜜，留恋胸膈之间，而破上焦之结。"治当泻热逐水，峻药缓攻，方用大陷胸丸。方中大黄、芒硝、甘遂合用，泻热破结逐饮；杏仁肃水之上源，利水热之下泻；葶苈子泻肺利水；白蜜甘缓留中，使药物停留胃肠的时间更久，以利于去除偏上的有形实邪。如此，水热得除，经脉则通，项强则消。

4. 柔痉津伤项背强

《金匮要略·痉湿暍》曰："太阳病，其证备，身体强，几几然，脉反沉迟，此为痉，栝蒌（瓜蒌）桂枝汤主之。"既言"太阳病，其证备"，当有发热、汗出、恶风、头项强痛等证。身体强而几几然，是由经脉失养、挛急不舒所致。外有太阳表虚证，脉象当见浮缓，今反沉迟，可知本证津液不足，脉道失充，营卫不利，故脉象如此。尤在泾的《金匮要略心典》云："沉本痉之脉，迟非内寒，乃津液少而营卫之行不利也。伤寒项背强几几，汗出恶风者，脉必浮数，为邪风盛于表；此证身体强几几然，脉反沉迟者，为风淫于外而津伤于内，故用桂枝则同，而一加葛根以助其散，一加栝蒌根兼滋其内，则不同也。"故治当解肌祛风，滋阴舒经，方用瓜蒌桂枝汤。方中桂枝汤解肌祛风，调和营卫；瓜蒌根滋阴生津，濡养经脉。本条与《伤寒论》太阳病篇桂枝加葛根汤证相似，都有桂枝汤证，但有轻重之别。后者为项背强几几，此则身体强几几（包括项背）。后者为邪盛于表，故加葛根，重在解肌；前者则津伤于里，故加瓜蒌根，重在滋液。

5. 结语

以上是对《伤寒杂病论》中有关项背强的论述，其主要原因不外乎外感及内伤两个方面，外感以寒邪为主，内伤以水热为主，最终导致太阳经气运行不利，经脉失养而发病。当然，临床上还有外感风湿项背强型，其表现为项背强，转侧不利，恶寒发热，头重如裹，肢体酸楚，关节疼痛而重着，舌苔白，脉浮滑等症。乃风湿之邪侵袭肌表、壅滞经络、阻遏气机、气血流行受阻、筋脉拘急所致，治当祛风胜湿，通络止痛，方用羌活胜湿汤：羌活、防风、川芎、蔓荆子、独活、藁本、甘草。外感风湿项背强与太阳表实项背强均由感受外邪引起。但后者为风寒束表、卫遏营郁、经气不利所致；前者为风湿犯表、经脉壅滞、气血不畅所致，具有湿邪为患的特征，以资鉴别。

（原载于《湖北中医杂志》2015,37(9):58-59)

《伤寒杂病论》黄疸病证治规律探要

张仲景于《伤寒论》中论及黄疸,又于《金匮要略》中设黄疸病篇,今据两书探讨黄疸病证治规律如下。

1. 黄疸正义

黄疸可见于现代医学的多种疾病,尤以湿热交蒸所致的黄疸型肝炎较为多见。《黄帝内经》说:"湿热相交,民当病瘅。"这指出瘅(疸)病是湿热之邪所引起的。《素问·平人气象论》说:"溺黄赤,安卧者,黄疸……目黄者,曰黄疸。"《灵枢·论疾诊尺》说:"身痛而色微黄,齿垢黄,爪甲上黄,黄疸也,安卧小便黄赤,脉小而涩者,不嗜食。"以上概括了黄疸型肝炎的一般症状和体征。

然而张仲景所论黄疸是广义的。如说"诸病黄家""诸黄",又说"黄疸病,小便色不变""男子黄,小便自利"等。张仲景书有"女劳疸"之称,谓"此为女劳得之"。他认为肾病可以发生疸证,其候"额上黑,微汗出,手足中热,薄暮即发,膀胱急,小便自利,名曰女劳疸"。久之可变成黑疸,面黑微黄,目四周青,心中如啖蒜薤状,大便溏黑,肌肤不仁等。酒疸久久不愈可变为黑疸,如黄疸型肝炎久延不愈而致晚期肝硬化者,即可见到此种证候。由此可见,仲景之"女劳疸"非专指黄疸,是作为鉴别诊断要点而提出的。再有男子虚劳萎黄,是气血两亏所致,亦应视作鉴别诊断要点。张仲景所论黄疸包括今之急性黄疸型肝炎、钩端螺旋体病、急性胆囊炎、胆石症、败血症、回归热、中毒性感染、蚕豆黄、疟疾、晚期门脉性肝硬化、急性肝萎缩、艾迪生病、贫血等,皆可在不同阶段出现发黄证候。正因为如此,异病同证便可以同治。故黄疸可用猪膏发煎,亦可用柴胡汤。女劳疸演变成黑疸者可用硝石矾石散,酒疸变为黑疸者亦可用之。黄疸一病有虚实寒热的不同证候,所以同病异证又需要异治。如热胜者用茵陈蒿汤,湿胜者用茵陈五苓散,中虚者用小建中汤等,体现了张仲景对黄疸辨证论治的精神。

2. 黄疸病因

2.1 感触外邪

《伤寒论》说，"伤寒，身黄发热"（261条），"伤寒七八日，身黄如橘子色"（260条），"伤寒瘀热在里，身必黄"（262条）等，即为外感寒邪所致黄疸。又如"师曰：病黄疸，发热烦喘，胸满口燥者，以病发时，火劫其汗，两热所得。然黄家所得，从湿得之"，乃说明黄疸由热邪、湿邪所致。寒、热、湿皆属于热病范畴，故《千金翼方》说："凡遇时行热病，多必内瘀着黄。"《三因方》说："五疸之外，有时行瘴疟、风寒、暑、湿等证，疸各不同。"感触六淫邪毒可致黄疸。至若淫邪毒盛，伤及营血，则发急黄，乃黄疸之重症。如《诸病源候论·急黄候》便说："脾胃有热，谷气郁蒸，因为热毒所加，故卒然发黄，心满气喘，命在顷刻，故云急黄也。"

2.2 饮食不节

《金匮要略》曰："趺阳脉紧为伤脾。风寒相搏，食谷即眩，谷气不消，胃中苦浊，浊气下流，小便不通……身体尽黄，名曰谷疸。"即以黄疸责之于饮食不节或饮酒过度，损伤脾胃功能，水谷蕴酿湿热，熏蒸肝胆，胆汁泄溢，浸淫肌肤而发黄，故有谷疸、酒疸之称。

2.3 脾胃阳虚

如《伤寒论》说，"阳明病，脉迟，食难用饱，饱则微烦，头眩，必小便难，此欲作谷疸"（195条），"太阴者，身当发黄"（187条）等，乃脾阳虚不能化湿，寒湿郁阻中焦，胆液被阻，溢于肌肤而发黄。故《类证治裁·黄疸》说：阴黄系脾脏寒湿不运，与胆液浸淫，外渍肌肉，则发而为黄。

2.4 虚劳血亏

《金匮要略》曰："男子黄，小便自利，当与虚劳小建中汤。"此即虚证黄疸。故《医宗金鉴》说："妇人产后经崩，发黄色者，乃脱血之黄色，非黄疸也。今男子黄而小便自利，则知非湿热发黄也。询知其人必有失血亡血之故，以致虚黄之色外现，斯时汗、下、渗、利之法俱不可施，惟当与虚劳失血同治，故以小建中汤调养营卫,黄自愈矣。"黄疸病程中若有虚黄证候,亦可从虚劳论治。

2.5　血瘀湿阻

《金匮要略》说,"尺脉浮为伤肾","黄家日晡所发热,而反恶寒,此为女劳得之。"其证身虽黄,而额上黑,大便必黑,乃肾虚血瘀、湿邪阻滞所致。亦有酒疸经治不愈,邪渐入血分,久久变为黑疸,其证面目虽黑,而微带黄色,是由脾及肾也。

3.黄疸分类

仲景论黄疸,在《伤寒论》谓为发黄、谷瘅(疸);在《金匮要略》则称为谷疸、酒疸、女劳疸,而酒疸、女劳疸久之可演变成黑疸,又有虚劳萎黄,总计有六类,其中女劳疸与虚劳萎黄可视作鉴别诊断要点。究其阴阳虚实属性,则瘀热发黄为实热证,谷疸有属于湿热者,有脉迟属寒湿者,酒疸为燥热证,女劳疸为肾虚瘀热证,黑疸为阴虚血瘀证,虚劳萎黄乃气血失荣证。瘀热发黄、谷疸热化、酒疸为黄疸阳证;谷疸寒化、黑疸、虚劳萎黄则为黄疸阴证。仲景明论六种黄疸,至隋代巢元方据证分作九疸候,唐代王焘更有三十六黄之称,愈演愈繁。元代罗天益则由博反约,将黄疸分为阴证、阳证二类。明代张景岳宗其说,"黄疸……不出阴阳二证,大都阳证多实,阴证多虚,虚实弗失,得其要矣"(《景岳全书·黄疸》),并确立阴黄、阳黄之命名。然清代沈金鳌认为,阴黄、阳黄乃"湿热郁蒸变色,大抵湿胜则所熏之色熏黄黑晦,热胜则所熏之色如橘黄鲜亮,最宜分别"(《杂病源流犀烛》)。如果说张景岳以虚实分黄疸为阴、阳二证,尚可概括仲景广义黄疸之论,那么沈金鳌以湿热分阴阳,则只是仲景所论黄疸的部分内容。

4.黄疸的预后顺逆

4.1　以日期判断预后

"黄疸之病,当以十八日为期,治之十日以上瘥,反剧为难治。"黄疸应早期治疗,一般在十日左右正盛抗邪,治疗而愈为顺,若十余日治疗仍不见好转,乃邪盛正衰,治疗困难,便为逆候。

4.2 以口渴与否判断预后

"疸而渴者，其疸难治；疸而不渴者，其疸可治。"渴者热邪盛，饮水反助其湿，故难治；不渴者，热邪不盛，症轻较易治。

4.3 以大便通利与否判断预后

黄疸者大便是否通利，关系到病邪的出路。若腑气不通，必须通下，不但酒疸、谷疸用下法，从大便泻去其邪，即如女劳疸者大便亦应通畅，如服硝石矾石散后，"病随大小便去，小便正黄，大便正黑，是候也"。据此推论，则大便畅者，其病顺，大便难者，其病逆。

4.4 以腹满与否判断预后

腹满为黄疸者常有症状。如"谷疸虽下之，腹满如故"，又如"酒黄疸者……腹满欲吐"等，黄疸乃脾湿中阻、气机不畅所致，尚不属重候。唯女劳疸久之变为黑疸，更伴有腹泻者，为难治，预后差。盖以女劳疸为肾病，若致腹满，便为肾病及脾，由先天而及后天，化源将竭，故为难治。当然，若一般黄疸腹满，更加不尿、呕哕，乃由脾及肾，亦为危重证。

4.5 以小便通利与否判断预后

仲景说："阳明病……必小便难，此欲作谷疸"，"脉沉，渴欲饮水，小便不利者，皆发黄"，"夫病酒黄疸者，必小便不利"，都说明小便不利，湿无去路，是发疸的原因。进而论之，病黄疸后，小便仍不利，其病当然也就严重。仲景在茵陈蒿汤方后说："小便当利，尿如皂角汁状，色正赤。一宿腹减，黄从小便去也。"这说明服药后小便通利，湿热下泄，黄疸自然减退。故《诸病源候论》说："黄病者……但令得小便快，即不虑死。"

《伤寒论》说："阳明中风，脉弦浮大而短气，腹都满，胁下及心痛，久按之气不通，鼻干，不得汗，嗜卧，一身及面目悉黄，小便难，有潮热，时时哕，耳前后肿……若不尿，腹满加哕者，不治。"三阳合病，黄疸又见时时哕，乃胆胃之气上逆，若挟气上冲，将有血随气逆，肝失藏血，损伤阳络而发吐血、衄血等危候。加之腹满，乃胃肠腑气不通；小便难，是膀胱气化失职；进而不尿、腹满加哕，说明已影响到肾脏功能，这是尿毒症的征象。仲景明确指出不尿为不治，其预后自然险恶。他强调:"诸病黄家,但利其小便。"使湿热从小便迅速排泄,这是治疗黄疸的大法。

4.6 以脉象判断预后

《伤寒论》说:"伤寒脉浮而缓……身当发黄。"(187 条)《金匮要略》说:"寸口脉浮而缓……脾色必黄,瘀热以行。"以上都说明脉浮缓是黄疸常有的脉象。但若到黑疸阶段,"腹如水状不治",此时"其脉浮弱",乃肾之精气大虚,正不抗邪,实为难治。后杨士瀛在《仁斋直指》中说:"疸脉缓大顺,弦急而坚逆。"弦急而坚是病邪亢进之征,故为逆候。现代医学认为,黄疸之胆血症,因胆酸刺激心脏迷走神经,可见脉搏迟缓。胆酸滞留是湿热瘀滞血脉的结果,所以"脾色必黄,瘀热以行"。《诸病源候论》曰:"有得病即身体面目发黄者,有初不知是黄,死后乃身面黄者,其候得病但发热心战者是急黄也。"急黄初期而见"心战",说明心脏受到严重损害,也必然影响脉搏的变化,即如杨士瀛所论弦急而坚之脉象,或可见之,故病情严重,预后不良,可补仲景之未及。

(原载于《湖北中医杂志》2005,27(6):29-30)

医典探幽

《伤寒杂病论》因势利导法运用探要

因势利导，是根据疾病发展变化的趋势与病邪所在的不同部位，因其势而就近引导，使病邪排出体外，以正气不伤或正气少伤为目的的治疗原则。《素问·阴阳应象大论》谓："病之始起也，可刺而已；其盛，可待衰而已。故因其轻而扬之，因其重而减之，因其衰而彰之……其高者，因而越之，其下者，引而竭之；中满者，泻之于内；其有邪者，渍形以为汗；其在皮者，汗而发之；其慓悍者，按而收之；其实者，散而泻之。"其中所论许多治法包含避轻就实、就近去邪的因势利导法则。而因势利导法则的成功运用则在《伤寒论》《金匮要略》中得到了充分的体现。兹述于次。

1. 病之始起也，可刺而已

在疾病初起之时，若通过针刺以散邪，则病可愈也。《伤寒论·辨太阳病脉证并治》云："太阳病，初服桂枝汤，反烦不解者，先刺风池、风府，却与桂枝汤则愈。"（宋本24条，宋本条文，下同）太阳中风，服桂枝汤，为对证之举，本应遍身漐漐微似汗出而解。今服桂枝汤后，反烦不解，此非误治，乃因服桂枝汤后，正气得药力所助，欲祛邪外出，但力尚不足，正邪相争，邪郁不解，属太阳中风之较重证者。故治疗之法，当先刺风池、风府，疏通经络以泄邪，然后服桂枝汤以解肌表。此等治法，即"病之始起也，可刺而已"之意，亦含顺势之治也。

2. 其盛，可待衰而已

即疾病盛时，必待其衰，顺势而治，以免毁伤真气。《伤寒论·辨太阳病脉证并治》云："病人脏无他病，时发热自汗出而不愈者，此卫气不和也。先其时发汗则愈，宜桂枝汤。"（54条）脏无他病，里无病也。时发热自汗，则有时不发热无汗可出，而不愈者，是其病不在里而在表，不在营而在卫矣。先其时发汗则愈者，即于不热无汗之时，而先用药取汗，则邪去卫和而愈。否则汗液方泄而复用发汗,恐致如水流漓,徒损正气,遗患无穷矣。"先其时发汗",即为"其盛,可待衰而已",亦犹《黄帝内经》所谓"方其盛时必毁,因其衰也,事必大昌"(《素问·疟论》)之义。

3. 其高者,因而越之

即病邪在上者,要因势利导,使其从上发越,包括涌吐及针刺法等。《伤寒论·辨太阳病脉证并治》谓:"病如桂枝证,头不痛,项不强,寸脉微浮,胸中痞硬,气上冲咽喉,不得息者,此为胸有寒也。当吐之,宜瓜蒂散。"(166条)《金匮要略·腹满寒疝宿食》曰:"宿食在上脘,当吐之,宜瓜蒂散。"前者反映痰饮停滞胸膈,气机不畅,有上越之势;后者说明宿食停滞在胃的上脘,胸闷泛恶欲吐,是正气祛邪外出的表现,故当用同一吐法,使在上之邪"越之"而去。对于病邪在上的治疗,仲景除用吐法外,还有处用纳药鼻中的。如《金匮要略·痉湿暍》云:"湿家病,身疼发热,面黄而喘,头痛鼻塞而烦,其脉大,自能饮食,腹中和无病,病在头中寒湿,故鼻塞,纳药鼻中则愈。"此条病因寒湿在上,湿邪犯表,阳为湿郁,肺气不畅,而"腹中和无病",湿邪尚未传里,故只需纳药鼻中,以宣泄上焦寒湿,使肺气通利,病即可除。纳药鼻中,仲景未云何药,历来诸家多主张用瓜蒂散搐鼻,或以绵裹塞鼻中,令出黄水宣泄寒湿。有人用鹅不食草纳鼻或采用辛香升发之味作为嗅剂。如《证治准绳》辛夷散(辛夷、细辛、藁本、白芷、川芎、升麻、防风、甘草、木通、苍耳子)等,亦有疗效。

4. 其下者,引而竭之

《内经知要》谓:"下者,病在下焦。竭者,下也,引其气液就下也,通利二便是也。""其下者,引而竭之"即谓邪在下者,要用通泄的方法顺势引其邪气排出于(下窍)体外。《伤寒论·辨太阳病脉证并治》云:"若脉浮,小便不利,微热消渴者,五苓散主之。"(71条)《金匮要略·痰饮咳嗽》说:"假令瘦人脐下有悸,吐涎沫而癫眩,此水也,五苓散主之。"前者是蓄水证外邪入里,水蓄于内,而有脉浮,小便不利,微热消渴等;后者因痰饮病水饮结于下焦,而有脐下悸,吐涎沫,头眩等,但同属水在下焦,故皆用五苓散化气行水。水气下行,则诸症可随之消失。其他如猪苓汤、牡蛎泽泻散等，均有"其下者，引而竭之"之义。

5. 邪在皮毛，汗而发之

此可统太阳诸发汗方而言。就其大的原则说，如《伤寒论·辨太阳病脉证并治》云："本发汗，而复下之，此为逆也。若先发汗，治不为逆。本先下之，而反汗之，为逆。若先下之，治不为逆。"（90 条）又云："太阳病，外证未解，不可下也，下之为逆。欲解外者，宜桂枝汤。"（44 条）"太阳病，下之后，其气上冲者，可与桂枝汤，方用前法；若不上冲者，不得与之。"（15 条）表证为外邪侵袭，正气抗邪于表，病势向上向外，则治宜顺其病势，汗而发之。若盲目攻下，即属逆治。六经病的表证，病势均向上向外，故皆可使用汗法，因势利导。但在具体治疗时，又要具体问题具体分析，依各经之病理特点而采取相宜的措施。如阳明的津亏、三阴的里虚等，治疗时须顾护到津亏里虚的一面，不可一概而论。

6. 中满者，泻之于内

邪在中而胀满者，要用消导的方法，使之化解于内。如《伤寒论·辨太阳病脉证并治》谓："结胸者，项亦强，如柔痉状，下之则和，宜大陷胸丸。"（131 条）"伤寒六七日，结胸热实，脉沉而紧，心下痛，按之石硬者，大陷胸汤主之。"（135 条）此二条皆为热实结胸证，但前者因水热互结，势偏于上，津液凝聚，失于滋润，故见颈项强急，俯仰不能自如，以及热迫津泄而见汗出或头汗出，其如"柔痉状"，治用大陷胸丸（大黄、葶苈子、芒硝、杏仁）缓泻上焦水热之结，庶水去热散，则项强转柔，故曰"下之则和"。后者因热与水互结于胸膈，形成"结胸热实"，气血阻滞，故有心下痛、按之石硬等症，则用大陷胸汤，以甘遂泻逐胸腹积水，大黄泻热荡实，芒硝软坚破结，共奏泻热逐水破结之功。另如厚朴生姜半夏甘草人参汤的降气消胀，三承气汤的泻下燥实等，皆有"中满者，泻之于内"之义。

7. 其实者，散而泻之

实者，实证也。实证有表里之分，表实宜散，里实宜泻，表里俱实者，表里同治。如《伤寒论·辨太阳病脉证并治》云："太阳中风，脉浮紧，发热，恶寒，身疼痛，不汗出而烦躁者，大青龙汤主之。"（38 条）此系太阳伤寒兼有里热之证。盖风寒外束,邪郁肌表,则发热恶寒,身疼痛,无汗,脉浮紧;里有邪热,外无宣泄出路,则特别烦躁,是表寒里热,表里俱实。治用大青龙汤,以麻黄汤重用麻黄加生姜,辛温发汗,以散表寒;石膏辛寒,以清里热;大枣和中,以资汗源。该方为表里双解剂,服药后以汗出邪解取效,犹如龙升雨降,郁热顿除,故仲景喻以大青龙而命方名。亦因势利导之治也。

总而言之,因势利导的法则于《伤寒论》《金匮要略》中应用颇广。除上所述,书中还有不少例子。如《金匮要略·痉湿暍》所载的瓜蒌桂枝汤、葛根汤和大承气汤,三方均治痉病,但由于病邪所在的部位不同,据因势利导的原则,对于病邪在表的,用葛根汤、瓜蒌桂枝汤以透表达邪,使病从外而解;对于病邪在里的,则用大承气汤攻下通腑,使病从里而除。又如《金匮要略·水气》所述水肿的治则:"诸有水者,腰以下肿,当利小便;腰以上肿,当发汗乃愈。"这说明腰以下肿者,其病在下在里属阴,当用利小便的方法,使潴留于下部的在里之水,从小便排出;腰以上肿者,其病在表在上属阳,当用发汗的方法,使潴留于上部的在表之水,从汗液排泄。又如对呕吐的治疗,《金匮要略·呕吐哕下利》认为:"病人欲吐者,不可下之。"所谓欲吐,表明病邪在上,且意味着正气有祛邪外出之势。据此可用吐法,正合因势利导之义。若用攻下之法,则有悖于疾病的发展趋势,或致正虚邪陷,反而加重病情。

另有学者认为,《伤寒论》之少阳病,病位在半表半里,正邪相搏于其间,病势无明显的趋向或具有双向性时,如从太阳转出的少阳柴胡证,即应采用和解的方法治疗。小柴胡汤扶正与祛邪并举,在扶正的基础上促使邪气外解,从这个意义上言,和解法也属因势利导的范畴。如在阳明病和厥阴病转出少阳时,使用小柴胡汤,即为典型的顺势而治,可供参考。

(原载于《光明中医》2002,17(3):3-5)

《伤寒杂病论》振栗的辨治

振即振战，栗为寒战，振栗是正邪交争的一种临床症状。当正胜邪时，则振栗汗出而解；如正不胜邪，则病情恶化。《素问·至真要大论》有"诸风掉眩，皆属于肝"之记载。掉，振动貌也。《伤寒论》有"振栗""振寒""振振摇""振振欲擗地"等不同描述。后世医书如《证治准绳》将其归入"颤振""振战栗"中论述。《丹溪手镜》云："振，谓森然，若寒耸然，振动皆虚寒也。"又云："战者，身摇，外也；栗者，心战，内也。微则振，甚则战，又甚则栗。其人本虚，邪与正争，邪与外正气争则战，邪与内正气争则栗。"实则临床上振栗与振寒，振振摇与振振欲擗地等，症状表现大体相似，笔者将上述症状合并在一起，以"振栗"概括而讨论之。

1. 太阳表病振栗

太阳为人身之藩篱，总统营卫，抵御外邪的侵袭。若邪气侵袭人体，太阳首当其冲，正气奋起抗邪，则可振栗汗出而解。《伤寒论·辨太阳病脉证并治》曰："太阳病未解，脉阴阳俱停，必先振栗汗出而解。但阳脉微者，先汗出而解；但阴脉微者，下之而解。若欲下之，宜调胃承气汤。"（94 条）所谓太阳不解，脉阴阳俱停，是因为正邪相争，气血瘀阻，经脉不利，一时出现脉伏而不见之象。正气胜能祛邪外出，与邪气抗争，则可以战汗而解。战汗后身静，脉和缓，可不用药治疗而病自愈。但若寸脉微动，是表阳闭郁，则当解表，邪去阳伸，其病可解；若尺脉微动，是里有实邪，则当攻里，邪去里和，其病可愈。若欲泻下，可用调胃承气汤。《医宗金鉴》曰："太阳病未解，当见未解之脉，今不见未解之脉而阴阳脉俱停，三部沉伏不见，既三部沉伏不见，则当见可死之证，而又不见可死之证，是欲作解之兆也。作解之兆，必先振栗汗出而始解者，乃邪正交争作汗故也。"《伤寒论·辨太阳病脉证并治》曰："太阳病二日，反躁，反熨其背，而大汗出，火热入胃,胃中水竭,躁烦,必发谵语,十余日振栗自下利者,此为欲解也。"(110条)太阳病二日,说明邪气在表,不应烦躁而有烦躁,是热盛于里,应用辛凉,忌用火攻发汗。若误用熨背取汗,以致汗出津伤,里热更甚,则躁烦、谵语等症接踵而至。若病迁延至十余日,火邪渐衰,津液得复,则有振栗、自下利而作解的机转。此乃正胜邪却、病将向愈的佳兆。然在临床上,也有战汗不畅,表证仍不解者,可投以小剂量桂枝汤,以调和营卫,疏解肌表,祛邪外出。

2. 少阳邪却振栗

少阳位于半表半里,主枢机运转。病入少阳,既可从少阳入里,又可从少阳出表,有柴胡汤病证而下之,若柴胡证不罢者,复与柴胡汤,当用和解,不可攻下,若误用攻下,则正气损伤,抗邪无力,服药后正气得药力之助,正邪交争,必然振振而寒,蒸蒸而热,及正胜邪却时,遂发热汗出而解。《伤寒论辨证广注·辨少阳病脉证并治》曰:凡柴胡汤病证而下之者,误下之也,若柴胡证不罢以无变证,故其病犹在也,当复与柴胡汤以和解之,得汤必蒸蒸而振。振者,战也。战而后发热,故云蒸蒸,互词以见义也。正气与邪气相争,正气胜则邪气还表,故汗出而解……原因在里之正气胜,借药力而祛邪,欲出之表,故必自汗而解也。小柴胡汤主治邪入少阳,枢机不利之证,其寒热并用,攻补兼施,升降协调,有和解少阳、疏利三焦、条达气机、宣通内外、运转枢机的功效,临床用之,能扶正祛邪,故一药之后,正气胜,阳气生,邪欲去,则外蒸蒸而热,内振振然,复发热汗出而病解矣。

太阳表病欲解与少阳正胜邪却时,均可见振栗。然前者为风寒袭表,正邪抗争所致,其特征如下:脉阴阳隐伏不现,或有发热、恶寒、头痛等表证,因病属外感风寒,气血一时被邪气抑郁,不能外达,故当正气奋起抗邪、祛邪外出时,必先作寒战,振栗有力,不久汗出,继而通身汗出而病解。后者为病在少阳,而误用下法,然柴胡证仍在,或有往来寒热、胸胁苦满等症,治疗之法,仍用小柴胡汤和解,服汤之后,正气得药力资助,奋起抗邪,正胜邪却,则必振振而寒,蒸蒸而热,遂发热汗出而病解。

3. 脾虚水停振摇

脾主运化，主四肢肌肉。脾阳虚弱，水湿停留，误用发汗，阳气更虚，筋脉失养，则可见身体振摇等症。《伤寒论·辨太阳病脉证并治》曰："伤寒，若吐若下后，心下逆满，气上冲胸，起则头眩，脉沉紧，发汗则动经，身为振振摇者，茯苓桂枝白术甘草汤主之。"（67条）伤寒误用攻下，损伤脾胃阳气，致中焦阳虚，脾胃运化失职，水气上逆，而心下逆满，上蒙清阳，故起则头眩。脉沉主里，紧主寒，水寒为病，只宜温化水气。若误用发汗，不仅水饮不去，而且阳气益虚，使经脉失于濡养，故身体振摇不能自持。

本证与少阳正胜邪却证的辨证要点如下：少阳正胜邪却之振栗为邪郁少阳，误用下法，而少阳病证仍在，故治用小柴胡汤和解枢机助正达邪，服汤之后，正气得药力气助，抗邪外出，则见蒸蒸发热，振振而寒，发热汗出，邪从外解，此病解过程，又称"战汗"。本证为脾虚水停，误用发汗，致阳气更伤，经脉失养，其特征如下：脾虚水停证候如心下逆满、气上冲胸、起则头眩、脉沉紧等症在前，而身体振摇之症在饮停复发汗之后，且无发热、寒战、汗出等症。治宜温阳健脾、利水降冲，用苓桂术甘汤（茯苓、桂枝、白术、甘草）；若脾虚水停又兼肾阳虚损，身体振颤不能自持，则可用苓桂术甘汤与真武汤合方为治。

4. 阳虚水泛振颤

肾为先天之本，藏精气而不泄。肾主水，肾阳蒸动肾阴，温煦膀胱使之水液气化代谢正常。若肾阳虚，则不能制水，水气泛滥，肌体失其温煦，则有振振欲擗地。《伤寒论·辨太阳病脉证并治》曰："太阳病发汗，汗出不解，其人仍发热，心下悸，头眩，身𥄮动，振振欲擗地者，真武汤主之。"（82条）太阳表病，本当发汗，然若汗不如法，或误发虚人之汗，必内伤少阴阳气。虚阳外越，故其人仍发热；阳气虚损，水不化津而泛滥，上凌于心，故心下悸；上扰清阳，故头目眩晕；虚阳不能温养筋脉肌肉，反受水寒之邪浸润，则身体筋肉跳动，振颤不稳而欲仆地。《注解伤寒论》曰："振振欲擗地者，汗出亡阳也……与真武汤主之，温经复阳。"《伤寒来苏集》曰：肾液入心而为汗，汗出不能遍身，故不解。所以然者，太阳阳微,不能卫外而为固,少阴阴虚,不能藏精而起亟也。仍发热而心下悸,坎阳外亡而肾水凌心耳。头眩、身𥆧动,因心下悸所致,振振欲擗地,形容身𥆧动之状。凡水从火发,肾火上炎,水邪因得上侵,若肾火归原,水气自然下降,外热因之亦解……此则少阴邪水泛溢,故用附子。仲景此方,为少阴治水而设。

本证与脾虚水停振摇同属寒水为患,但后者为脾虚水停,水气上冲,辨证要点如下:心下逆满、气上冲胸、起则头眩、脉沉紧,若误用发汗,则阳气伤甚,经脉失养。前者为肾阳虚损,水邪泛溢,辨证要点如下:心下悸、头眩、身𥆧动、振振欲擗地,病情较重,故治宜温阳利水,用真武汤(附子、茯苓、芍药、生姜、白术)。同中有异,是所当辨。

5. 阴阳俱虚振栗

阴为人体的物质基础,阳为功能活动,阴阳互根,阴平阳秘,精神乃治。若误用汗法则伤其阳,误用泻法则伤其阴,阴阳俱伤,不能濡养机体,则出现振栗。《伤寒论·辨太阳病脉证并治》曰:"下之后,复发汗,必振寒,脉微细,所以然者,以内外俱虚故也。"(60 条)因误用下法虚其里,复用发汗又虚其表,阳随汗泄,阴随下脱,阴阳俱虚,机体失其煦养,脉道失于充盈故见振栗、脉微细等。《伤寒贯珠集》曰:"振寒,振栗而寒也。脉微为阳气虚,细为阴气少,既下复汗,身振寒而脉微细者,阴阳并伤,而内外俱虚也,是必以甘温之剂,和之养之为当。"

本证与阳虚水泛振振欲擗地不同,后者为肾阳虚衰,水气泛溢,特征如下:发热、心下悸、头眩、身𥆧动、振颤不稳而欲倒于地,故治用真武汤温阳利水。前者则为阴阳两伤,内外俱虚,特征如下:畏寒战栗、脉微细,治宜回阳益阴。仲景未言方治,张璐说:"误汗亡阳,误下亡阴,故内外俱虚,虽不出方,其用附子回阳,人参益阴,已有成法,不必赘也。"可以参考。

此外,仲景还论及亡血家若误用发汗而见寒栗振颤者。如《伤寒论·辨太阳病脉证并治》87 条曰:"亡血家,不可发汗,发汗则寒栗而振。"经常失血之人,不但阴血极亏,气亦无所附而虚衰。发汗既伤阳气,又耗阴液,故当禁用。若误用发汗,必致气血更虚,阳气失于温煦则寒战,阴血不能濡润,经脉失养则振摇而发生动风之变。治疗之法,宜从益气养血着手,不可滥用辛烈刚燥之剂,慎之。

(原载于《湖北中医杂志》2005,27(8):23-24)

救逆法在《伤寒论》中的运用

救逆法,是指在疾病发生、发展过程中,因失治误治,根据病情的病理变化,而重新厘定的一种治疗方法。《伤寒论》有关救逆法的条文约占五分之二强。因此,讨论救逆法在《伤寒论》中的运用,对于我们今天的临床工作与理论研究,是有所裨益的。

1. 逆治之因,责在辨证失误

讨论救逆法,必须弄清楚什么是逆治。这里所说的逆治,就是误治(不是与从治相对而言的逆治)。逆治多为临床表现复杂、疾病被假象所掩盖、医者未详察其情、辨证不细、治不中窾、汗下失序所致。如"本发汗,而复下之,此为逆也,若先发汗,治不为逆。本先下之,而反汗之,为逆,若先下之,治不为逆"(90 条)。疾病有表里缓急之分,治有汗下先后之不同。如果辨证失误,表里先后误施,病必不愈,有的还会出现变证。如"太阳病,当恶寒发热,今自汗出,反不恶寒发热,关上脉细数者,以医吐之过也……腹中饥,口不能食……不喜糜粥,欲食冷食,朝食暮吐……此为小逆"(120 条)。太阳病治当汗解,而误用吐法,导致脾胃受伤,运化失健,胃津亏损。因脾胃一时受伤,而表证却因之而解,故为"小逆"。有太阳病误吐致变内热生烦的,如"太阳病吐之,但太阳病当恶寒,今反不恶寒,不欲近衣,此为吐之内烦也"(121 条)是误吐后胃津受损,气液耗伤,致内热虚烦而生之证。还有因误治而危及生命的,如"太阳病,发热而渴,不恶寒者,为温病……若被下者,小便不利,直视失溲,若被火者,微发黄色,剧则如惊痫,时瘈疭;若火熏之,一逆尚引日,再逆促命期"(6 条)是温病的证候,不同于太阳中风与伤寒。发病原因为外感温邪或邪热内蕴,其病理机转及临床表现随温邪所伤部位及机体状况而异。治疗忌用辛温发汗。医者若失于辨证,误作太阳中风伤寒治,而施用汗、下、火等法,就会出现鼻息必鼾,语言难出,小便不利,直视失溲,微发黄色，剧则如惊痫，时瘛疭等危重证候。一次误治，尚可苟延时日，若再次误治，患者就会有生命危险，即所谓"促命期"了。可见为人医者，须知识广博，穷极医理，知常达变，于细微处见真功夫，辨证二字最为重要。

2. 治分先后，贵在辨证论治

救逆法，是较一般治疗更为复杂的方法，因所救之逆，都是失治、误治等原因而造成的疾病。但就表里先后缓急言，大抵有先表后里、先里后表、表里同治数端，而辨证施治是救逆法的主要宗旨。

2.1 先表后里

治疗疾病的一般常法。若表里同病，表证为急，当先表后里，先汗后下。如"太阳病，外证未解，不可下也，下之为逆；欲解外者，宜桂枝汤"（44条）。病在表，汗之而解，邪结于里，下之可愈，是不能违反的基本原则。太阳病外证未除，法当解外，宜桂枝汤。若兼里证，亦应循先表后里之法，切不可下。表病误下，可形成结胸、痞满、喘促等病，故提出"下之为逆"，以示垂诫。"伤寒大下后，复发汗，心下痞，恶寒者，表未解也，不可攻痞，当先解表，表解乃可攻痞。解表宜桂枝汤；攻痞宜大黄黄连泻心汤。"（164条）伤寒表证，应以汗解，今汗下失序，损伤胃气，邪热内陷，结于心下，气机痞塞，而出现痞证。痞证已成，而恶寒等表证未解，如此表里同病，治应先解表，表证解除后，再治其痞。解表用桂枝汤，治痞用大黄黄连泻心汤。又"伤寒十三日不解，胸胁满而呕，日晡所发潮热，已而微利……知医以丸药下之，此非其治也。潮热者，实也。先宜服小柴胡汤以解外，后以柴胡加芒硝汤主之"（104条），说明伤寒十三日不解，有向里传变之势，胸胁满而呕，日晡所发潮热，是少阳兼阳明里实之证。既见里实，大便应见秘结，今反下利，是误用丸药下之故。丸药不能荡涤肠胃实邪，药力反留中不去，致微利不止。虽有微利，而病未解，柴胡证依然存在。潮热为里实，但因少阳之邪未解，故先用小柴胡汤以解少阳，再用柴胡加芒硝汤兼治里实。此为少阳兼里实的先表后里治法。

2.2　先里后表

治疗中的变法。若表里同病，里证为急，当先治里。如"伤寒，医下之，续得下利，清谷不止，身疼痛者，急当救里；后身疼痛，清便自调者，急当救表。救里宜四逆汤，救表宜桂枝汤"（91条）。伤寒，应先以汗解，兼有里实者，表解后再议攻里，此为常法，不应有误。倘若伤寒误下，伤及脾肾阳气，病变由太阳之表内传少阴之里，见阳气虚衰，阴寒内盛，下利清谷不止。此时虽有身疼痛等表证，而里证虚寒已属严重，应先以四逆汤回阳救逆，温里去寒。阳回利止清便自调，然身痛未休，则急当解表，以桂枝汤调和营阴，则身痛可愈。"下利清谷，不可攻其表，汗出必胀满。"因下利清谷是脾肾阳虚、阴寒内盛之证，此时如有表证，也应急救其里，可用理中四逆辈，不可发汗。若误汗，则阳气外泄，阴寒更甚，阳衰气滞，必见腹部胀满。

2.3　表里同治

表里俱病，单纯解表则里证不去，单纯治里则表邪不解，而须表证、里证同时治疗。但因疾病有轻重缓急之不同，表里同治也有偏重治表或偏重治里之异。如"太阳病，桂枝证，医反下之，利遂不止，脉促者，表未解也，喘而汗出者，葛根黄芩黄连汤主之"（34条）。太阳病桂枝证误用下法，损伤胃肠，大肠传导失司，利遂不止。又见脉促，为表邪未解，法当解表，表解则利自止。若见喘而汗出，是邪热壅盛、上迫于肺、外蒸于体表所致。治疗之法，应以葛根黄芩黄连汤表里双解。方中葛根轻滑升发，于升津液中又有透邪作用，黄芩、黄连苦寒清热，厚肠胃、坚阴而止利，炙甘草和中安正。本方偏重于治里，苦寒清热、坚阴止利是其主要作用。"太阳病，外证未除，而数下之，遂协热而利，利下不止，心下痞硬，表里不解者，桂枝人参汤主之。"（163条）太阳病，屡用攻下之法，表证未解，而里寒亦增，遂里寒协表热而下利。下后脾阳受损，清阳下陷，浊阴上逆，气机阻滞，故心下痞硬。本病有太阳表证存在，但以太阴里虚寒证为主，故用桂枝人参汤，以桂枝通经而解表热，理中温中散寒止利，而转升降之机也。该治法亦偏重于里。也有表里同病，治法偏重于表的，如外感风寒内有郁热之大青龙汤证（38条）即是。

2.4　误治法

疾病经过误治以后,证情不变,而仍宗原方治疗的一种方法。如"伤寒五六日,呕而发热者,柴胡汤证具,而以他药下之,柴胡证仍在者,复与柴胡汤"(149条)。伤寒五六日,见呕而发热的柴胡汤证,则应用柴胡汤治疗。如误以他药下之,或因患者正气较强,下后柴胡汤证仍在,病势未变,可再用柴胡汤治疗。又如"凡柴胡汤病证而下之,若柴胡证不罢者,复与柴胡汤,必蒸蒸而振,却复发热汗出而解"(101条)。病在少阳,当以小柴胡汤和解,而反用下法,若患者正气较旺,误下后少阳证仍在,仍可与小柴胡汤治疗。唯因误下后正气受损,抗邪乏力,但正气得药力之助,奋起抗邪,正邪交争,必蒸蒸发热,振振而寒,及至正胜邪却时,遂发热汗出而解。可见运用此法时,注意患者正气强弱与否是其关键所在。

2.5　随证施治

根据疾病误治后的病因病理变化,对证候进行分析归纳,判断其病变部位、性质,邪正盛衰等状况,而后立法处方的治疗方法。如"太阳病三日,已发汗,若吐,若下,若温针,仍不解者,此为坏病,桂枝不中与之也。观其脉证,知犯何逆,随证治之"(16条)。太阳病经过数日,已用发汗、吐、下、温针等法治疗,而病仍不解,此为坏病。坏病证候错综复杂,难以用六经证候称其名,治疗原则需以脉证变化而定,不可拘泥于成法。当观其脉证,并须知其所犯的何种误治,而随证施治。仲景这一可贵的辨证论治思想,虽见于坏病条中,实则对所有疾病的治疗,都具有指导意义。如"发汗后,不可更行桂枝汤,汗出而喘,无大热者,可与麻黄杏仁甘草石膏汤"(63条)。太阳病发汗太过,或汗不如法,或误用下法,致使邪热内传,热壅于肺,迫津外泄而汗出,气逆不降而见喘。疾病证候因汗下而发生了质的变化,故不可再用桂枝汤,而应以麻黄杏仁甘草石膏汤清宣肺热,则喘汗可止。发汗过多,致心阳虚心悸之桂枝甘草汤证(64条);火逆下之,致心阳虚烦躁之桂枝甘草龙骨牡蛎汤证(118条);伤寒脉浮,医以火迫劫之,致心阳虚惊狂之桂枝去芍药加蜀漆牡蛎龙骨救逆汤证(112条);以及发汗吐下后,虚烦不得眠,胸中烦热之栀子豉汤证(76条)等,皆可为"随证治之"之范例。

3. 防患未然，务安未受邪之地

对于坏病，仲景提出了不少好的救逆措施，也从某个侧面提供了很多预防坏病发生的经验。在伤寒六经中，许多疾病的传变及坏病形成与否，与误治有一定关系。如"病发于阳，而反下之，热入因作结胸；病发于阴，而反下之，因作痞也"（131条），"太阳病，若发汗，若下，若利小便，此亡津液，胃中干燥，因转属阳明"（181条）等，皆由太阳病初治不善，病情发生传变所致。鉴于此，就应在疾病的太阳病初起阶段，慎用或禁用吐、下、利小便的方法，即使发汗也不可太过，以免过汗伤津，使胃中干燥而转属阳明。再如"太阳中风，脉浮紧，发热恶寒，身疼痛，不汗出而烦躁者，大青龙汤主之。若脉微弱，汗出恶风者，不可服之；服之则厥逆，筋惕肉𥆧，此为逆也"（38条）。这说明大青龙汤主要用于外感风寒、内有郁热之表里俱实证。发热恶寒、身疼痛、不汗出而烦躁、脉浮紧是其辨证要点，见斯证用斯药，不必徘徊瞻顾。但当脉微弱、汗出恶风时，则不可用大青龙汤。因脉微弱是里阳虚，汗出恶风是卫阳虚。如果误服，势必出现大汗亡阳、手足厥冷、筋肉跳动等坏病症状。由此，我们得知，临床上必须把握病机，充分认识到疾病的发展规律，以及其六经所属脏腑经络互相影响、互相制约的关系，既要知其常，也要知其变。病发之后，务先治其未病之脏腑，本经之病争取在本经早期治愈，这样，就能在一定程度上防止坏病形成或疾病向他经传变。

（原载于《河南中医》1984（5）：6-8）

试探法在《伤寒论》中的运用

　　试探法是在某些病证原因一时不明、病情复杂、病势急重的情况下，使用的一种治疗诊断方法。现代医学中某些疾病，如肠伤寒、疟疾等，在实验室检查、血液病原学诊断依据一时不足时，也往往采用这种治疗方法。《伤寒论》早在一千八百多年前就提出了试探法，这对人类医学不能不说是一个重大贡献。因此，回顾和讨论《伤寒论》中论述试探法的条文，是有其积极意义的。

　　《伤寒论》75 条："未持脉时，病人手叉自冒心，师因教试令咳，而不咳者，此必两耳聋无闻也，所以然者，以重发汗，虚故如此。"未持脉，见患者两手交叉于心胸，从望诊上考虑患者为心阳虚损之证，然仅据此诊断心阳虚，理由尚不充分，故令患者咳嗽，若患者耳聋无所闻，则由此诊为汗后阳虚。此乃因少阴之络交会于耳，"南方赤色，入通于心，开窍于耳，藏精于心"（《素问·金匮真言论》），重发汗后，心阳虚损必耳聋。这就是诱导性的试探问诊方法，对于初习医者，尤其值得认真学习。

　　疾病的发生、发展错综复杂，变化多端，一旦在临床诊断和治疗过程中遇到困难，即可用试探法。《伤寒论》243 条："食谷欲呕，属阳明也，吴茱萸汤主之；得汤反剧者，属上焦也。"食谷欲呕的病证有在胸、胃之分，寒、热之别，临床症状相似，但病因病理、病变部位却不同。若属胃气虚寒、浊阴上逆之呕逆，吴茱萸汤自能获得显效；若属上焦有热、胃失和降之呕逆，试投吴茱萸汤后而"反剧"，乃以热疗热，胃肠拒而不受故也。

　　试探法的运用，就整部《伤寒论》而言，主要集中在阳明病篇。盖阳明为多气多血之脏腑，脾胃同居中州。胃主受纳腐熟水谷；脾主运化精微物质。胃主燥，以降为顺；脾主湿，以升为健。胃在脾的作用下，游溢精气以灌溉四旁，营养四肢百骸、经络脏腑。病入阳明，多从燥化。若燥化太过，胃热亢盛，则表里寒热之邪皆聚于胃，故论中谓"阳明居中，主土也，万物所归，无所复传"（184 条）。

若燥热之邪与肠中糟粕搏结而成燥屎,影响腑气通降,则可出现潮热、谵语、腹满硬痛或绕脐痛、大便秘结、手足濈然汗出、脉沉实有力、舌苔黄燥或焦裂起刺等阳明腑实重证,治疗须用通里攻下之法,大、小承气汤是其代表主方。故于阳明病中,讨论试探法的运用方法,主要体现在讨论大、小承气汤的运用方法上。

《伤寒论》209 条:"阳明病,潮热,大便微硬者,可与大承气汤,不硬者,不可与之。若不大便六七日,恐有燥屎,欲知之法,少与小承气汤,汤入腹中,转矢气者,此有燥屎也,乃可攻之;若不转矢气者,此但初头硬,后必溏,不可攻之,攻之必胀满不能食也。欲饮水者,与水则哕。其后发热者,必大便复硬而少也,以小承气汤和之。不转矢气者,慎不可攻也。"胃肠燥屎已成,腑气不通,可与大承气汤荡涤燥结。若大便不硬,虽有潮热,亦不可用大承气汤妄行攻下。若六七日不大便,潮热、腹满痛等症不明显,欲知肠中是否有燥屎,可用小承气汤试探之。服小承气汤后,转矢气者,表明肠中燥屎阻结,乃可攻下;服后不转矢气者,是燥屎未成,且大便先硬后溏,则不可攻,妄攻必脾胃受损,腹胀满不能食。其有因误下而欲饮水者,是胃气受损,故水入则哕。亦有下后伤津而热邪不去,因而大便复硬者,但大便虽硬而少,此时可用小承气汤和之。

大承气汤适用于阳明燥热结实之证,潮热、腹满痛、大便硬结是其特点。若潮热、腹满痛或大便硬结等症不明显,病情处于疑似之间,为审慎起见,可以小承气汤试探为法,以防变证,损伤脾胃。此是用大承气汤而以小承气汤为之试探之法也。

试探法不仅用于对疾病的诊断治疗,对判定疾病的预后转归亦有一定作用。如《伤寒论》332 条:"伤寒始发热六日,厥反九日而利,凡厥利者,当不能食。今反能食者,恐为除中。食以索饼,不发热者,知胃气尚在,必愈,恐暴热来出而复去也。后三日脉之,其热续在者,期之旦日夜半愈……后三日脉之,而脉数,其热不罢者,此为热气有余,必发痈脓也。"厥阴病,先发热六日,后厥九日,厥多于热,此属虚寒之厥利,当不能食,而反食,恐为胃气垂绝的除中证。此时食以索饼之法以试探之,其结果有四:一是食后不发热(微热),知胃气尚在,病有好转之机;二是食后陡然发热,发热后突然衰竭而不发热,则是胃气衰败之象,证名除中,病情凶险;三是食索饼后,后三日诊察之,若发热仍在,表明阳气恢复,因厥热时间相等,阴阳趋于和平,故断为次日夜半愈;四是食索饼三日后,热仍不退,且脉数,知阳气有余,热邪偏盛,气血壅滞,复为热邪熏灼,可发痈脓。

试探法,在浩瀚的中医古籍中,首载于《伤寒论》,其不仅可用于疾病的诊断、治疗,还可用于判定预后、转归,故应予以深入探讨。

(原载于《吉林中医药》1985(6):5-6)

张仲景"阴阳自和"思想探析

阴阳学说是中医学的哲学基础,故中医学在阐述医理、论病穷源、立法处方,以及养生防病等方面,皆离不开阴阳学说的相关理论。仲景继承内经理论,发前贤之未发,提出"阴阳自和"这一概念,实为中医辨证施治之准则。仲景"阴阳自和"的思想内涵是很丰富的,试探析如次。

1. 阴阳自和是治病求本思想的继承和发展

《素问·阴阳应象大论》云:"阴阳者,天地之道也,万物之纲纪,变化之父母,生杀之本始,神明之府也。治病必求于本。"天地万物,生杀变化,皆本乎阴阳,那么病之本亦在阴阳,或本于阴,或本于阳,必求其故而施治也。阴阳消长平衡是人体之常,阴阳消长失调则是人体之变,阴阳偏盛或偏衰,皆可致疾,"一阴一阳之谓道,偏阴偏阳之谓疾",此之谓也。《黄帝内经》即已论述治病求本,当和阴阳,"两者不和,若春无秋,若冬无夏"(《素问·生气通天论》),但尚未论及阴阳自和。

仲景认为,因病之本在于阴阳不和,而病之愈必因于阴阳自和。阴阳自和强调了人体本来具有的自愈能力。无论外感内伤,寒热虚实,兼夹错杂,是否经过汗、吐、下等治法,若能"阴阳自和",则疾病必将痊愈。这是从疾病形成的本质处着眼进行论述的,因而具有普适性。仲景的阴阳自和思想,示医者当谨察阴阳不和之故,因势利导,或期其自和,或促其自和而愈。"夫诸病在脏,欲攻之,当随其所得而攻之,如渴者,与猪苓汤。余皆仿此。"(《金匮要略》)审其阴阳不和之由,是水热互结下焦伤阴,故与猪苓汤育阴利水,水去而热除,渴亦随之而解。水邪既去,阴亦获济,得与阳相配,则阴阳自和而愈。

2. 邪势衰退是阴阳自和的前提

张从正认为:"病由邪生,攻邪已病。"疾病本非人体所有,邪气是发病的重要条件。邪气有大小,人体正气有强弱,感邪有轻重。正气不足,感邪较重,则当即发病;正气相对较强,感邪轻微,则可以伏而不发,必待正气稍有亏损,给病邪以可乘之机,随即发病。邪气一日不去,正气一日受抑。

太阳为三阳之表,风寒外束,卫阳被遏,营阴郁滞,则营卫不和,发热、恶寒,头身为之疼痛。麻黄、桂枝因证而施,汗出邪去则愈,若当汗不汗,外邪郁而化热,就会"不汗出而烦躁",变成大青龙汤证。邪入阳明,胃肠热盛,与宿食糟粕相结,形成阳明腑实证。当下不下,腑实不去,津液耗竭,甚至谵语神昏。邪气不去,或邪势未衰,人体阴阳虽有自和能力,但邪方鸱张,与正剧争,或阴受损,或阳郁遏,自和之势受阻,是难以自和而愈的。必待邪势衰减,不足以为害,虽害亦轻,正气可以制服邪气,维持五脏元真通畅,则阴阳方有自和之机,从阴引阳,从阳引阴,阳生阴长,正气日复,渐至痊愈。《伤寒论》58条云:"凡病,若发汗、若吐、若下、若亡血、亡津液,阴阳自和者,必自愈。"汗、吐、下,皆为攻邪而设,风寒湿得汗而解,痰涎宿食得吐而消,腑实水饮瘀血得下而除,精血津液虽有所不足,但体内既无邪气,阴阳自和可期而致也。因脾胃为气血生化之源,邪气已去,胃气虽伤未败,病家尚能安谷,经饮食调摄,中央土便能"灌溉四旁",精化为气,气化生血和津液,营卫气血俱得充盈,病体可愈。

3. 阴阳自和是疾病痊愈的关键

人体有阴阳自和愈病的能力。《伤寒论·辨脉法》云:"日中得病,夜半愈者,以阳得阴则解也;夜半得病,明日日中愈者,以阴得阳则解也。"虽不能据此机械地求其病愈时间,但阴阳相得而自和之理的确是毋庸置疑的。今人祝世讷亦指出,"阴阳自和"是人身固有的、内在的、本质的特性,是人身阴阳运化的一条根本规律。阴阳自和是机体自我调整的动态过程,有时单靠人体正气是不够的,这就要辨证论治,借药力以调整阴阳。调整阴阳是中医学的一项重要治则,通过调整阴阳的偏盛偏衰,损有余,补不足,便能恢复阴阳协调状态而臻"阴平阳秘"。正因为桂枝汤"乃滋阴和阳,调和营卫,解肌发汗之总方",故外感病用之多,内伤杂病用之尤多。如"太阳病,外证未解,脉浮弱者……宜桂枝汤"(42

条);"太阴病,脉浮者,可发汗,宜桂枝汤"(276条);霍乱病"吐利止而身痛不休者,当消息和解其外,宜桂枝汤小和之"(387条);杂病如"病常自汗出者"(53条);"病人脏无他病,时发热自汗出而不愈者"(54条)等,用之皆有卓效。桂枝汤加减如小建中汤、桂枝加龙骨牡蛎汤,调和脾胃、肾中阴阳等,都是通过调和阴阳,促使机体阴阳自和,达到治愈疾病目的的。

"阴阳自和,是中医辨证施治之重要法门:如阳盛阴虚者,宜抑制亢阳,以填补真阴;阴盛阳虚者,宜祛除阴寒,以温养阳气。"中医治病即是审其不和之故而施治,或"壮水之主,以制阳光"或"益火之源,以消阴翳",以促其自和。中医治法在《黄帝内经》中就有论述,《伤寒论》中虽未提及"八法"之名,但在发汗、催吐、攻下、和解、温热、清凉、滋补、消导等治疗方法中,寓意了汗、吐、下、和、温、清、补、消(利)八法,实为"八法"之称谓。八法或扶正,或祛邪,或和解,总是为机体阴阳自和的实现"铺平道路",使阴阳恢复平衡协调。疾病痊愈的关键在于阴阳自和。患者阴阳自和,疾病向愈,必有外在表现,善为医者亦当敏于捕捉机体内部释放的信号,及时恰当处理。《伤寒论·辨脉法》云:"寸口、关上、尺中三处,大小、浮沉、迟数同等,虽有寒热不解者,此脉阴阳为和平,虽剧当愈。"诊得六脉阴阳和平,虽寒热未尽除,亦将向愈,这与"风家,表解而不了了者,十二日愈"(10条)同类。"太阴中风,四肢烦疼,阳微阴涩而长者,为欲愈。"(274条)"阳微"主邪气却,"阴涩而长"是正气复,邪去正复,必将阴阳自和而愈。"大下之后,复发汗,小便不利者,亡津液故也。勿治之,得小便利,必自愈。"(59条)膀胱津液不足,虽气化尚正常,而小便亦不利,此时不可与渗利之品,反伤阴液。诸如此类,邪势已衰或已去,虽正气亦衰,静以俟之可矣,不必施药干预,阴阳自和而愈可期而至。而患者的症状、体征又是阴阳不和的体现,是辨证的依据,抓其主证,处以对证方药,自然效如桴鼓。如"发汗吐下后,虚烦不得眠,若剧者,必反复颠倒,心中懊憹"(76条),便可与栀子豉汤清宣胸膈郁热。

4. 保持阴阳自和是瘥后防复要务

病愈以后,每多食复、劳复。大病新瘥,邪势初退,正气未复,脾胃气尚弱,阴阳气血俱未平复,此时若起居不慎,食饮不节,或妄作劳,即使复感微邪,旧疾亦可复发。因为新瘥之人,阴阳尚处于自和过程,未得匀平,久坐久立,多语多视,皆耗阳气,"阳气者,烦劳则张",虚阳浮越于外,故易有发热。患者瘥后,家属烹制美食与患者调补,自无可厚非,但患者每因伤食而病复作。如"病人脉已解,而日暮微烦,以病新瘥,人强与谷,脾胃气尚弱,不能消谷,故令微烦,损谷则愈"(398 条)。病势初退,虽虚弱亦不宜大行温补,反伤阴,妨碍阴阳自和之势,甚至变证丛生,唯以药膳或粥养,薄滋味、淡饮食为宜。可见,大病新瘥,若能调摄适宜,避风邪,给机体以安定的阴阳自和环境,方能保持阴阳自和之势而较快康复。综上所述,仲景的阴阳自和理论是对《黄帝内经》"治病求本"思想的继承和发展,是对阴阳学说的重要补充,具有极高的学术价值。深刻领会阴阳自和思想的实质,对指导辨证论治、养生防病,皆有重要意义。

(原载于《湖北中医杂志》2016,38(1):54-56)

少阳病半表半里证辨识

《伤寒论》少阳病之小柴胡汤证,人称半表半里证。持此论者,自宋迄今,代不乏人。读仲景书,悟仲景义,用仲景方,愚谓"半表半里"之释,不能泥定于小柴胡汤,否则有违仲景原旨,亦与临床不大合拍。心感于斯,试为辨析,疏漏之处,尚祈教正。

1. 寻源

半表半里一词,有谓发明于成无己,实则不然。究其本源,当肇始于《伤寒论》本身。如 148 条(宋本条文,下同)云:"伤寒五六日,头汗出,微恶寒,手足冷,心下满,口不欲食,大便硬,脉细者,此为阳微结,必有表,复有里也。脉沉,亦在里也。汗出为阳微,假令纯阴结,不得复有外证,悉入在里,此为半在里半在外也。脉虽沉紧,不得为少阴病……可与小柴胡汤,设不了了者,得屎而解。"所谓"必有表,复有里""半在里半在外"即为"半表半里"的最早出处。唐末以降,注家蜂起,而金代聊摄成无己首发其端,其注少阳病小柴胡汤证,率先提出"病有在表者,有在里者,有在表里之间者,此邪气在半表半里之间,谓之半表半里证"(《注解伤寒论》)。后来治伤寒者,注伤寒大论,虽或见仁见智,但于"半表半里",囿于成见,无出其外。如方有执谓:"五六日,大约言也。往来寒热者,邪入躯壳之里,脏腑之外,两夹界之隙地,所谓半表半里,少阳所主之部位,故入而并于阴则寒,出而并于阳则热,出入无常,故寒热间作也。"(《伤寒论条辨·辨太阳病脉证并治》)柯韵伯谓:"盖少阳为枢,不全主表,不全在里,故六经皆在半里之间。仲景本意重半里,而柴胡所主又在半表,故少阳证必见半表,正宜柴胡加减。如悉入里,则柴胡非其任矣,故小柴胡汤称和解表里之方。"(《伤寒来苏集》)吴谦谓:"少阳之邪,进可传太阴之里,退可还太阳之表,中处于半表半里之间,其邪外并于表,半表不解则作寒,内并于里,半里不和则作热,或表或里无常,故往来寒热不定也。"(《医宗金鉴·订正仲景全书伤寒论注》)时至现代,诸多《伤寒论》相关教材及研究专著,沿袭旧说,释小柴胡汤证,仍多以"半表半里证"为解,约定俗成,似属定论。

2. 正名

探其由来,寻其旨趣,思考半表半里,古注大致有两层含义。一则本《黄帝内经》理论,持"太阳为开,阳明为阖,少阳为枢"(《素问》)。说明太阳主表,阳明主里,少阳居表里之间。所谓"少阳为枢",意即"阳气在表里之间,可出可入,如枢机也"(张景岳语)。二则循伤寒大论,以半表半里阐明疾病半在表半在里之证候。如前所述阳微结证,症见头汗出,微恶寒(不言发热是省文)是外在表邪;手足冷,心下满,口不欲食,大便硬,为热结于内,不得外达;脉细(应为沉紧而细)乃血行不畅所致。总属阳邪微结,枢机不利,气血受阻,病邪半在里半在外,故用小柴胡汤和解表里,调畅气机。然阳微结证,非小柴胡汤本证,只是说明病有半表半里者,可与小柴胡汤以除半表半里之邪,此体现了祖国医学异病同治的原则。若不分轩轾,据此硬冠以小柴胡汤证为半表半里证,则有失偏颇。因小柴胡汤证虽属少阳病证,而非少阳唯一见证,若从少阳部位而言,其位置又在太阳、阳明之间,不表不里,并非半在表半在里。另外,小柴胡汤证病在少阳,若以表里而言,无外证,若有外证,当在柴胡桂枝汤之列,或有小柴胡去人参加桂枝之列,单纯小柴胡汤证,则无外证可言。所以,近代名医恽铁樵先生对前人注解小柴胡汤证"寒热往来"为"邪在半表半里"极不满意。其云:邪在半表半里,则寒热往来。则吾以为此答案为不满意。寒热往来有多种:有先寒后热有定时者;有一日二三度发,如疟状无定时者;有但寒不热者;有初病即见寒热,其势虽剧,不服药而自愈者;有从太阳伤寒、中风传变者;有热发甚剧,退则甚清楚者;有仅仅作弛张之势,发既不剧,退亦不清者;有初起壮热,昼夜不退,至末传忽见寒热往来者。若一律以邪半在表半在里为释,能试言其不同之故乎!籍曰:尽是半在表半在里,当胥可以小柴胡为治矣;不能以此方为治,即不能胥以此语为释(《药盦医学丛书·伤寒论辑义按》)。对小柴胡汤证释为半表半里证提出了质疑。

3. 定位

探讨《伤寒论》,愚谓半表半里当对少阳经脉部位而说。而小柴胡汤证之病位,病关少阳脏腑。仲景谓:"结于胁下。"(97 条)胁下者何?肝胆之位也。然肝胆相连,脾胃相关,木土之间,相互制约。若邪入人体,正邪相争,木邪克土,少阳之病,则脾胃多受侵犯,临床可见往来寒热,纳食减退,胁腹疼痛,恶心呕逆等一系列小柴胡汤证症候群。

少阳部位除胆腑外,还包括三焦。三焦者何?《灵枢·本输》云:"三焦者,中渎之腑也,水道出焉,属膀胱,是孤之腑也。"所谓"三焦者曰中渎之腑,是孤之腑,分明确有一腑。盖即脏腑之外,躯体之内,包罗诸脏,一腔之大腑也。故有中渎是孤之名,而亦有大腑之形,《难经》谓其有名无形,诚一失也"(张介宾《类经·藏象类》)。这说明三焦为人体躯干内的体腔,包括胸、腹、盆腔及其浆膜(胸膜、腹膜)包裹连接的脏腑。其生理功能如下:总而言之,三焦是元气运行的通路,职司人体的气化;分而言之,则"上焦如雾,中焦如沤,下焦如渎"(《灵枢·营卫生会》)。此与仲景讨论少阳三焦之生理、病理观大体一致。如小柴胡汤制方,立意即在使"上焦得通,津液得下,胃气因和,身濈然汗出而解"(230 条)。其理论渊源,自与《黄帝内经》一脉相承。《〈伤寒论〉东考》谓:半表半里证,只是观念上的抽象病位,在器官组织上未予确定。日本学者山本岩在其《东医杂录》中说到,少阳病的病位应定在肝、胆、十二指肠,不仅是因为肝胆系炎症出现往来寒热这一特定热型,而且胸胁苦满,默默不欲饮食,心烦喜呕,这些小柴胡汤的主症,也是肝、胆、十二指肠病变的常见症状。

由此可见,小柴胡汤证之病变位置,当以少阳胆腑、三焦为主,与肝脏、脾胃等亦有关系,而非纯粹"躯壳之里,脏腑之外,两夹界之隙地,所谓半表半里"。若强以半表半里定位是于情理不合,亦使人难以信服。

4. 定性

小柴胡汤主症有"往来寒热,胸胁苦满,默默不欲饮食,心烦喜呕"(96 条),

或加上"口苦，咽干，目眩"（263 条）；副症有"或胸中烦而不呕，或渴，或腹中痛，或胁下痞硬，或心下悸，小便不利，或不渴，身有微热，或咳"。其基本病理，以往注家一般认为是病在半表半里，正邪相争。分析仲景原文，实则与气血不足、邪入少阳、正邪相争、胆火内郁、胆热犯胃等因素有关。如"血弱气尽，腠理开，邪气因入，与正气相搏，结于胁下，正邪分争，往来寒热，休作有时，默默不欲饮食，脏腑相连，其痛必下，邪高痛下，故使呕也，小柴胡汤主之"（97 条）。盖气血虚弱，邪入少阳，正邪相争，则往来寒热；邪犯少阳，经气不利，则胸胁苦满；胆火内郁，土受木克，则表情沉默，不欲饮食；胆热犯胃，胃气失和，故使呕逆。治法在于疏畅气机，调和脏腑，清泄郁热，扶正克邪，用小柴胡汤。至于少阳或然证，既可见，亦可不见，当观其脉证，随证治之。

5. 临证

药理研究证实，小柴胡汤具有解热、消炎、镇静、止呕等作用。日本有学者谓：小柴胡汤中的主要药效成分柴胡皂苷的抗炎作用与泼尼松龙相同，有抗肉芽组织形成和抗渗出的作用。在柴胡复方中，柴胡含量极少，但柴胡桂枝汤的抗渗出作用较单味柴胡强；在抗肉芽组织形成作用上，小柴胡汤、柴胡桂枝汤与柴胡提取剂有同等效果，而柴胡桂枝干姜汤的效果更好；柴胡与化瘀剂合用，其抗渗出作用和抗肉芽组织形成作用均超过两者药效的总和。另有报道，柴胡具有相当强的催眠作用；小剂量有相当强的利尿作用，大剂量（中毒量）则无利尿作用；小剂量时可增进食欲，大剂量时有的患者食欲减退（体质健康者则增进）。

临床报道，小柴胡汤可用于流感、淋巴结炎、扁桃体炎、流行性腮腺炎、急慢性肾盂肾炎、肾病综合征、尿毒症、肺炎、胆汁反流性胃炎、消化性溃疡、胸肋神经痛、伤口感染、跌打损伤、产后发热、内耳眩晕症、鼻炎、鼻窦炎、支气管炎、肺结核、肠系膜淋巴结结核、风湿热、败血症、急性盆腔感染、急性胰腺炎、肾绞痛、糖尿病、水代谢障碍、荨麻疹及便秘、囊痛、面瘫、心悸、失眠、癫痫、秃头症等多种病症。其中尤以细菌或病毒感染性疾病、传染性肝炎、胆囊炎、胃炎、疟疾等为常见。如沈氏报道产后发热的 8 例患者，均系产后感染引起，经抗生素治疗效果不明显,后用小柴胡汤收效。湛江市中医院报道治疗小儿夜热 15 例,患儿夜间热势甚高,白天显著下降或正常,病程长,缠绵难愈,认为正气已虚,抗邪乏力,用小柴胡汤为主方,随证加减,服药 1 天内热势不同程度地减退,3 天内全部治愈。申氏报道 4 例有长期潮热症的患者,其中 3 例长期高热,发热持续最长时间为 7 个月,最短时间为 50 天;1 例自觉下午烦热,手足心发热,但客观检查体温正常。客观或主观感到发热的患者,经过长时间应用最新化学药物均无效,而用小柴胡汤治疗获得满意效果。周氏等报道用小柴胡汤加味治疗小儿风湿热患者 14 例,患者均有不同程度的不规则发热,伴咽痛、咽干、口苦等。其中关节炎型 7 例,心肌炎型 6 例,心脏关节混合型 1 例。服上药后,患者于 2～6 天体温降至正常,3～6 个月无复发。症状亦相继逐渐消失,14 例均获痊愈。李氏报道用小柴胡汤加减治疗急性水肿型胰腺炎患者 50 例,获得良好效果。袁氏报道用小柴胡汤加减治疗 113 例因患急慢性胆囊炎、胆道蛔虫、胆囊术后粘连等病而表现出右上腹、心窝处疼痛的患者,结果全部有效。

小柴胡汤证与肝病有关。山西医学院(现为山西医科大学)肝病研究组报道,对用四氯化碳制作的雄性大白鼠肝硬化动物模型,饲以不同剂量的甘草、柴胡及其合剂,并设立相应的对照组,分别在不同时间处理各组动物,取其肝脏切片染色,做病理观察。结果证明,甘柴合剂具有显著抗肝损害的作用,有阻止脂肪在肝内蓄积、抑制纤维增生和促进纤维重吸收的作用。另其报道选择 28 例谷丙转氨酶水平明显升高的急性黄疸型肝炎患者,其中 11 例口服甘柴合剂,17 例口服连翘糖浆,又以 18 例服用西药的患者作为对照组。结果甘柴合剂组降酶率为 100%,平均天数为 18.7 天;连翘组降酶率为 94.1%,平均天数为 16.6 天;西药组降酶率为 100%,平均天数为 28.4 天。吴氏报道用小柴胡汤治疗各种肝炎(包括肝硬化)患者 78 例,均证明本方对肝脏功能障碍引起的发热,肝肿或痛,以及痞硬、重压感等症状,都可以起到良好的治疗作用。向氏报道用小柴胡汤合并升麻鳖甲汤治疗 6 例肝性脑病患者(5 例为传染性肝炎患者,1 例为肝硬化患者),结果 5 例痊愈,1 例死亡。虽采用的是中西医结合治疗,但比单纯用西药的效果更优。

小柴胡汤证的主症之一是脾胃升降失和。李氏报道用小柴胡汤加味治疗胆汁反流性胃炎患者36例,临床症状缓解,近期疗效满意,胃镜复查亦见胆汁反流消失。郑氏报道中医治疗中毒性消化不良和消化不良的严重泄泻患儿,分成三方治疗观察,一方用四逆散加车前子;二方用小柴胡汤加车前子、枳实;三方用四逆散、小柴胡汤加车前子。结果以二方小柴胡汤加车前子、枳实疗效最满意。

小柴胡汤主症之一有往来寒热。今人采取小柴胡汤加常山、槟榔、青蒿等治疗寒热交作、发有定时的疟疾有较好效果。虞氏报道用小柴胡汤合截疟七宝饮治疗45例间日疟患者,所有患者均经血片检验发现疟原虫的存在,而用上方后均终止发作。服2剂者25例,3剂者15例,4剂者5例,对其中30例患者进行随访,仅1例复发。

事实说明,小柴胡汤是治疗肝胆脾胃疾病及某些细菌或病毒感染性疾病的有效方剂,而非某些学者所认定的只是主治在胸腹部的躯壳夹层之间的半表半里证。诚然,小柴胡汤加减可用于治疗疟疾,按照传统中医理论"疟邪伏于半表半里"(《医门法律》),病在膜原,"膜原者,外通肌肉,内近胃腑,即三焦之门户,实一身之半表半里也,邪由上受,直趋中道,故病多归膜原"(《温热经纬》)。此对疟邪而说。但小柴胡汤所主,证非膜原证,方非膜原方,其虽能治疟,而不能说治疟必用小柴胡汤。柴胡可能有阻止疟原虫发育而使之消灭的作用,但只能在常山、青蒿等抗疟药物的协同作用下发挥效果,若据此断定小柴胡汤证主半表半里,则与临床实际不符。

6. 结语

"半表半里"是前人对少阳区域(相对于太阳、阳明而言)划分的一种形式(其客观化、标准化程度尚待今人验证);"半表半里证"则是表明疾病半在表半在里的证候(阳微结证、柴胡桂枝汤证)。小柴胡汤能够治疗既有表又有里的半表半里证,但小柴胡汤证绝非半表半里证(所谓"躯壳之里,脏腑之外,两夹界之隙地")所能概括。它是一个复杂、矛盾的多系统综合体,其适应证所反映的病变部位涉及肝胆、脾胃、三焦、心包及其所属经络。因此小柴胡汤证不能释为"半表半里证",宜正名为"少阳病小柴胡汤证"或"小柴胡汤证""柴胡证"(仲景语)。亦可结合病位与病理命名为"胆热内郁证"等,以期切合于临床实际及现代客观化、规范化的需要。

(原载于《湖北中医学院学报》1999,1(4):66-68)

张仲景血证论治探要

汉代张仲景所著之《伤寒论》与《金匮要略》，较早地记录了有关血证的诊断、治疗、预后等方面的内容。千百年来，其一直有效地指导着临床实践，对后世医家亦产生了深刻影响。如清代唐容川著《血证论》，其有关血证的不少论述即是明显受张仲景启发而成。因此，讨论《伤寒论》《金匮要略》中血证的原文部分，于今天仲景学说的理论研究及临床实际运用，无疑会有所裨益。

1. 血证的病变机理

仲景所论血证，大概有衄血、咯血、吐血、便血、尿血、瘀血、月经淋漓漏下、半产后下血、妊娠胞阻下血等数种。究其发病，或由外感，或由内伤，或由跌扑、金刃、虫兽所伤（此当另作别论），而且表里内外、寒热虚实无不包乎其中。以内外论之，如"伤寒脉浮紧，不发汗，因致衄者"（《伤寒论》宋本 55 条，下同），即是太阳表证当汗失汗，邪郁不解，损伤血络，而致衄血。此病与外感有直接关系。若"病人面无色，无寒热，脉沉弦者，衄；浮弱，手按之绝者，下血；烦咳者，必吐血"，则此出血非因外感，而是内伤出血所致矣。以寒热论之。如"风伤皮毛，热伤血脉"，风热壅肺，血脉凝滞，则吐脓血；若"寒虚相击"，气血乖张，不循常度，"妇人则半产漏下，男子则亡血失精"。以虚实论之，虚则有阴血大虚，阳气不能敛藏而吐血者；实则有心火亢盛而吐衄，湿热壅遏而便血者等。然以临证所见，寒热虚实、表里内外又不可截然分开。盖病变万千，证有兼夹，有虚夹实，有实夹虚。寒热错杂、表里合邪者，又屡见不鲜，故学者当审时度势，灵活变通，不为成见所囿才是。

2. 血证的诊断方法

对于血证的诊断，仲景主要是结合脉证，查看体征，望闻问切，综合判断。如"师曰：尺脉浮，目睛晕黄，衄未止，晕黄去，目睛慧了，知衄今止"，即是通过切脉,知脉不沉而浮;查望目睛,目睛晕黄,视物不清,进而定为肾有游火,肝有蓄热,热犯阳络,故知"衄未止",若晕黄退去,视物清晰,则阴复火降,血亦安宁,故知衄已止矣。又如"男子面色薄者,主渴及亡血,卒喘悸,脉浮者,里虚也",是以望闻问切所得;患者面色白而无华,且口渴、心悸、喘气、脉浮,脉证合参,知为阴血不足,"亡血"无疑矣。

省疾问病,仲景反对"务在口给,相对斯须,便处汤药"。他提倡多闻博识,细心诊察,审因论治。如诊断便血,云:"下血,先便后血,此远血也","下血,先血后便,此近血也"。虽寥寥数语,然他是通过对疾病的仔细观察,全面衡定,以及对大便出血部位、性质、邪正盛衰等情况的综合判断,从而厘定出正确、有效的治法及汤药。

3. 血证的辨证论治

血证在临床上所反映的证候,往往是错综复杂的。仲景治疗血证的一个突出特点,就在于以脉证为先。他强调据证而师,因证立法,依法处方用药。

3.1 衄血

3.1.1 邪郁衄血 如太阳伤寒表实之证,当汗失汗,邪郁不解,损伤阳络,迫血妄行,而导致衄血。然鼻衄之后,邪未得解,太阳表实证仍在,故仍可用麻黄汤发汗解表。《伤寒论》所谓"伤寒脉浮紧,不发汗,因致衄者,麻黄汤主之"(55 条)是也。

3.1.2 虚劳阳血 如"虚劳里急,悸,衄,腹中痛,梦失精……咽干口燥,小建中汤主之"。病由阴阳两虚引起:阳虚生寒,则里急、腹中痛;心营不足则心悸;肾虚阴不内守,则梦遗失精;气血虚衰,不能营养四肢,则四肢酸疼。阴虚生热,则可见衄血、手足烦热、咽干口燥等症。因阴阳两虚,寒热错杂,阴阳失调,故治疗之法,"欲求阴阳之和者,必求于中气,求中气之立者,必以建中也"(尤在泾语)。方用小建中汤,其药以甘草、大枣、胶饴之甘以建中缓急;生姜、桂枝之辛以通阳调卫气;芍药之酸以敛和营气。中气建立,得以四运,从阴引阳,则阳引阴,阴阳协调,诸证自愈。

衄血之证，仲景有外感、里虚之分，自可循其法度。然临证之中，若鼻衄时间过长，一时又无外感内伤之证可据者，愚从仲景乱发止血悟出，以人发烧灰吹入鼻道；或以民间验方大蒜捣泥敷足心（涌泉穴）治疗，屡用屡验。

3.2 咳唾脓血

症见于肺痈之中。盖肺痈所得，乃系感受风热病毒之邪而起，按病情变化可分为三个阶段。初起"风伤皮毛"，有恶寒、发热、咳嗽、脉浮数等表证者，治宜辛凉解表，可用银翘散加减治疗。初期不解，风热入肺，痰涎内结，瘀热成痈，是为酿脓期，则治宜开肺逐邪，用葶苈大枣泻肺汤，或合千金苇茎汤加减为治。若酿脓不愈，病进溃脓期，咳吐脓血，腥臭异常，形如米粥，咳而胸痛，振寒脉数，是邪热壅肺，血脉凝滞，腐溃成脓，治当以排脓解毒为主，用桔梗汤合千金苇茎汤，酌用金银花、连翘、鱼腥草、败酱草、野荞麦等。

3.3 吐血

3.3.1 虚寒吐血 如"吐血不止者，柏叶汤主之"。病发吐血，日久不止，中气虚寒，血不归经。治疗之法，自宜柏叶汤。方中柏叶养阴止血，干姜、艾叶温阳守中摄血，马通汁（即马粪汁，古人常用以止血，今人多以童便代之）微温止血，四药合用，有温中止血之妙。若以柏叶、干姜、艾叶三药炒炭应用，或加阿胶养阴止血，效果更佳。

3.3.2 热盛吐衄 如"心气不足（《千金要方》谓"不足"当改作"不定"，可从），吐血，衄血，泻心汤主之"，盖本证吐衄属热盛所致，心主神明，又主血脉，心火亢盛，扰乱心神，则心烦不安；热伤血络，迫血妄行，则见吐血、衄血。故方用泻心汤，以大黄、黄连、黄芩苦寒清泄，直折其热，火降热去，出血自止。

柏叶汤与泻心汤均治吐血，然有寒温之别。前者主治气虚血脱，常见面色白而无华，或萎黄、舌淡、脉微弱或数而无力等症；后者主治气逆血热，常见面赤舌红、烦渴便秘、脉数有力等症。泻心汤（《伤寒论》曰大黄黄连泻心汤），今人多用于治疗炎性胃肠病与一般突发的充血性疾病，如脑充血、脑出血、咯血、吐血、衄血、子宫出血及痔疮出血等。愚曾用本方治疗一位慢性胃炎合并出血，又有子宫出血，血红蛋白水平仅 3.3 g/L 的女性患者，获得较满意的效果。唐宗海

《金匮要略浅注补正》之意,治吐血将本方列于群方之首,后来人们亦多用本方治疗热盛之吐血,疗效卓著。

3.4 便血

3.4.1 虚寒便血 如"下血,先便后血,此远血也,黄土汤主之"。病有便血,然大便在先,便后出血,因血来自直肠以上的部位,故谓远血。此等下血,一般血色紫暗,或伴便溏腹痛、面色无华、手足不温、舌淡脉细等症。其多由中焦脾气虚寒、统摄无权而下渗所致,治宜黄土汤温脾摄血。方中灶心黄土(又名伏龙肝)有温中涩肠止血的作用,配以附子、白术温阳健脾摄血;地黄、阿胶滋阴养血止血;甘草甘缓以和中;黄芩苦寒反佐,以防温燥动血之弊。诸药合用,有温中涩肠、健脾摄血之效。

3.4.2 湿热便血 如"下血,先血后便,此近血也,赤小豆当归散主之"。病发下血,然出血在先,大便在后,先血后便,故谓近血。此等下血,一般血色鲜红,或兼脓液。大便不畅,舌苔黄腻,脉数。其多因湿热蕴于大肠、迫血下行所致,治宜赤小豆当归散,以赤小豆渗湿清热,当归活血化瘀。近血多包括痔疮出血,特别是痔疾感染而成脓肿者,用赤小豆当归散合二物黄芩汤(黄芩、苦参、生地黄)等加减治疗,效果较好。

3.5 尿血

《伤寒论》《金匮要略》多处载有尿血,如"热在下焦者,则尿血","淋家,不可发汗,发汗则必便血"等。然明确指出治疗尿血的病方却相对较少,后世医家对此有不少发挥。如《伤寒论》载"少阴病,八九日,一身手足尽热者,以热在膀胱,必便血也"(293条)。此属少阴阳热太过,病情由阴转阳,肾移热于膀胱,气病及血,热迫血行,而致便血(尿血)。柯韵伯谓"八九日一身手足尽热者,是传太阳。轻则猪苓汤,重则黄连阿胶汤可治",实属阅历有得之言。愚曾治一泌尿系感染女性患者,低热有日,溺血不止,多次延医,频频更方,病无显效,后采用猪苓汤,重用阿胶,加黄柏、忍冬藤、白茅根治疗,竟侥幸告愈。

又《金匮要略》载"小便不利,蒲灰散主之;滑石白鱼散、茯苓戎盐汤并主之"。此言小便不利的三种治法。然以方测证,可知三方又各有所主。蒲灰散清热利湿,化瘀利窍,多用于湿热所致的小便不利、尿道疼痛、小腹急痛之证。滑石白鱼散活血行血,止血清瘀,清热利湿,多用于血淋,病属热性的小便不利兼有少腹胀满,或少腹疼痛之证。茯苓戎盐汤则为"膏淋,血淋,阻塞水道,通治之方"(曹颖甫语)。本方虽主治小便不利,亦可治尿血也。由此可知,读仲景书,贵在读于无字处矣。

3.6　瘀血

瘀血致病,仲景论述范围颇广,在《金匮要略·惊悸吐衄下血胸满瘀血》中,明确指出瘀血症状为"病人胸满,唇痿舌青,口燥,但欲漱水,不欲咽,无寒热,脉微大来迟,腹不满,其人言我满"等。若血瘀化热,则"病者如热状,烦满,口干燥而渴"。治疗之法,仲景提出了"当下之"的原则,然有法无方。后世医家认为《伤寒论》及本书治瘀各方,可以随证选用。如太阳表病不解,外邪循经入里,与瘀血互结于下焦者,用抵当汤;虚劳而有瘀血者,用大黄䗪虫丸;腹中有干血蓄脐下者,宜下瘀血汤;血与水俱结在血室者,用大黄甘遂汤;妇人经水闭不利,胞宫内有干血,时下白带者,用矾石丸,等等。总之,临床应根据病情的寒热、轻重缓急和瘀血部位的不同,分别选用化瘀或逐瘀等不同治法。

3.7　妇人下血

妇人下血,常见有三种病情:一是经水淋漓不断地漏下;二是半产以后下血不止;三是妊娠胞阻下血而不因症积者。如"师曰:妇人有漏下者,有半产后因续下血都不绝者,有妊娠下血者,假令妊娠腹中痛,为胞阻,胶艾汤主之"。此三种妇人下血,病因不同,然其冲任脉虚,阴血不能内守的病机则一,根据异病同治的原则,可用胶艾汤一方通治。方中生地黄、白芍、当归、川芎养血和血,阿胶养阴止血,艾叶温经暖胞,甘草调和诸药,清酒以行药势,合而用之,可以调补冲任,固经止血。该方还可以治腹痛,安胎儿,是目前妇科临床中常用的有效方剂。

4. 血证的预后

血证的预后转归取决于三个方面:一是正气的强弱;二是感邪的轻重;三是

治疗的当否,并与患者的体质差异及有无宿疾有密切关系。若感邪较轻,正能抗邪,有时虽未服药,病亦可自愈。如"太阳病,脉浮紧,发热,身无汗,自衄者愈"(47条)。脉浮紧、发热无汗属麻黄汤证,其衄血乃外邪郁闭、阳气怫郁、损伤阳络所致。然因血汗同源,邪不得汗解,必从衄解。一衄之后,邪气得泄,故病可自愈也。反之,若病邪深重,正气耗伤,虽经救治,亦难生还。如"夫吐血,咳逆上气,其脉数而有热,不得卧者,死"。病因吐血,伤血耗气,又见脉数身热,是阴血大虚,阳气不能敛藏而浮起于外,病趋危笃。若更见咳逆上气,不得卧寝之症,则为气随血脱,不能归根,阴竭阳无所附,而躁扰于外,故主死也。陈修园说:"此言血后真阴亏而难复也。若用滋润之剂,恐阴云四合,龙雷之火愈升;若用辛温之方,又恐孤阳独胜,而燎原之势莫当;师所以定其死而不出方也。余于死证中觅一生路,用二加龙骨汤(白薇、白芍、龙骨、牡蛎、附子、甘草、生姜、大枣)加阿胶,愈者颇多。"陈说可作为临证救治时的参考。

注:文中引文凡未注明出处者,均见于《金匮要略》。

(原载于《陕西中医学院学报》1991,14(2):5-7)

医典探幽

荆楚中医药继承与创新出版工程·
荆楚医学流派名家系列（第一辑）

李家庚

医论医话

论《伤寒论》痛证机理及其辨治

1. 释名

痛，《说文解字》曰"病也，从疒，甬声"。张楫《杂字》："痛，痒疼也。"《增韵》："痛，楚也，疼也。"痛是一种病之征象。如见于头部者，则名头痛；见于腹部者，即名腹痛。故颜师古的《急就篇》云："痛，总谓诸痛也。"此可为许说下一确解。

2. 明理

愚谓诊治疾病，要掌握疾病发生、发展的一般规律，进而理解其特殊规律，方能审证论治，遣方用药，以御无穷之变。考古医书中多有一二警句，实从长期医疗实践中总结而来，足资启发。今循用此种方法来探讨痛证的机理。汉代刘熙的《释名》云："痛，通也，通在肤脉中也。"在《黄帝内经》中，《素问·举痛论》专论痛证。其云："五脏卒痛，何气使然？"答语是"经脉流行不止，环周不休，寒气入经而稽迟，泣而不行，客于脉外则血少，客于脉中则气不通，故卒然而痛"。下有"其痛或卒然而止者，或痛甚不休者，或痛甚不可按者"等。以上关于寒气痛者有十二条。另有热气痛一条，认为"热气留于小肠，肠中痛，瘅热焦渴，则坚干不得出，故痛而闭不通矣"。兹据《黄帝内经》所概述痛证的机理，实为后世"痛则不通"之滥觞，此说似与《释名》所云相反。盖前者以邪气流注而言（考刘熙释前"病"字云："病，并也，与正气并在肤体中也。"词义略同，可为一证）；《黄帝内经》以正气不通为解，看似相反而其大意实可互通也。盖经脉者，所以行血气，营阴阳，濡筋骨，利关节者也。气血流注，经脉充注，环周不休，自无一息之停。设或外感六淫之邪，内伤七情之气，气机偶愆，机能失调，导致气血不和，经脉失利，如见于局部者，则为头痛、胁肋痛；见于全身者，则为全身疼痛。今本仲景撰用《素问》之旨，用"痛则不通"之机理，阐发《伤寒论》之痛证，以更好地运用于临床治疗中，殊有必要。

3. 审证

《伤寒论》在六经分证的前提下，有头痛、身疼痛、胸胁痛、心下痛、腹痛、少腹痛诸名目。今依次综述并讨论如下。

3.1 头痛

"太阳之为病，脉浮，头项强痛而恶寒。"（宋本 1 条，宋本条文，下同）"太阳病，头痛，发热，汗出，恶风，桂枝汤主之。"（13 条）"太阳病，头痛发热，身疼腰痛，骨节疼痛，恶风，无汗而喘者，麻黄汤主之。"（35 条）"伤寒，不大便六七日，头痛有热者，与承气汤；其小便清者，知不在里，仍在表也，当须发汗。若头痛者，必衄，宜桂枝汤。"（56 条）"阳明病，反无汗，而小便利。二三日呕而咳，手足厥者，必苦头痛，若不咳不呕，手足不厥者，头不痛。"（197 条）"伤寒，脉弦细，头痛发热者，属少阳。少阳不可发汗。"（265 条）"干呕，吐涎沫，头痛者，吴茱萸汤主之。"（378 条）

按：太阳病以脉浮、头痛项强、恶寒发热为主脉主症。风寒之邪，伤于肌表，卫外阳气起而应之，病势反映于在上在表，头痛为必见之症。故曰："太阳病，头痛至七日以上自愈者，以行其经尽故也。"（8 条）此与《素问·热论》"七日巨阳病衰，头痛少愈"之义略同。但中风证为脉缓有汗，宜桂枝汤以解肌祛风，调和营卫；伤寒证为脉紧无汗，宜麻黄汤以解表发汗，宣肺平喘，以此为辨。若阳明病悍热上冲于脑，最易引起头痛。治法上者下之，高者抑之，故宜承气汤之类以泄热祛湿。少阳枢机不利，火势上炎，亦可出现头痛，治法以和解为主。伤寒注家认为太阳头痛，为头连项痛；阳明头痛，多连前额；少阳头痛，则偏于两侧。此以经脉循行路线结合病变机制而说，可以作为辨证论治之佐助。三阴中厥阴经与督脉交会于颠顶，故肝寒气逆而颠顶作痛，并有干呕、吐涎沫症状者，自宜与暖肝降逆之剂。又阳明中寒，头痛干呕，手足厥冷，其病机略同，是亦可仿此法以治。

3.2 身疼痛（附四肢疼痛）

"太阳病，或已发热，或未发热，必恶寒，体痛，呕逆，脉阴阳俱紧者，名为伤寒。"（3 条）"脉浮紧者，法当身疼痛，宜以汗解之。假令尺中迟者，不可发汗。何以知然？以荣气不足，血少故也。"（50 条）"发汗后，身疼痛，脉沉迟者，桂枝加芍药、生姜各一两，人参三两，新加汤主之。"（62 条）"伤寒，医下之，续得下利，清谷不止,身疼痛者,急当救里;后身疼痛,清便自调者,急当救表。救里宜四逆汤,救表宜桂枝汤。"(91条)"伤寒八九日,风湿相搏,身体疼烦,不能自转侧,不呕,不渴,脉浮虚而涩者,桂枝附子汤主之。若其人大便硬,小便自利者,去桂枝加白术汤主之。"(174条)"风湿相搏,骨节疼烦,掣痛不得屈伸,近之则痛剧,汗出短气,小便不利,恶风不欲去衣,或身微肿者,甘草附子汤主之。"(175条)"伤寒六七日,发热微恶寒,支节烦疼,微呕,心下支结,外证未去者,柴胡桂枝汤主之。"(146条)"太阴中风,四肢烦疼,阳微阴涩而长者,为欲愈。"(274条)"少阴病,二三日不已,至四五日,腹痛,小便不利,四肢沉重疼痛,自下利者,此为有水气……真武汤主之。"(316条)"下利,腹胀满,身体疼痛者,先温其里,乃攻其表。温里宜四逆汤,攻表宜桂枝汤。"(372条)"吐利止而身痛不休者,当消息和解其外,宜桂枝汤小和之。"(387条)

按:身疼痛最易见于太阳伤寒表实证,营气涩而不行,卫气壅而不利,故曰:"脉浮紧者,法当身疼痛,宜以汗解之。"若表闭阳郁而生内热,主症为不汗出而烦躁,亦属此类证型,但治法于解表中宜兼清里热。太阳中风表虚证,也可出现身疼痛。若表里证具的身疼痛,里证已和,表仍未解,法宜桂枝汤以调和营卫而不宜麻黄汤发表峻汗。又有表证兼营血不足而出现身疼痛者,用桂枝新加汤,是取宣表通阴益气和营之法。太阳少阳合并病证而支节烦痛,则是少阳枢机不利,而太阳表证未解,用柴胡桂枝汤,是太阳少阳两解之法。太阴中风,四肢烦疼,是阳虚而风湿伤表之证。若正气充实,里邪外达,脉由微涩而转长,则为欲愈之象。少阴阴寒盛于内,阳气虚于外,或兼水寒泛滥,见于肤表,如附子汤证、真武汤证、四逆汤证等证,都可出现四肢疼或身酸痛。至于风湿相搏三证,亦有身体疼烦或骨节掣痛,桂枝附子三方,是治阳虚汗出而风寒湿中于肌表或关节之证。如果无汗,又当采用《金匮要略》麻黄加术汤、麻黄杏仁薏苡甘草汤之法矣。

3.3　胸胁痛

"太阳病,十日以去……设胸满胁痛者,与小柴胡汤。"(37条)"得病六七日,脉迟浮弱,恶风寒,手足温,医二三下之,不能食,而胁下满痛,面目及身黄。颈项强，小便难者，与柴胡汤，后必下重。"（98条）"太阳病，过经十余日，心下温温欲吐，而胸中痛，大便反溏，腹微满，郁郁微烦，先此时自极吐下者，与调胃承气汤……但欲呕，胸中痛，微溏者，此非柴胡汤证。以呕故知极吐下也。"（123条）"太阳中风，下利呕逆，表解者，乃可攻之。其人漐漐汗出，发作有时，头痛，心下痞硬满，引胁下痛，干呕短气，汗出不恶寒者，此表解里未和也，十枣汤主之。"（152条）

按：足少阳之经，起于目锐眦……合缺盆，以下胸中，贯膈，络肝，属胆，循胁里。故少阳病枢机不利，邪郁其经，以胸胁苦满为主症。但间有见胸满胁痛者，自可施用和解一法，主用小柴胡汤。设因误治而致胸痛、胁痛者，又可据证以辨，不可因但见一证便是之例而误用小柴胡汤。此外，水饮结于胸胁，亦可出现心下痞硬满，引胁下痛。此即《金匮要略》悬饮证，用十枣汤，是峻逐水饮之法。

3.4　心下痛

"服桂枝汤，或下之，仍头项强痛，翕翕发热，无汗，心下满微痛，小便不利者，桂枝去桂加茯苓白术汤主之。"（28条）"伤寒五六日，大下之后，身热不去，心中结痛者，未欲解也，栀子豉汤主之。"（78条）"伤寒六七日，结胸热实，脉沉而紧，心下痛，按之石硬者，大陷胸汤主之。"（135条）"小结胸病，正在心下，按之则痛，脉浮滑者，小陷胸汤主之。"（138条）"何谓藏（脏）结？答曰：如结胸状，饮食如故，时时下利。寸脉浮，关脉小细沉紧，名曰藏（脏）结。舌上白苔滑者，难治。"（129条）"少阴病，自利清水，色纯青，心下必痛，口干燥者，急下之，宜大承气汤。"（321条）

按：心下，钱天来谓胃脘当心之下，故名心下。可谓得一确解。据上所述，心下痛，有水饮内结者，有热郁气滞者，有痰热相结如小结胸病者，更有水热结实之大结胸病者。若脏结属于阴寒结聚于三阴之脏，虽有心下痛，但症见下利，舌上苔白，自与阳热结实之结胸证，治法有所不同。心下痛，又有阳明胃燥热实、土燥水涸而致者，宜用峻下热结法，亦是急下存阴之法。如《金匮要略》"按之心下满痛者，此为实也，当下之，宜大柴胡汤"，则属少阳兼胃实之证。

3.5 腹痛

"伤寒五六日中风,往来寒热,胸胁苦满,默默不欲饮食。心烦喜呕……或腹中痛……小柴胡汤主之。"(96条)"伤寒,阳脉涩,阴脉弦,法当腹中急痛,先与小建中汤,不差者,小柴胡汤主之。"(100条)"病人不大便五六日,绕脐痛,烦躁,发作有时者,此有燥屎,故使不大便也。"(239条)"大下后,六七日不大便,烦不解,腹满痛者,此有燥屎也,所以然者,本有宿食故也,宜大承气汤。"(241条)"发汗不解,腹满痛者,急下之,宜大承气汤。"(254条)"太阴之为病,腹满而吐,食不下,自利益甚,时腹自痛。若下之,必胸下结硬。"(273条)"本太阳病,医反下之,因尔腹满时痛者,属太阴也,桂枝加芍药汤主之。大实痛者,桂枝加大黄汤主之。"(279条)"少阴病,二三日至四五日,腹痛,小便不利,下利不止,便脓血者,桃花汤主之。"(307条)"少阴病,二三日不已,至四五日,腹痛,小便不利,四肢沉重疼痛,自下利者,此为有水气……真武汤主之。"(316条)"少阴病,下利清谷,里寒外热,手足厥逆,脉微欲绝,身反不恶寒,其人面色赤,或腹痛……通脉四逆汤主之。"(317条)"少阴病,四逆,其人或咳,或悸,或小便不利,或腹中痛,或泄利下重者,四逆散主之。"(318条)

按:太阴阳明部位同主大腹,均有腹痛之证。但论病有阴阳之异,属性有燥湿之殊。故阳明腹痛不解,里热燥实,自宜通下之法;太阴腹满时痛,中虚脏寒,则用温中为治。若少阴病,腹痛下利不止,便脓血,当属中虚脏寒、脾不统摄血液之证。又因久利不止,上焦失约,因而列于少阴一篇,故治用温中固下止涩之法。又中焦虚寒,气血不和,或肝木乘脾,均可导致腹痛,如用小建中汤、桂枝加芍药汤等方是。然与中虚脏寒,证以下利为主者略异。此外,一脏有病,多与他脏有密切关系。如四逆散证、小柴胡汤证均有"或腹痛",此乃木土相贼之故。少阴虚寒,如真武汤证、四逆汤证,间见腹痛,则是脾肾阳微土不制水所致。

3.6 少腹痛

"病者手足厥冷,言我不结胸,小腹满,按之痛者,此冷结在膀胱关元也。"(340条)"太阳病不解,热结膀胱,其人如狂,血自下,下者愈。其外不解者,尚未可攻,当先解其外;外解已,但少腹急者,乃可攻之,宜桃核承气汤。"(106条)

"太阳病六七日，表证仍在，脉微而沉，反不结胸，其人发狂者，以热在下焦，少腹当硬满，小便自利者，下血乃愈。所以然者，以太阳随经，瘀热在里故也，抵当汤主之。"（124 条）"太阳病，重发汗而复下之，不大便五六日，舌上燥而渴，日晡所小有潮热，从心下至少腹硬满而痛，不可近者，大陷胸汤主之。"（137 条）"病胁下素有痞，连在脐旁，痛引少腹，入阴筋者，此名脏结，死。"（167 条）

按：少腹部属下焦。考"肝足厥阴之脉……入毛中，过阴器，抵小腹，挟胃，属肝，络胆，上贯膈，布胁肋。"故厥阴冷结证，其特征为少腹硬满、下焦蓄血，《伤寒论》载其症状为少腹痛，或急结。若从临床实际观察，多有疼痛拒按征象。此外，结胸、脏结之重者，亦有少腹痛。

4. 论治

张介宾云："观王荆公解痛利二字曰：治法云，诸痛为实，痛随利减，世俗以利为下也。假令痛在表者，实也；痛在里者，实也；痛在血气者，亦实也。故在表者，汗之则愈；在里者，下之则愈；在气血者，散之行之则愈，岂可以利为下乎？宜作通字训则可。此说甚善。已得治实之治矣。"愚意根据不通则痛之机理，采取痛随通减之治法，施用于一般痛证，似属必要之举。考《伤寒论》中，如头痛、身体痛病在太阳之表者，汗之；头痛、心下痛、腹痛病在阳明之里者，下之；头痛、胸胁痛，病在少阳，则展利枢机而和解之。若痛因水饮，温化水饮；有痰实者，峻逐痰实；有蓄血者，祛瘀活血，是皆合乎以通为治之法。然理中丸方后云："腹中痛者，加人参。"四逆散方后云："腹中痛者，加附子。"痛证自有虚寒或虚实夹杂之证。故谓痛无补法，固谬。若谓虚者补之，阳气得补而大气自通；寒者温之，阴寒得消而阳和痛解，信矣。然而较之直接使用通法，其意则有不同矣。唯考桂枝新加汤治发汗后，身疼痛，脉沉迟，于调和营卫中兼益气通阳和营之治法；真武汤治少阴阳虚。寒水泛滥而身体痛、腹痛，于温暖肾阳中兼和营散水以治，是于主治法中又寓有通法在内。愚于临床中，遇有虚寒或虚实夹杂之痛证，每于对证主治中兼用通法，往往收到较好的效果，此则不仅治大实坚结之证而已。

5. 治验

仲景所载治痛诸方，证之临床，极有效验，今附医案数例如次，以供参究。

病例 1:李某某,男,年近古稀。脾胃素弱,饮食稍有不适,即腹痛作泻。某年夏夜,陡患暴泻,自知医,服藿香正气散无效。继延医进附子理中汤 2 剂,泄泻少止。邀余商诊,诊其脉微弱,舌苔白腻。其手足清冷,不思饮食,腹时痛作胀,大便带泻,日三四次,小溲短少。因断之曰:此证当属阴寒直中、脾肾阳微之证。附子理中汤方温中暖肾,自属正治之法。但方中宜加入砂仁、煨木香、橘红之类,使大气一转,阴寒得解,而痛泻自止。翁即首肯照服。又 2 剂,痛泻已止,饮食渐进,后服调理脾胃药而痊愈。

病例 2:屈姓妇,年方四十。体素健,已生育数孩。近来农事大忙,又兼饮食不节,致经来腹痛,服活血消瘀药,痛益甚;服温经药,亦无效。诊时见其面色萎黄,询期事,经来愆期,量少色暗,腹痛,得温毫稍舒,并伴有水肿泄泻、胀闷食少等症状。舌质淡,脉缓弱。愚曰:请先用平和通调之法治之,当有良效。因用活血调经健脾利湿之法,与《金匮要略》之当归芍药散(当归、白芍、川芎、焦白术、茯苓、泽泻)加制香附、紫苏、橘红、砂仁。服 5 剂,腹痛已止,泄泻渐愈。再诊:前方加炒建曲、山楂炭,饮食亦进。后嘱其用第一方为末常服,而经调病愈。

6 结语

本文用《黄帝内经》"痛则不通"的理论,以探讨《伤寒论》六经病中各种痛证的机理及其治疗方法。文中不仅提出对三阳表热实之痛证,使用汗下和解,可以痛随利(通)减;而且如三阴虚寒或虚实兼夹之证,在随证施治方中,略参宣通之法,对提高治疗效果,亦有一定作用。当然,机体是复杂的,病机的变化也多种多样。"痛则不通"的机理,痛随利(通)减的治法,自不能概括所有的痛证。然此则本文范围讨论之内,析阅者鉴之。

(原载于《贵阳中医学院学报》1994(2):4-8)

医论医话

《伤寒论》方辨治疑难杂病的思考与临床实践

《伤寒论》问世 1800 多年来，一直有效地指导着中医各科的实践，故被后世医家视为"众法之宗，群方之祖"，奉为圭臬，尊为医经。实则大论中的许多条文，类似于不同疾病的医案记录，蕴涵仲景心法和创意，反映了仲景的临床经验和学术特色，启迪思维，给人智慧。辨治伤寒，论治杂病，使用经方，此乃千古不变的为医话题。然如何辨治，如何运用，则又见仁见智。兹仅就平素所学，结合临床体验，略述一二，以期就正于方家。

1. 辨六经，识病证，方随证出

六经非"经"，本为六病，即六个大的病证系统。凡外感内伤，诸多杂病，咸归六经之节制。六经的实质，或者说大论的灵魂，当是六经各经中的病脉证（症）治。《伤寒论》中的六经及霍乱、阴阳易差后劳复各篇，皆有"辨×××病脉证并治"名目，此乃学习《伤寒论》之入门向导，亦是《伤寒论》的核心所在，而学者往往匆匆略过，却在末节上找线索。何谓"病"？《伤寒论》之太阳病、阳明病、少阳病、太阴病、少阴病、厥阴病，《金匮要略》之百合病、黄疸病、水气病、胸痹病等皆是也。疾病之产生，缘于病因及正虚邪入，其整个过程充满邪正相争、阴阳失调的矛盾变化，又表现为若干特定的症状和各阶段相应的证候。何谓"证"？如"脉浮，头项强痛而恶寒"为太阳病，在太阳病之基础上，"或已发热，或未发热，必恶寒，体痛，呕逆，脉阴阳俱紧者，名曰伤寒"。若无汗而喘，为麻黄汤证；若不汗出而烦躁，是表热里寒，为大青龙汤证；若无汗而干呕咳喘，则是表寒里饮，为小青龙汤证，等等。"证"之出现，是患病机体在各种因素（如环境、体质、心理及治疗）等综合作用下整体反映特性的概括。而构成"病"与"证"的基本要素，则是疾病所反映的症状和体征，即所谓"症"。是以疾病之确立，包含"病""证""症"三个层次，而三者之中，"症"又显得尤为重要。"症"指引医者去识别和区别具体的病证,是中医辨证的主要依据。

临床上只要抓住疾病的主症,围绕主症进行辨证,再结合体质等因素分析,掌握疾病之本质与发展规律,便可做出正确的诊断和治疗。例如,《伤寒论》之少阳病,其以"往来寒热,胸胁苦满,默默不欲饮食,心烦喜呕"和"口苦、咽干、目眩"为小柴胡汤证之主症,在外感热病过程中,若见到一部分主症,则说明邪犯少阳,枢机不利,即可辨为小柴胡汤证。如"呕而发热者,小柴胡汤主之"(宋本379条,宋本条文,下同),本条原载于厥阴病篇。厥阴病唯恐阳退阴进,而致下利呕逆。今呕而发热,则知少阳有热,胆胃气逆,是脏邪还腑,病从厥阴转出少阳,则可用小柴胡汤为治。因此,症状是辨病与辨证的前提,无症则无以谈病,无症则无从辨证。"病""证""症"三者,是相辅相成、不可或缺的关系。了解和掌握疾病的症状(亦称证候、病候),对临床辨病、辨证和辨脉,进而合理地立法、开具处方、用药,具有十分重大的实际意义。

案例1:贺某,女,75岁,退休工人。2003年6月诊。头身疼痛、恶寒发热周余。病发于空调房内受寒后。发病之初,因体温达39℃以上,即到某医院就诊,用氨苄西林加糖盐水静脉滴注3天,并用西药退热剂,热势梢挫,但些甚重无汗,头痛如劈,全身疼痛如被杖,呻吟之声不绝于耳,求诊于中医。视面容痛楚,除上症外,尚有咳嗽,舌质淡红,苔白,微腻,脉浮数有力,体温38.3℃。分析此证,缘于风寒,病在太阳,然未经发散风寒,而又选用寒凉重剂,致寒邪益甚,热势虽减,头身疼痛加剧,寒邪束表也。是麻黄汤证所主,兼有湿困。药用:麻黄10 g,桂枝10 g,杏仁10 g,炙甘草8 g,藿香15 g,荆芥10 g,防风15 g,薄荷6 g,白茅根15 g。3剂,水煎服,日进1剂。患者服药后热退身凉,疼痛亦解。2003年是"非典型肺炎"肆虐之时,余记忆中,当年感冒重如上述者不少,治疗用麻黄者取效甚多,其中原因虽与寒邪有关,但寒邪之外,尚有许多值得思考之处。

案例2:晏某,男,71岁,农民。1983年7月诊。喘气咳嗽半年,经西药抗炎及中药平喘止咳治疗,无明显效果。时值余暑期返乡,故得探视。刻诊所见,喘咳甚剧,不能平卧,痰涎壅盛,或清稀,或浓稠,少有黄痰,盛夏时节,卧榻之上,竟覆盖棉被，纳谷不馨，肢软乏力，舌苔白腻而厚，脉弦滑。细询病史，缘于春节期间，踏雪访友，遇风寒，晚间回家，喘咳不已，终至一病不起。虽用平喘止咳之剂，但寒邪冰伏，外寒内饮，不从散越，则难愈也。是小青龙汤证，药用：炙麻黄15 g，桂枝10 g，赤芍、白芍各15 g，法半夏10 g，陈皮、橘络各10 g，茯苓15 g，杏仁10 g，细辛6 g，五味子15 g，藿香15 g，蝉蜕10 g，炒地龙10 g，炒山楂15 g，干姜6 g，黄芩10 g，炙甘草8 g。5剂，水煎服，日进1剂。疏方之余，有村儒吴君，七旬老者，略通医道，阅方后曰：六月暑天，麻桂辛温，能不忌乎？愚答之曰：地分南北，天有寒暑，人有老幼，病有虚实，审疾问病，皆宜详之。然本病例，起于风寒，寒邪迫肺，又有水饮，痰涎壅实，冰伏不去，非温热辛散之物，不能去也，用之无妨。虽然，证有化热之势，而寒凉太甚，方药稍做变化，可无虑也。遂购药与服。1剂之后，患者喘咳渐平，精神亦振，即可起床，到户外散步。5剂尽后，病去十之八九，继以清肺健脾法调理善后。

以上两案，病不复杂，从症状分析，两者病在太阳，一为风寒外束，故用麻黄汤加减；另一为外寒内饮，故用小青龙汤化裁。从诊疗方法言，此乃最简单的辨证论治。其辨证过程：症状→证候→病系，或症状→病系→证候。无论辨病还是辨证，皆以症状为基础，因症而辨证，因证而定病，病证结合，症方相应，因此而立法用药。

2. 重病机，参主症，因机择方

病机，即疾病发生、发展变化的机理。临床上疾病错综复杂，变化万千，但就《伤寒论》而言，其整个病理过程不外乎邪正相争、阴阳失和等数端。每种疾病，因病因不同，个体差异，则又有不同病机。如"太阳中风，阳浮而阴弱，阳浮者，热自发；阴弱者，汗自出……桂枝汤主之"（12条），"伤寒表不解，心下有水气，干呕，发热而咳……或喘者，小青龙汤主之"（40条），"太阳病，发汗后，大汗出，胃中干……若脉浮，小便不利，微热消渴者，五苓散主之"（71条），"太阳病不解，热结膀胱，其人如狂，血自下，下者愈……外解已，但少腹急结者，乃可攻之，宜桃核承气汤"（106条），等等。

以上数条,皆从病机立法,其叙述病史、诊察疾病、处方立法路线如下:病因→病机→证候→症状→立法→处方,体现了理法方药之一贯性。而病机之成立,又是建立在发病学、证候学、症状学等基础上,即从病因入手,分析症状→确定证候(型)→得出病机→确立治法→开出药方。其中病机显得格外重要。因为病机决定了疾病的性质,性质又决定了疾病的发展趋向,直接指导着临床的诊疗实践。如"太阳中风,阳浮而阴弱,阳浮者,热自发;阴弱者,汗自出。啬啬恶寒,淅淅恶风,翕翕发热,鼻鸣干呕者,桂枝汤主之"(12条),即明确指出太阳病,外感风寒,卫气浮盛于外,营阴不能内守,所谓"阳浮而阴弱",故治当解肌祛风,调和营卫,用桂枝汤。此乃正治之法,适用于太阳中风之表虚证者,但临床上亦有不是太阳表证,而是因劳倦内伤等导致卫强营弱、营卫失和者,如"太阳病,头痛,发热,汗出,恶风,桂枝汤主之"(13条)。此条亦为桂枝汤证,然非太阳中风证。柯韵伯说:"此条是桂枝本证,辨证为主,合此证即用此汤,不必问其为伤寒、中风、杂病也。"(《伤寒来苏集·伤寒论注》)若是,则必然以病机合拍者方可用桂枝汤,否则不可滥用。如53条:"病常自汗出者,此为荣气和,荣气和者,外不谐,以卫气不共荣气谐和故尔。以荣行脉中,卫行脉外,复发其汗,荣卫和则愈,宜桂枝汤。"54条:"病人脏无他病,时发热自汗出而不愈者,此卫气不和也。先其时发汗则愈,宜桂枝汤。"上两者一曰"荣气和",另一曰"卫气不和",是从不同侧面阐释杂病营卫不和而自汗或时发热自汗的病机,究其主要原因,还是卫气不固。所不同者,53条主症为常自汗;54条主症为时发热自汗。主症有所不同,而病机基本一致,故皆可用桂枝汤燮理阴阳,调和营卫。

病机在辨治中的重要意义,如上所述,自不待言,问题是实际临床中,因时空变换,环境改变,病谱增多,经方运用范围扩大,当审疾问病中,见有病机与原文所列病候不太一致时,面临的选择是谨守病机,还是选择病候,答案应该是前者。因为症状在此状况下只是参考因素,而病机则是决定诊疗的关键。例如蓄血证条文中,有"太阳病六七日,表证仍在,脉微而沉,反不结胸,其人发狂者,以热在下焦,少腹当硬满,小便自利者,下血乃愈。所以然者,以太阳随经,瘀热在里故也,抵当汤主之"(124条)"太阳病身黄,脉沉结,少腹硬,小便不利者,为无血也。小便自利，其人如狂者，血证谛也，抵当汤主之"（125 条），"伤寒有热，少腹满，应小便不利，今反利者，为有血也，当下之，不可余药，宜抵当丸"（126 条）。归纳条文精神，病因外邪不解，化热入里，循经深入下焦，与瘀血相结于少腹部位。症状有其人如狂，少腹急结；或其人发狂，少腹硬满，小便自利。尤其"小便自利"，仲景将此作为辨别是否为蓄血证的一个诊断标准。若少腹硬满或少腹硬，见小便不利，则为膀胱气化失职之蓄水证；若小便自利，膀胱气化功能正常，则为下焦瘀热相结之蓄血证，依据证情轻重缓急不同，则可分别选用桃核承气汤或抵当汤（丸）。在汉代，桃核承气汤类方可用于外感内伤。近来则可用于传染性疾病或流行性疾病，如流行性出血热；神经精神系统疾病，如精神分裂症、脑外伤后遗症；泌尿、生殖系统疾病，以及妇科疾病，如前列腺炎、前列腺肥大、尿潴留、膀胱癌、宫颈炎、肾盂肾炎、产后阴道血肿、恶露不尽、胎盘残留、痛经、子宫肌瘤等，凡病机辨属热邪与瘀血相结者，皆可放胆用之，而不必顾虑其小便之利与不利。

案例：邵某，男，71 岁，大学教授。2001 年 12 月诊。小便不通半个月余。半个月前左眼暴盲，在某医院诊治，当时用微量山莨菪碱注射液滴眼，第 2 天则尿不畅，渐至滴沥不出，遂转至泌尿外科，考虑为前列腺炎、前列腺肥大、尿潴留。用普适泰片及抗炎药对症治疗，无明显效果。医院动员其手术，患者坚决不从，转请中医诊治。刻诊所见，小便不通，滴沥不出，完全依赖导尿管导尿，少腹胀痛，坐卧不安，大便干结，舌质红、偏暗，苔黄、略腻，脉沉有力。尿检：红细胞（＋＋＋），脓细胞（＋＋＋＋）。断为下焦湿热，瘀血阻滞，湿热瘀结，膀胱不能气化。处方：桃仁 10 g，生大黄 8 g，炒水蛭 6 g，炒莪术 15 g，红花 10 g，黄柏 15 g，苍术 15 g，金银花 30 g，皂角刺 10 g，蒲公英 20 g，白茅根 30 g，生甘草 8 g，桂枝 5 g。7 剂，日 1 剂，水煎服。

二诊：患者服药后小便通利，导尿管已去，唯尿来频急，夜间遗尿 3～5 次，大便尚可，舌质暗红，苔微黄，脉细略弦。思之再三，料想年事已高，正气亏损，不胜攻伐，肾失封藏，而瘀热未尽，当活血化瘀与扶正补虚并施。处方：桃仁 10 g，桂枝 3 g，生大黄 6 g，赤芍、白芍各 15 g，皂角刺 10 g，黄柏 12 g，苍术 15 g，忍冬藤 20 g,蒲公英 20 g,桑螵蛸 15 g,太子参 12 g,茯苓 15 g,芡实 30 g,白茅根 20 g。7 剂,日 1 剂,水煎服。

三诊:遗尿得止,尿频已去,唯小便有滞涩之感,少腹胀痛,舌质红,苔微黄,脉弦细。瘀热未尽,收涩过急,下焦壅塞。处方:桃仁 10 g,赤芍、白芍各 15 g,赤小豆 15 g,当归 10 g,生大黄 6 g,桂枝 3 g,炒莪术 15 g,黄柏 12 g,苍术 15 g,金银花 20 g,蒲公英 20 g,金樱子 15 g,芡实 20 g,白茅根 20 g,炒枳壳 15 g,乌药 15 g,炒山楂 15 g。7 剂,日 1 剂,水煎服。

患者服药后小便通利,亦无滞涩,少腹胀痛缓解,舌质红,苔薄黄,脉弦细。继以上方化裁,连进 10 余剂,尿检正常,遂告痊愈。

上案启示:①病在下焦,瘀热互结,小便不通,是病机与蓄血证合,而症状却有不同,治法当从病机,活血化瘀而通络,清利湿热而通淋。②开始用药,意在速战速决,然因患者年高体衰,似乎攻伐太过,以致肾失收藏,尿频遗尿,则酌以活血化瘀、固肾止溺为法。③不料邪实未尽,收涩止尿过后,又有小便滞涩不畅,是有闭门留寇之嫌,则活血化瘀、清热化湿药中,少参固肾止遗之品,扶正与祛邪兼施。由此悟出,中医辨证用药,注重病因、体质一说,信卬有征也。

3. 知传变,晓合并,方从证立

六经病证,其病机错综复杂,其证候表现形式多种多样。仲景根据证候交替此起彼伏之特点,有"传"与"不传""转属""过经""转系""转入"等说法。就传变而言,如《伤寒论》在太阳病提纲及中风、伤寒之后,紧接着提出,"伤寒一日,太阳受之,脉若静者,为不传;颇欲吐,若躁烦,脉数急者,为传也"(4 条),"伤寒二三日,阳明、少阳证不见者,为不传也"(5 条)。申述太阳表病有传与不传之别,并以辨明《素问·热论》一日巨阳、二日阳明等之非,盖表病之传与不传,当凭现有的脉证,不可拘泥于日数。一般而论,疾病之传变与否,从病因机理综合分析,实取决于病邪(致病因素)的微甚、正气(体质及抗病能力等)的盛衰、治疗的当否,以及护理是否适宜、患者有无宿疾等多个方面。如患者正气较旺,病邪轻微,虽得表病,亦不内传,故曰:"伤寒三日,三阳为尽,三阴当受邪,其人反能食而不呕,此为三阴不受邪也。"(270条)若在疾病发生、发展过程中,治疗失当,则证候多变,病势易于内传。故太阳中下二篇,误用汗吐下后转为变证条文,实占绝大多数。又有服桂枝汤,"服已须臾,啜热稀粥一升余,以助药力。温覆令一时许,遍身漐漐,微似有汗者益佳。"若护理失宜,汗出如水流漓,此在阳虚之体,则易漏汗亡阳,如桂枝加附子汤证;若属阳盛之体,汗出过多,又能形成热盛伤津,如白虎加人参汤证。又如阳明蓄血证,病因"本有久瘀血"(237条),阳明燥屎证,以"本有宿食故也"(241条)。某种疾病的形成,与宿疾有关。

人体是一个统一的有机整体,全身经脉相贯,气血周流。若局部有病,往往与全身有紧密联系。如太阳主人身最外层,为六经之大表而统摄营卫。凡六经外邪,自表而传入于里,各经皆可受病,故后人以太阳病为例,而有循经传(太阳传阳明)、越经传(太阳传少阳)、误下传(太阳传太阴)、表里传(太阳传少阴)、首尾传(太阳传厥阴)等不同说法。表病内传的规律,一般有从阳、从阴之别。若病邪势盛,正气充实,正邪交争,则容易转属为阳证,故阳盛易入三阳之腑。如"太阳病,发汗后……若脉浮,小便不利,微热消渴者,五苓散主之"(71条),病邪由表而入于太阳之腑,寒水蓄于膀胱,阳气不得施化,所谓"有表里证"(74条),故用五苓散以外散表寒,内利水道。若"服桂枝汤,大汗出后,大烦渴不解,脉洪大者,白虎加人参汤主之"(26条),此是表病汗后,津气受伤,邪从阳明燥热之化,故主治以凉胃清热、益气生津之法,又有"太阳病三日,发汗不解,蒸蒸发热者,属胃也,调胃承气汤主之"(248条),则是表邪化热入里,胃燥成实,主以泻热和胃,而用调胃承气汤。

亦有患者在同一表病基础上,如正气虚衰,病邪势盛,阴盛阳微,其表病容易转属为阴证,故阴盛易入三阴之脏。如"病发热头痛,脉反沉,若不差,身体疼痛,当救其里,宜四逆汤"(92条)。此条承接91条而来。发热头痛,身体痛,是表寒证;脉反沉,是里虚脉,以脉括证,自当有91条"下利清谷"之主证在内,故治法以救里为急,用回阳救逆之四逆汤。

疾病发生、发展传变,一般单纯者少,复杂者多;正病典型者少,合病并病者居绝大多数。《伤寒论》载合病七条,如太阳阳明合病之葛根汤证(32条)、葛根加半夏汤证(33条),太阳阳明合病之麻黄汤证(36条),太阳少阳合病之黄芩汤证、黄芩加半夏生姜汤证(172条),阳明少阳合病之大承气汤证(256条),三阳合病之白虎汤证(219条),以及"三阳合病,脉浮大,上关上,但欲眠睡,目合则汗"(268条)之里热偏盛神昏盗汗证等。

并病证有五条,如"二阳并病",太阳表证未罢,阳明里热未盛,"可小发汗"(48条);"二阳并病,太阳证罢,但发潮热,手足漐漐汗出,大便难而谵语者,下之则愈,宜大承气汤"(220条)。太阳少阳并病者有三条,如太阳少阳并病用刺法之142、171条,因其病位重在太阳、少阳二经经脉,故主用刺法以宣泄其邪。论其禁例,一则禁汗,二则禁下,是互文见义笔法,亦即太阳少阳并病不可汗下之义。如"太阳少阳并病,而反下之,成结胸,心下硬,下利不止,水浆不下,其人心烦"(150条),则是太阳少阳并病,误用下法,脾胃阳气大伤,而成危重之证。

综上,合病、并病中,有的具有合病、并病之名,而无合病、并病之实,如合病条之麻黄汤证、白虎汤证,并病条之大承气汤证等。实则大论三百九十七条中,合病、并病病例最多,故亦有无合病、并病之名,而有合病、并病之实者。用六经结合八纲理论辨析,综合论之,大抵有二种证型。 为阳与阳合之合并病,如柴胡桂枝汤证(146条)、桂枝加大黄汤证(279条)、小柴胡汤证(229条)等。再有阴阳相合之合并病,如桂枝人参汤证(163条)、麻黄细辛附子汤证(301条)、麻黄附子甘草汤证(302条)等。又"手足厥寒,脉细欲绝者,当归四逆汤主之"(351条)是属厥阴血虚而寒郁于表,似可归于厥阴、太阳合并病之列。还有阴与阴合之合并病,如"自利不渴者,属太阴,以其脏有寒故也。当温之,宜服四逆辈"(277条)。仔细推究,此条与"下利清谷,不可攻表,汗出必胀满"(364条)"下利腹胀满……先温其里……宜四逆汤"(372条)等,当属太阴、少阴合并病。辨别合病、并病,可于纷繁复杂疾病中,抓住其主要矛盾,分清其主次兼夹,明辨其表里轻重缓急,突出其主治方药。归纳仲景合并病之治,约有五种。一为突出治其主症而不问其余,主症既除,则所伴次要之症,亦可悉解。例合病条用麻黄汤、白虎汤等是。二为治其主症而兼顾其次者,如桂枝人参汤,用理中以温中为主,而加一味桂枝后下以解表。三为合并病,权衡其轻重相等,则施以同治之法，而无孰轻孰重之殊。如柴胡桂枝汤双解太阳、少阳之邪，麻黄附子甘草汤温阳解表，以治少阴阳虚而兼表证者是。四是合并病有轻重缓急，则治法有先后缓急之异。如"救里宜四逆汤，救表宜桂枝汤"（参见 91 条）等是。五为合并病，一般先治原发病，后治续发病，如"阳明病，脉迟……若汗多，微发热恶寒者，外未解也"（208 条），此与"阳明病，脉迟，汗出多，微恶寒者，表未解也，可发汗，宜桂枝汤"（234 条）脉证相同，有"其外不解者，尚未可攻，当先解其外"（106 条）之义，亦可视为合并病治法之一种。

案例：邹某，男，55 岁，干部。1988 年 4 月 4 日诊。恶寒发热、咳嗽胸痛 20 余天，曾在某医院门诊就诊，服感冒清胶囊、螺旋霉素片等，症状无缓解，后转入我院治疗。发热恶寒，咳嗽甚剧，呈阵发性呛咳，有少许白黏痰，咳时右下胸痛明显。查体右下肺闻及细湿啰音。全胸片及断层扫描示：右下肺背段处有直径为 2.5 cm 的球状物，密度均匀，边缘模糊，有少许毛刺。计算机断层扫描（CT）示：右下肺癌伴纵隔淋巴结转移可能。西医诊断为重症感冒，右下肺炎，右下周围型肺癌并感染，先后用青霉素、链霉素、头孢哌酮钠及中药清热解毒、宣肺止咳等，未显效。延余诊治。刻诊所见：发热（T 39.2 ℃），恶寒，潵潵汗出，口干口苦，渴喜凉饮，咳嗽痰少，痰稠白黄相间，不易咳出，有时痰中带少许血丝。右侧胸痛，肢体乏力，小便短黄，舌质红，苔黄略腻，脉弦数。细询病史，乃外出开会，旅途劳顿，感受外邪引起。直断为外邪不解，邪入少阳，三焦壅滞，肺热失宣，方用小柴胡汤合麻杏石甘汤加减：柴胡 10 g，黄芩 12 g，法半夏 10 g，麻黄 6 g，杏仁 10 g，石膏 30 g，金银花 30 g，连翘 15 g，板蓝根 15 g，鱼腥草 20 g，仙鹤草 30 g，白花蛇舌草 30 g，芦根 20 g，滑石 10 g，生甘草 10 g，西洋参 10 g（另包切片，分数次用开水泡服）。

二诊：服上药 3 剂，热势渐退（T 37.2 ℃），咳嗽、胸痛减轻，精神渐振，小便通利。效不更方，上方续服至 11 剂，体温完全正常，诸症缓解。复查胸片：两肺清晰，未见特殊异常。

本例患者，始受风寒，因体虚失治，病转少阳，且邪热壅肺，可属二阳合病。故方取小柴胡汤和解退热，麻杏石甘汤宣肺泄热，酌加金银花、连翘、板蓝根辛凉透表,滑石清利小便,使邪从内外、上下而解。

4. 别异同,求病理,一方多病

六经病中,审其异同,实为辨证论治的关键。同一类的疾病,因发病原因、病理机制不同,或各个病证在其发展阶段的具体不同,而不能采用同一治法。不同类型的疾病,因其发病原因、病理机制相同,或处于某一阶段的性质相同,又可采用同一治法。

同病异治,如大论以"脉浮,头项强痛而恶寒"(1 条)为"太阳之为病",或简称"太阳病",是太阳表证之提纲。太阳受邪,在表阳气奋兴,起而与邪相争,故脉证俱现表阳充盛之象,其恶寒多与发热齐见,所谓"病有发热恶寒者,发于阳也"(7 条)。自此以下,又曰"太阳病,发热,汗出,恶风,脉缓者,名为中风"(2 条),"太阳病,或已发热,或未发热,必恶寒,体痛,呕逆,脉阴阳俱紧者,名为伤寒"(3 条)。前者由于表受风寒,其病理机制是营卫不和,卫强营弱,故治法宜用桂枝汤解肌祛风,调和营卫。后者是寒邪束表,卫阳被遏,营阴郁滞(主症当有"无汗而喘",参 35 条),故治法用麻黄汤开泄腠理,解表发汗,宣肺平喘。至于"太阳病,发热而渴,不(此"不"字须活看)恶寒者,为温病"(6 条),则由感受温邪,或挟有内热所致。《伤寒论》未载主治方剂,自应参照后世温病治法,禁用辛温发汗,而宜辛凉解表。风、寒、温三证,同属太阳表病,因其病因、证候等具体情况不同,故治法又有不同也。

又有主症相同,或兼症不同,则治法小有不同的。如太阳中风,宜桂枝汤解肌祛风,调和营卫。若兼项背强几几,是风邪中于太阳经腧,则加葛根升津液、舒经脉。若兼喘逆,风邪犯表,肺失清肃,气息上逆,则加厚朴、杏仁平喘降逆。若兼汗漏不止,小便难,四肢微急,难以屈伸,是因既感风邪,又过汗表虚,而使卫外功能失职,故加附子扶阳固表等。

广而论之,在六经病篇中,都载有下利,或载有发热,因寒热属性不同,病位表里不同,或病之新久、体之虚实不同等,则治法亦有不同,但寻其规律,治法虽异,却又有异中有同之现象。如上所述,太阳病伤寒、中风、温病三证之治法,伤寒宜辛温发汗，中风宜辛甘温解肌祛风、调和营卫，温病则宜辛凉解表。证情不同，处理方法自有不同，但同属太阳表病，治法当同以解表为大法。再如少阴阳虚寒化各种证候，治法有温阳解表、扶阳补虚、回阳救逆等不同，但同属少阴阳虚，治法重点则仍在温里扶阳。

异病同治，于《伤寒论》中屡见不鲜。如吴茱萸汤证，一见于阳明病篇，"食谷欲呕，属阳明也"（243条），病属阳明中寒，胃失和降，纳食更加气逆所致；一见于少阴病篇，"少阴病，吐利，手足逆冷，烦躁欲死"（309条），当属阴寒直中重证，下焦阴寒上冲犯胃，病势至急；一见于厥阴病篇，病属阴寒，挟浊气上逆于胃，则"干呕，吐涎沫，头痛"（378条）。从六经分证而言，三者病候不同，然其病变机理，总与中虚寒盛、浊气上逆有关，故可同用吴茱萸汤温中散寒、降逆止呕。

再如真武汤，一见于太阳病篇，"太阳病发汗，汗出不解，其人仍发热，心下悸，头眩，身𥆧动，振振欲擗地者"（82条）；一见于少阴病篇，"少阴病，二三日不已，至四五日，腹痛，小便不利，四肢沉重疼痛，自下利"（316条）。前者由太阳表病汗后所致，后者为少阴病寒邪入里所致。二者发病原因及其转归不同，证候不同，但其总的病机，与少阴阳虚、水气泛滥有关，故可同用真武汤以温补阳气、宣散水邪。

异病同治中，亦有同中有异者，主要说明在疾病的辨证施治过程中，既存在相同的方面又存在不同的方面。如太阳病篇之桂枝汤证（12条），因表受风寒，其阳浮阴弱，亦即营卫不和，卫强营弱，故用桂枝汤辛甘温解肌祛风，调和营卫，并啜热稀粥，温覆取漐漐微汗，以鼓舞胃气而加强扶正祛邪之力。若"病常自汗出者"（53条），当属卫气不和，卫外不固，卫气不共营气相谐和，则"宜桂枝汤"调和营卫即可，不必采用温覆取汗之法，以免汗多亡阳损阴之弊。至于"病人脏无他病，时发热自汗出而不愈者"（54条），亦属卫气不和，用桂枝汤，采取"先其时发汗"之法，扶正祛邪。此与《黄帝内经》凡治疟"先其发时如食顷而刺之，一刺则衰，二刺则知，三刺则已"（《素问·刺疟》）之义相合。伤寒杂病同用桂枝汤，因具体病况不同，故治法又有不同。

探求同病异治异中有同，异病同治同中有异，其意义在于：①疾病证情复杂多变,但总有其规律可循。②寻找疾病规律,既要看疾病的始发因素、症状表现,又要观察其现有症状、发展趋向。③无论病情如何变化,总会在变化中有不变,这个不变就是病机在某个阶段的反映,故把握病机,就可掌握治病的主动权,以不变应万变。④疾病异同之辨,异同之治,可以体会一病多方,一方可治多病。明白这一点,即可做到心中有数,有的放矢。

案例:王某,女,工人。1983年2月28日诊。高热、休克、昏迷、吐血2天。2天前患者因吐血、便血入住某医院,后在该院输血过程中,出现发热,渐至休克、昏迷,遂转入我院住院诊治。刻诊所见:高热不退(T 39.2 ℃),意识不清,呼之不应,面无血色,血压70/50 mmHg,舌质淡,苔黄略腻而干燥,脉微弱。病情危急,诊断不明,只有破除常规,床边急做胃镜检查,并急请外科会诊,且做好查血型、交叉配血、输血、中药救治准备。胃镜检查中,发现患者胃底充血、水肿、糜烂、血液渗出,考虑慢性胃炎、胃溃疡,消化道出血。随即用大黄粉适量加去甲肾上腺素8 mg,与冰水混匀,从胃管灌入。并建议外科手术治疗。外科认为患者高热、昏迷、休克、出血,血红蛋白3.6 g/L,不适合手术。无奈之下,打破禁忌,从静脉输血,又切开下肢静脉加压输血。1天后患者热退,神志逐渐清醒,休克情况好转。但胃中仍有出血,大便色黑如柏油状,而且鼻衄,又逢月经潮至,偶有怕冷,时有呕逆,心下痞塞,当清热和胃,凉血止血。处方:大黄粉6 g,黄芩10 g,黄连6 g,法半夏10 g,炒竹茹12 g,太子参15 g,白及50 g,乌贼骨15 g,茜草15 g,三七粉10 g,砂仁8 g,生姜3 g,炙甘草10 g。上13味,先煎11味,取汁,后以大黄粉、三七粉兑入汁中,少量多次饮服。3天后,患者血止,精神渐振,能进少量稀粥、汤水,大便日1～2次,成形色黄。舌质淡红,苔薄黄,脉细弱。继以上方化裁5剂,日1剂,水煎服,诸症悉除,痊愈出院。

按此例在六经分证,似乎难以对号入座。仔细默察,是患者胃中素有热蕴,热势渐盛,伤及胃络,则有吐血、便血。依据辨证所得,当属大黄黄连泻心汤所主病候。故始以大黄粉为主,合去甲肾上腺素、冰水灌胃,佐以输血为治。胃热稍挫,昏迷、休克、出血渐解,而有怕冷、呕逆、痞塞等症,乃寒热中阻、脾胃不和,且热势偏盛,故方以大黄黄连泻心汤合半夏泻心汤化裁。

在杂病中，本案似属血证（吐血、衄血、便血）、痞证之列，《金匮要略·惊悸吐衄下血胸满瘀血》云："心气不足，吐血，衄血，泻心汤主之。"从《伤寒论》而言，大黄黄连泻心汤主治心下热痞，而《金匮要略》谓大黄黄连泻心汤主治热盛吐血，半夏泻心汤主治脾胃不和、寒热中阻心下痞，所谓"呕而肠鸣，心下痞者，半夏泻心汤主之"（《金匮要略·呕吐哕下利》）。此案则合两方之专长，用治吐衄便血之证，似亦在异病同治之例，而异中又有相同处。但无论同与不同，守住病机、平脉辨证总是关键。

5. 明伤寒，通杂病，方贵活用

伤寒有广义、狭义之分。狭义伤寒，是外感寒邪引发的疾病；广义伤寒，包括中风、伤寒、湿温、热病、温病。因其皆有发热的症状，故可归于伤寒病的范畴。再者，伤寒之"寒"者，亦可作"邪"字解。日本学者中西惟忠的《伤寒之研究》说：伤寒也者，为邪所伤害也，谓邪而为寒，盖古义也。故寒也者，邪之名也，而邪之伤害人，最多端矣。其说颇有见地。《孟子·告子》说："吾见亦罕矣，吾退而寒之者至矣。"此"寒"字就作"邪"字解。意思是说，我会见齐王的机会也很少，等我离开的时候，那些"奸邪"小人又在齐王面前出现了。伤寒就是伤于邪的意思，也就是害病，如此体会伤寒，其定义则更为宽广。故古人再三强调：明伤寒之理，则万病皆通。所谓"理"，即是疾病外感内伤之理，辨证施治之道也。

任应秋先生说：《伤寒论》，是辨识疾病的方法论，内容是无所不包的。因此，学习《伤寒论》的要点，主要是抓住它辨识一切疾病的方法，而不一定在只字片言（当然亦不能否定某些只字片言的作用），或者一方一药（《伤寒论证治类诠》）。"发汗后，腹胀满者，厚朴生姜半夏甘草人参汤主之。"（66条）本条只有三句话，第一、二句是辨证，后一句是施治。腹胀满是证，发汗后一句，即是辨腹为脾胃的部位。发汗不当，往往会伤津损阳。发汗后而致腹胀满，是过汗损伤脾阳胃阴，故脾胃不能健运而胀满，由此辨识出腹满是里虚证，而不是里实证，故用厚朴生姜半夏甘草人参汤温脾阳，益胃阴，行结滞，降逆气。根据这个方法，喻嘉言运用此方治泄后腹胀，张石顽运用此方治胃虚呕逆，痞满不食，效果都很好。所谓发汗,无非是指脾胃受伤的原因,不论是否发汗,只要是脾虚气滞腹胀满,厚朴生姜半夏甘草人参汤皆可取得较好的效果。这样学习、理解、运用《伤寒论》,才会有大的成效。日本学者和田启十郎说:书名虽不过述伤寒一种,然其记载之证候法则,以至一切变方用法,殆用之于万病,无不适当,则虽谓之一切疾病治法之规矩准绳可也(《医界之铁椎·后编》)。

实则《伤寒论》的大多数条文是论述杂病的,《伤寒论》现存的一百一十二方皆可用于治疗杂病。举脏腑辨治为例:如肺为华盖,位于上焦,司呼吸,主一身之气,其变动则为喘咳。肺主气属卫,外合皮毛,故太阳伤寒表实"无汗而喘者,麻黄汤主之"(35条)。若外寒里饮,"伤寒表不解,心下有水气,干呕,发热而咳……或喘者,小青龙汤主之"(40条)。中风表虚自汗,或挟宿饮,肺卫失宣,亦可引起喘逆。如"太阳病,下之微喘者,表未解故也,桂枝加厚朴杏子汤主之"(43条),"喘家作,桂枝汤加厚朴杏子佳"(18条)。又有外邪入里,肺热壅盛,失其清肃宣降之令,而为喘逆。如"发汗后,不可更行桂枝汤,汗出而喘,无大热者,可与麻黄杏仁甘草石膏汤"(63条)。《素问·咳论》有咳"聚于胃,关于肺"之说,故"阳明病,反无汗,而小便利,二三日呕而咳,手足厥者,必苦头痛"(197条),"阳明病,但头眩,不恶寒,故能食而咳,其人咽必痛"(198条)。前者为胃寒饮逆,即阳明中寒证;后者风热上攻,是阳明风热证。可征肺胃之气,一系相通。胃失和降,上干肺系清肃之令,无论虚寒实热两途,皆能而为咳为喘者。"太阳病,桂枝证,医反下之,利遂不止,脉促者,表未解也;喘而汗出者,葛根黄芩黄连汤主之。"(34条)此是肠热下利,里热上扰,肺失清肃,而为喘逆,与表邪致喘者不同,可见肺与大肠相为表里之说,征之病候,确有所据。

心为火脏,主血脉,又主神志疾病。心在左乳下,正当虚里处。《素问·平人气象论》云:"胃之大络,名曰虚里,贯膈络肺,出于左乳下,其动应衣,脉宗气也。"若外邪犯及少阴,致阴血虚而不得濡润,阳气虚而不能煦化,则有心悸之征,结代之脉,法当通阳复脉,育阴濡润为治。如"伤寒,脉结代,心动悸,炙甘草汤主之"(177条)者是。若"发汗过多,其人叉手自冒心,心下悸,欲得按者,桂枝甘草汤主之"(64条),则是心液外泄,心阳大虚,故叉手自冒心,欲得外卫。可见中医诊法，虚则喜按，实则拒按，自是不磨之论，可治用辛甘化阳、甘温益气之法。若进一步心阳外越，神明不安，不仅烦躁，甚至惊狂，则当甘温镇涩，宜用桂甘龙牡、桂枝救逆方。另心病多显火热之证，如"少阴病，得之二三日以上，心中烦，不得卧，黄连阿胶汤主之"（303 条），此乃心火太亢，肾阴枯竭，治宜补水泻火，用黄连阿胶汤，正是对证之方。

脾胃同居中焦，主运化水谷，散布精微。太阴病以腹满而吐，食不下，自利益甚，时腹自痛为主症，病机为脾虚脏寒，主用温中之法。故曰："自利不渴者，属太阴，以其脏有寒故也。当温之，宜服四逆辈。"（277 条）前面提及之"发汗后，腹胀满者，厚朴生姜半夏甘草人参汤主之"（66 条）是为脾虚气滞、浊气上逆之证。其证重在腹满而吐，与上条侧重下利者有异，故用扶脾益虚、破气导滞之法，亦即补虚与破气并用治法。若中焦脾虚，寒湿瘀滞，致肝胆疏泄失常，胆汁溢于全身，则有发黄。此与阳明湿热发黄有本质上的不同，属寒湿发黄。

肾位居于下焦，为人身真阳真阴之本。少阴病以脉微细但欲寐为提纲，是阳虚寒化之证。如阳气衰疲，寒湿凝滞，而有身体痛、手足寒、骨节痛、背恶寒、口中和、脉沉者，是附子汤证，即无热恶寒之证；若阳气虚衰，水寒泛滥，症见腹痛、小便不利、四肢沉重疼痛、下利，是真武汤证；若大汗大下利而厥冷，或下利清谷，为纯阴无阳，是四逆汤证；若下利清谷，里寒外热，手足厥逆，脉微欲绝，身反不恶寒，则为格阳，是里真寒而外假热，为通脉四逆汤证；下利，脉微，面色赤，则为戴阳，是下真寒而上假热，为白通汤证。前症见下利不止，厥逆无脉，干呕心烦，是阴寒盛于下，虚阳扰于上，当于姜附回阳救逆主药中，加入人尿、猪胆汁咸寒苦降，是为从治之法，并寓对证而治之义。然少阴病初起，阳虚不甚，见反发热，无汗，脉沉，则用温阳解表双解之法，如麻黄细辛附子汤、麻黄附子甘草汤之类也。至于少阴病，心中烦，不得眠，是肾水竭于下、心火亢于上，则用黄连阿胶汤，取滋阴降火为治。

肝藏血，主疏泄。肝脉循胸胁，属肝，络胆，挟胃，贯膈，循阴器，抵少腹。上与心火相接，下与肾水为邻。故厥阴肝经受病，最易导致脾胃功能失常，而为寒热错杂、上热下寒之证。如"厥阴之为病，消渴，气上撞心，心中疼热，饥而不欲食,食则吐蛔,下之利不止"(326条)是也。若肝失疏泄,火热内郁,下迫大肠,有下利后重或便脓血,渴欲饮水,脉弦数,则是厥阴热利。用白头翁汤,取苦寒之品,以凉肝坚肠。若肝寒犯胃,浊阴上逆,症见干呕、吐涎沫、头痛者,吴茱萸汤主之。用暖肝和胃、化饮降逆之法,是厥阴肝寒证治法。

至于腑病,如太阳表病不解,病邪由表入腑成蓄水证者,用五苓散为治。胃与大肠为阳明之腑,阳明主燥热之化,胃燥热盛,津液受劫,出现身大热,汗自出,不恶寒,反恶热,大烦渴不解,脉洪大滑数,宜辛寒清热,用白虎汤类;若见潮热、谵语,腹胀满痛拒按,大便不通,脉沉实,苔黄燥,属腑热结实,宜通下热结,用承气汤类。胆与三焦为少阳之腑,少阳主火化。胆火上炎,故少阳病以口苦、咽干、目眩为提纲。胆气不舒,枢机不利,最易侵犯脾胃,故少阳病以往来寒热、胸胁苦满、默默不欲饮食、心烦喜呕为主症。三焦为决渎之官,主通调水道,故少阳或然证中,有水气犯肺而"咳者";有水气结聚于胸胁而"胁下痞硬者";有水气结于下焦或上逆心胸,而有"心下悸,小便不利者"等。

此外,水、血、痰、食、气郁等,亦为杂病中常见病种。《伤寒论》中,如小青龙汤治外寒束表、水寒射肺而咳喘,五苓散治表邪入里,腑有蓄水;真武汤治少阴阳虚,寒水泛滥;苓桂术甘汤治脾不健运,中焦水停;茯苓甘草汤治水停中焦,水气凌心;牡蛎泽泻散治"大病瘥后,从腰以下有水气者"(395条)等。痰者,淡也,是水气一类。如大结胸病为痰热结实,用大陷胸汤(丸);小结胸病为痰热相结,用小陷胸汤。又桂枝救逆汤治亡阳惊狂,其用蜀漆,亦寓辛开涤痰之义。另十枣汤治悬饮,可与《金匮要略》互参。以上三者,一主清化,二主温化,三主攻逐。后世诸痰饮治法,似多从此处得到启发。

他如治血有蓄血三方,治食有承气三方,治气郁有四逆散等,不胜枚举。足证《伤寒论》治杂病之资料翔实,方药运用也变通灵活。

案例:褚某,男,49岁,农民,1998年7月16日初诊。全身发黄、腹部胀大3个月余。患者3个月前身目、小便发黄,尿来不畅,渐至脘腹作胀,腹大如鼓,遂至某医院诊治,经检查确诊为病毒性肝炎(乙型),肝功能失代偿,肝硬化腹水,住院治疗半个月余,经保肝、护肝、对症处理,无明显效果。后又转至别院住院月余,经中西医结合治疗,病情无明显缓解。其弟找到我细说此事,问能否求一良方。刻诊所见:抬送来诊。脘腹隆起,膨大如鼓,青筋暴露,全身发黄,骨瘦如柴,关节疼痛,时有低热,肢软乏力,呼吸气短,纳谷呆滞,小便不利,尿液黄赤短少,大便不畅,舌质暗红,苔黄厚腻,脉弦滑数。此乃湿热毒盛,久羁肝胆,胆汁外溢,气血瘀滞,脾胃失运。处方:茵陈蒿 30 g,炒栀子 10 g,生大黄 8 g,白花蛇舌草 30 g,柴胡 10 g,黄芩 10 g,炒枳实 15 g,川厚朴 15 g,大腹皮 20 g,茯苓 30 g,猪苓 15 g,泽泻 15 g,炒白术 12 g,车前草 15 g,丹参 20 g,赤芍 60 g,炒鳖甲 20 g,土鳖虫 6 g,炒莪术 15 g,桃仁 10 g,红花 10 g,炒山楂 15 g,白茅根 30 g,砂仁 10 g。7 剂,日 1 剂,水煎服。

二诊:患者服药后小便通利,腹水消退,黄疸减轻,热势亦去,关节疼痛缓解,能进少量稀粥,呼吸顺畅,精神渐振,大便日 1～2 次,稀软成形。舌质暗红,苔微黄腻,脉弦略细。效不更方,只加入醒脾和胃之品,加炒神曲 15 g、炒鸡内金 15 g。7 剂,日 1 剂,水煎服。

三诊:上方服用 10 余剂,诸症缓解,唯小便稍黄,神疲乏力,舌质红,苔微黄,脉弦细。这是大病过后,湿热未尽,脾胃未复,正气耗损所致,当以清利湿热,健运脾胃,调理气血为主治。处方:茵陈蒿 30 g,炒栀子 10 g,白花蛇舌草 30 g,重楼 15 g,柴胡 10 g,炒枳壳 12 g,川厚朴 12 g,陈皮、橘络各 10 g,大腹皮 15 g,太子参 15 g,黄芪 15 g,五味子 15 g,赤芍 60 g,当归 10 g,丹参 20 g,桃仁 10 g,红花 10 g,炒鳖甲 15 g,炒莪术 15 g,茯苓 20 g,炒白术 12 g,车前草 15 g,白茅根 20 g,炒山楂 15 g,炒神曲 15 g,炒二芽各 10 g,猪苓 15 g,炒鸡内金 15 g,砂仁 10 g,炙甘草 8 g。

上方服用 20 余剂,患者症状悉解,无特殊不适,舌质红,苔薄黄,脉弦细。患者不愿再用汤药。为巩固疗效,劝其改汤作丸。然患者因家庭经济原因,其自作主张将生药研成细末,用温开水调糊吞服 1 年有余。后患者在某医院 1 年之中前后 3 次复查,结果均示肝功能正常,乙型肝炎大三阳亦转为阴性。

此案例当属中医学"臌胀""积聚"范畴,患者腹大如鼓,身目黄染,尿黄短赤,关节疼痛,纳食呆滞,呼吸短气,是肝胆湿热、气血瘀阻、脾胃失和、三焦壅滞所致,证情复杂,故直以茵陈蒿汤、五苓散、四逆散、鳖甲煎丸复方化裁。试而有效,病势顿挫,则法以疏利肝胆、健运脾胃、活血通络、扶正祛邪善后。守方年余,终收全功。

　　由此体会:①疑难杂病的诊治,是以辨证为前提的,辨证则所以知证(症),知证(症)则所以识病。②辨证固然重要,但在临床实际中,还须做到辨证与辨病的有机结合,这样才能正确诊断疾病,合理处方用药。③一病有一病之专方,一症有一症之专药,临床可供辨证使用。然在特殊情况下,如病情复杂,证候多变,则又不可固守成法,而应采取多方联用,以达到治疗疾病的最好效果。

　　　　　　　　　　　　　　　(原载于《湖北中医杂志》2010,32(1):26-32)

浅议《伤寒论》中附子的应用

附子为毛茛科植物乌头的子根的加工品，具有回阳补火、散寒除湿的功能。主治阴盛格阳、大汗亡阳、吐利厥逆、心腹冷痛、脾泄冷痢、脚气水肿、小儿慢惊、风寒湿痹、阴疽疮漏及一切沉寒痼冷之疾。

仲景《伤寒论》一书中用附子方达 20 方，生用者 8 方，炮用者 12 方。用于回阳救逆者，则生附子与干姜伍用；用于温肾壮阳祛湿止痛者，则炮附子与生姜、桂枝、白术配用。于用量上，若用于亡阳欲脱的危重患者，用生附子一枚煎汤顿服；对一般阳气虚弱的患者，则采用生附子一枚分两次或三次煎服。足见仲景先师在药物的使用、配伍、用法、用量上具有严格的标准。现就具体应用的学习体会分述如下。

1. 炮附子的临床配伍应用

凡脾肾阳虚、阴盛阳衰或阴寒水湿阻滞经络、肌表者，仲景多取炮附子与生姜、桂枝、白术等配伍。虽然炮附子与生附子的药理作用相同，然炮附子性缓、毒微，又擅长温补元阳、止痛祛湿。若临床上见阳虚阴盛，水湿泛溢，阴寒水湿滞留经脉，则以炮附子与茯苓、白术伍用，意在温阳散寒，祛湿止痛，方如附子汤、真武汤之列；若误汗而阳气受损，或卫阳不足，则又以炮附子与桂枝伍用，意在温经复阳，如桂枝加附子汤、桂枝去芍药加附子汤等。又若卫阳不固，以致风寒湿邪滞留肌表、筋脉、关节，则多用炮附子与白术、桂枝、生姜伍用，意在温阳祛湿，使之阳展而湿散，阳布而表解，方如桂枝附子汤、桂枝附子去桂加白术汤等。又若肾阳虚损，复感外邪，则又以炮附子与麻黄伍用，意在温阳解表，方如麻黄附子甘草汤、麻黄细辛附子汤等。

真武汤、附子汤、桂枝附子汤、桂枝附子去桂加白术汤、甘草附子汤主治阳虚而有湿邪阻滞，然前二方主治肾阳虚损，寒湿内盛，泛溢全身或滞留于筋骨，后三方主治卫阳虚衰,风湿留着于经络、肌肉、关节。前者附子与茯苓、白术相伍,而附子用量较轻,取其温肾扶阳;后者重用附子,与白术、桂枝、生姜配伍,意在取其温经散寒而止痛。两者用量、功能有别。

一般来说,生附子多与干姜相伍,而炮附子多与桂枝、茯苓、白术等伍用,如乌梅丸就是一例,乌梅丸可用于寒热错杂之蛔厥证,取炮附子以图缓功,无需生附子剽悍迅捷之力也。

2. 生附子的临床配伍使用

《伤寒论》中大凡阳衰阴盛、亡阳欲脱的危急重证,则以生附子与干姜伍用,取此二药大热大辛纯阳之味,合奏回阳救逆之功。

生附子回阳破阴,力宏效捷,干姜温中暖脾,守而不走,二药伍用,一守一走,能速除阴寒,立回孤阳。如四逆汤、白通汤之类及干姜附子汤等8方是也,均用生附子伍以干姜,用于治疗由阳微阴盛所致的恶寒蜷卧、脉微欲绝、厥逆吐利、腹痛汗出、烦躁不安等。此8方的共同特征是阳微阴盛。若出现亡阳阴微,则取干姜、附子与人参伍用以达到回阳益阴的目的,如茯苓四逆汤、四逆加人参汤是也。倘若阴盛于内,阳格于外,又当重用干姜、附子以速救垂危之阳,如通脉四逆汤是也。倘若阴盛于下,阳格于上,又以干姜、附子配葱白宣通上下,沟通阴阳,如白通汤。若阴阳格拒,病情危笃,则以白通加人尿、猪胆汁为汤等。

3. 附子临床应用的剂量、剂型与服药方法

《伤寒论》中,附子的剂量均以枚计,而一枚究竟相当于现今计量的多少克,目前尚无定论。现编《方剂学》中每枚以约9g计算。书中通脉四逆汤和通脉四逆加猪胆汁汤中均有生附子大者一枚。桂枝附子汤和桂枝附子去桂加白术汤中有炮附子三枚。此为书中附子的最大用量。从服法来看,上述方剂量尚不为最大,如干姜附子汤中用生附子一枚,其方后曰:上二味,以水三升,煮取一升,去滓,顿服。这里的干姜附子汤是用于下后复汗、阳气大伤、阴寒内盛、虚阳浮越所出现的"昼日烦躁不得眠,夜而安静,不呕不渴,无表证,脉沉微,身无大热"的危重证候。故重用生附子、干姜二味,不用甘草,一次服下,意在使药力集中,

药效迅发，达到急救回阳、挽救危急于顷刻的目的。

药物的剂型和炮制方法对药物的性能、功效影响很大。如生附子毒性大，《伤寒论》多以生附子入汤剂而不入丸、丹、散剂。如乌梅丸用炮附子而不用生附子就是一例。

在药物的煎法上，《伤寒论》方后均注明以水六升，煮取二升，或以水三升，煮取一升，使附子在长时间的煎煮后，毒性大杀，减少副作用。这说明附子的生、熟不同，炮制方法的不同，制剂的不同，煎煮的时间不同，其性能、功效、副作用亦不相同，临床应用时不可不察。

4. 附子在临床应用中的注意点

附子之药，用之甚广。若用之得当，可救人于顷刻；若用之不当，则祸不旋踵。

4.1 毒副作用

桂枝附子汤方后曰："初一服，其人身如痹，半日许复服之，三服都尽，其人如冒状，勿怪。"文中"身如痹""如冒状"都是说的服用附子后的毒副作用。尽管附子经过炮制后，毒性大杀，毒副作用大减，但是毕竟有毒，有毒就会有副作用，若剂量稍大，则可能发生明显的毒副作用，最易发生的毒副作用是头晕目眩、全身麻木等。临床医生在用药时，必须事先给患者讲清楚，同时必须注意剂量。炮制时，必须严格按规范炮制。这里所说的"勿怪"是指服用附子后，药物作用于机体的反应，应事先告诉患者发生这样的反应时不必惊慌。若炮制不规范，或剂量太大，毒副作用可能较重，严重时会发生意外，患者可能出现延髓麻痹而死亡，临床上当倍加注意。

4.2 回阳当顾阴液

附子为回阳救逆之要药，人体阴液未伤、阳气欲脱者，用附子、干姜可取回阳救逆之功。然而，在阴竭阳衰的危证时，又不可单用附子、干姜，如果误用，不仅阳不能回，反而加速阴竭。遇到这种危候，《伤寒论》中每以附子、干姜与人参相伍，或附子与芍药相配，合奏回阳益阴之功，以使孤阳不外脱、阴液不内竭，达到阴生阳回、拯救危急于顷刻的目的。方如茯苓四逆汤、四逆加人参汤、芍药甘草附子汤等就是为此危候而设。

4.3 辨证须准确

临床应用附子，尤其使用附子回阳救逆时，辨证必须准确。不可被表面的假象所迷惑，如真热假寒，热深厥亦深，可外见四肢厥冷，身恶寒，口渴引饮，但不欲近衣，大便泻下臭秽，脉滑数，小便黄赤等，此时若用大辛大热之味，则祸不旋踵，临床不可疏忽。关于附子应用的禁忌，书中虽未明言，然细读仲景书，书中所用附子方证，均为阴盛阳衰。阴虚内热、津亏血少、吐衄下血等均在禁用之列。若必须使用，临床应当谨慎，合理配伍并注意观察病情变化。

（原载于《湖北中医学院学报》2003,5(4):60-61）

略论运气学说与肝病临床辨治

运气，即五运六气。"运"，指木、火、土、金、水五个阶段的相互推移；"气"，指风、火、热、湿、燥、寒六种气候的转变。古代医家据甲、乙、丙、丁、戊、己、庚、辛、壬、癸十天干以定"运"；子、丑、寅、卯、辰、巳、午、未、申、酉、戌、亥十二地支以定"气"。所谓运气学说，就是以阴阳五行学说为基础、结合五行生克制化的理论来探讨气候变化规律与疾病关系的一门科学。今试以肝病之发病与临床辨治为例，借以说明运气学说之实际运用，并就教于方家。

1. 理论寻源

肝生于左，与胆相合，《灵枢·本藏》曰："肝合胆，胆者，筋其应。"《针灸甲乙经》曰："肝胆为合，故足厥阴与少阳为表里。"其生理功能："肝藏血"（《灵枢·本神》），"人卧，血归于肝"（《素问·五藏生成》），"肝藏魂"（《素问·宣明五气》），肝为"将军之官"，主谋虑而候外（《素问·灵兰秘典论》）。肝"其华在爪，其充在筋，以生血气"（《素问·六节藏象论》）。肝生心，主脾，如"肝生筋，筋生心"（《素问·阴阳应象大论》），"土畏于木，木与为官，故主"（《素问·五藏生成》王冰注文）。"肝为风木之脏，胆寄其间。胆为相火，木生火也"（《血证论·脏腑病机论》），故肝司相火，主温。"肝主疏泄"（《黄帝内经灵枢集注》），性喜条达，体阴而用阳。故肝脏属性又有属阴属阳之论。肝于五行中属木，五方应东，应时在春。《灵枢·阴阳系日月》曰："五行以东方为甲乙木，主春。"肝"开窍于目"（《素问·金匮真言论》），主泪。肝在色为苍，在音为角，在声为呼，在味为酸，在志为怒。肝之成数为八，应星为岁星。《素问·金匮真言论》云肝"其数八"，"其应四时，上为岁星"者是。

肝脏发病，大体论之，从五运言，木为初运，初运时间从每年大寒节气开始至春分节气前，相当于每年之春季。由于木在天为风，在人为肝，故每年春季于气候变化上以风气变化较大,于人体中则以肝气变化较大、肝病较多为其特点。从六气言,基本与五运相似,主气的初之气为厥阴风木,时间为大寒至惊蛰四个节气,相当于每年之初春,气候变化以多风为其特点,疾病流行亦以多肝病为其特点。推而论之,四时调摄失序,五行生克异常,岁运太过不及、诸气胜复等皆可影响肝脏生病。

四时调摄失序致病:如"春三月,此谓发陈,天地俱生,万物以荣,夜卧早起,广步于庭,被发缓形,以使志生。生而勿杀,予而勿夺,赏而勿罚,此春气之应,养生之道也。逆之则伤肝,夏为寒变,奉长者少","逆春气,则少阳不生,肝气内变"(《素问·四气调神大论》)。

五行生克异常致病:如"肝病传脾,脾当传肾,肾以冬适王,王者不受邪,脾复欲还肝,肝不肯受,因留结为积,故知痞气,以冬壬癸日得之"(《脉经·卷六》)。《素问病机气宜保命集》说:"凡病肝木风疾者,以热为本,以风为标。故火本不燔,遇风烈乃焰,肝本不甚热,因金衰而旺,肺金不胜心火,木来侮于金,故诸病作矣。"

岁运太过不及致病:岁运又谓大运,亦即各年的气候变化与人体脏腑变化之规律。《素问·至真要大论》谓:"厥阴司天为风化,在泉为酸化,司气为苍化,间气为动化。"此谓厥阴风木司天之年(巳亥之岁),或厥阴风木在泉之年(寅申之岁),本年在气化、物化上均具木化之特点,亦即风气偏胜,在物化上以味酸、色青的谷物和果类生长良好,而在疾病上则以肝胆病为好发等。

少阳岁运所病:如"少阳司天为火化,在泉为苦化,司气为丹化,间气为明化"(《素问·至真要大论》)。即凡属少阳相火司天之年(寅申之岁),或少阳相火在泉之年(巳亥之岁),全年气候均以温热之气偏胜为特点,于物候上以色红味苦的植物生长良好为特点。若少阳相火作为间气(分司于司天在泉之左右,主六十日之气化者),则在所主的此段时间内,气候、物候以表现火化明显为特点。其发病亦易从火化。

诸气胜复致病:所谓胜复,即岁运偏盛过度时,自然界或人体相应产生一种复气,以制止过度之偏盛。然若岁运太过或不及之年,由于五行相制,复气亦可变为异常。《素问·至真要大论》曰："风气大来，木之胜也，土湿受邪，脾病生焉。"此谓风气偏胜，气候多风，天气温热，长夏季节，降雨量少，应湿不湿，农作物生长不好，人体易生脾病，从五行言，乃木胜乘土也。

2. 辨证治法

运用五运六气及五行相生相克理论指导肝病辨治，最早见于《黄帝内经》。如《素问·藏气法时论》云，"肝主春，足厥阴少阳主治，其日甲乙，肝苦急，急食甘以缓之"，"病在肝，愈于夏，夏不愈，甚于秋；秋不死，持于冬，起于春，禁当风。肝病者，愈在丙丁，丙丁不愈，加于庚辛，庚辛不死，持于壬癸，起于甲乙。肝病者，平旦慧，下晡甚，夜半静。肝欲散，急食辛以散之，用辛补之，酸泻之"。肝主春木之气，木有阴阳之分。肝在足厥阴经为阴木，胆在足少阳经为阳木。纪旬日的十干，甲乙同属木，但甲为阳木、乙为阴木，故乙木属肝、甲木属胆。肝木之性，以能屈能直而柔和为正常。假使肝木偏亢，而苦于急躁，则当用甘味药来缓和，肝胆为甲乙木，夏为丙丁火，木生火，火克金，金克木。火为木生之子。故肝病到夏季火气旺时，便借火气之能克金，金受克而不能制木，肝木之气则可以逐渐转好。相反，肝木病遇着庚辛秋金旺时，便会加甚，幸而未至于死。遇着冬令壬癸水气旺时，水能生木，为木之母，便能得到母气的维护而逐渐好转。如果肝病适逢春木之气，那就会有大的起色。然若风木之气太盛，于肝病会造成妨碍，故须注意不要遭受风邪。推而至于一日的五行生克关系，亦复如此。例如，平旦属寅卯，是木气旺盛之时，肝病者在此时则会清爽（慧）些。下晡是申酉金气盛的时候，金能克木，肝病者在此时则会安静些。木气主疏泄条达，肝病者木气郁而不能疏，则宜用辛味药物使之疏散，或者用酸味药物使之疏泄。辛散酸泄，木郁之气得以通调，这就是对肝病的补益。

五行生克，有相生相克之妙，脏腑之间，有相互资生、相互制约之用。一脏有病，可影响他脏，如肝病可以传脾，故治疗用药须顾及整体，治未病之脏腑，以防疾病传变。《金匮要略·脏腑经络先后》谓："见肝之病，知肝传脾，当先实脾，四季脾旺不受邪，即勿补之；中工不晓相传，见肝之病，不解实脾，惟治肝也。"这说明肝实之病，最易传脾，《素问·五运行大论》所谓"气有余，则制己所胜，而侮所不胜"。故见人病肝，宜先审天时衰旺，次审脾土虚实。若时旺脾实，则知不受肝邪，无须补脾，只治已病之肝；若时旺脾虚，则知肝必传脾，先补未病之脾，兼治已病之肝。如不晓四时所胜、五脏相传之理，见肝之病，唯泻已病之肝，不知补未病之脾，此则为"中工"（平常的医生）也。

夫肝之病，补用酸，助用焦苦，益用甘味之药调之。酸入肝，焦苦入心，甘入脾。脾能伤肾，肾气微弱，则水不行；水不行，则心火气盛，则伤肺，肺被伤，则金气不行；金气不行，则肝气盛。故实脾，则肝自愈。此治肝补脾之要妙也（《金匮要略》）。盖肝木之病，肝气本虚，则肺金侮其所胜，此乃五行生克制化规律使然。故在肺金未侮肝木之先，即当以酸味药来补肝之本体，用焦苦味药以助心火，用甘味药来调和脾土。如此则使火生土，使土制水，水弱则火旺，火旺则制金，金被制则木不受邪。此亢则害，承乃制，制则生化，化生不病之理，隔二、隔三之治，故曰"此治肝补脾之要妙也"。然肝虚则用此法，若肝实则不用此法也。后世治肝之法，知肝有体用之不同，故治肝虚用滋水涵木、养血柔肝等法，从相生方面以养肝体，治肝实用清肝宁肺、疏肝实脾等法，从相制方面以理肝用，即是从仲景对肝病虚实异治中悟出。

清代医家陈士铎著《辨证录》，其云："人有畏寒畏热，似风非风，头痛颊疼，胃脘饱闷，甚则心胁相连，膜胀，膈咽不通，吞酸吐食，见食则喜，食完作楚，甚则耳鸣如沸，昏眩欲仆，目不识人，人以为风邪之病，谁知是木郁之症也。夫木属肝胆，肝胆之气一郁，上不能行于心包，下必至刑于脾胃。人身后天以脾胃为主，木克脾土，则脾不能化矣。木克胃土，则胃不能受矣。脾胃空虚，则津液枯槁，何能分布五脏七腑哉！且火尤喜水，脾胃既成焦干之土，则木无水养，克土益深，土益病矣。……治法宜急舒肝胆之木气。"其运用五行生克规律，将"木郁"与"土郁""水郁""火郁"等证候区分开来，分型辨治，十分有益于临床。

3. 临床体验

五运六气，变化之极，总不外太过不及、生化克制诸端，而人体病变的发生，也不外乎这几个方面。因此掌握运气学说的盛衰生克,乃肝病辨治之关键所在。谨举临床验案两则,以为佐证。

3.1 木行乘土,疏肝实脾

李某某,男,12岁,学生。1992年12月11日初诊。腹胀纳差反复发作6年,近日又发加剧。6年前因正气尚弱,饮食不洁,邪毒入侵,病发脘腹胀气,纳食减退,当时至当地医院诊治,肝功能检查:谷丙转氨酶(GPT)40 U/L,HBeAg、抗-HBc、HBsAg均为阳性,诊断为"乙型肝炎",予服肌苷片、ATP片、中药肝炎春及煎剂等,病情时好时坏。经人介绍来诊。时见面色萎黄,纳食呆滞,脘腹稍胀,性情急躁,小便色黄,舌质淡红苔薄黄,脉弦细。肝功能检查:GPT 45 U/L,乙型肝炎病毒标志物(HBV-M)检查同前。此乃小儿之体,脾胃尚弱,邪毒内侵,饮食失调,木郁不达,疏泄反常,克制脾土,致肝郁脾虚,兼夹湿热。治拟平肝抑木,益中实脾,清热祛湿解毒。处方:柴胡、当归、五味子各6 g,太子参、炒白术、陈皮、虎杖各10 g,茯苓、赤芍、白芍、炒二芽各15 g,白花蛇舌草18 g,炒山楂12 g。

二诊:患者服用上方30余剂,纳食增进,腹胀缓解,唯食后胃脘稍有不适,时口干咽燥,舌质红苔薄黄,脉弦略细。肝郁得疏,土虚得补,湿热渐去,然本病日久,波及坎水,以致有口干咽燥等症。则于上方适当加入滋水涵木、和胃消滞之品。处方:太子参、生地黄、麦冬、虎杖、炒神曲、陈皮各10 g,五味子、郁金各6 g,丹参、茯苓、芦根、连翘、白花蛇舌草各15 g,炒山楂12 g。前后加减服至150余剂,患者胃脘不适、口干咽燥等症消失,面色红润,肝功能检查正常,HBsAg、HBeAg、抗-HBc均转为阴性,随访1年未见复发。

3.2 木病及水,滋水涵木

杨某某,女,32岁,工人。1992年8月17日初诊。肝区疼痛反复发作5年,又发2个月。5年前因肝区疼痛到某医院做肝功能检查:GPT 60 U/L,HBV-M检查(HBsAg、抗-HBc)均为阳性。曾在本厂职工医院服用灭澳灵片、肌苷片等未见显效。后至几所大医院诊治,服用中西药物(药名不详)甚多,时有好转,但遇劳累或情绪不舒时又发。刻诊所见:肝区隐痛,口干咽燥,心烦失眠,纳食不馨,小便色黄,月经失调,经来腹痛,舌质红苔薄黄,脉弦细略数。肝功能检查:GPT 50 U/L,HBV-M 检查(HBsAg、抗-HBc)均为阳性。此因肝主风木,胁痛日久,湿热未尽,蕴遏化热,热耗阴血,或用药辛燥,化火伤阴,肝血亏损,波及肾中坎水,木病及水,肝肾阴伤,又挟木郁土虚,少有湿热。治拟滋水涵木、舒肝健脾、清热祛湿。处方:生地黄、沙参、枸杞子、夜交藤、茯神、赤芍、白芍各 15 g,柴胡、炒枳壳、制香附、延胡索、炒川楝子、炒三仙各 10 g,白茅根、丹参、白花蛇舌草各 30 g。

二诊:患者服用上方 30 余剂,肝区疼痛基本缓解,口干咽燥、心烦失眠好转,月经正常,舌质红苔薄黄,脉弦细略数。肝功能检查及 HBV-M 检查结果同前。方证相合,初见小捷,仍以滋水涵木、实土益气、清热解毒为用。处方:生地黄、枸杞子、太子参、五味子、炒二芽、虎杖、白茅根、芦根各 15 g,茯苓、炒白术、香橼皮、麦冬、炒川楝子各 10 g,丹参、白花蛇舌草各 30 g。此方加减前后服至200 余剂,患者肝痛消失,诸症告退,肝功能检查及 HBV-M 检查亦告正常。随访 1 年未发。

(原载于《中西医结合肝病杂志》2001,11(6):363-365)

略论张仲景运用动物药的特点

汉代张仲景所著之《伤寒论》《金匮要略》，经初步统计，临床用药达一百七十味以上，其中应用的动物药（除《金匮要略》杂疗方与食物禁忌之动物药外）计二十八味之多，约占用药总数的 16％，而且其中一部分动物药是《神农本草经》之未备者。因此，讨论仲景运用动物药的临床特点，掌握其运用的基本规律，对我们今天深入开展仲景学术的理论研究，及临床有效、合理地选择治疗用药，有一定的实际意义。

1. 攻瘀血癥瘕，善用破血逐瘀类药物

破血逐瘀，是仲景运用动物药治疗瘀血癥瘕类疾病的一大特色。在仲景使用的二十八味动物药中，破血逐瘀药就有九味，如水蛭、虻虫、䗪虫、鼠妇、蜂房、蜣螂、蛴螬、鳖甲、蜘蛛。其中使用频率较高者则数水蛭、虻虫：于《伤寒论》《金匮要略》凡见四处，共计三方，即抵当汤、抵当丸、大黄䗪虫丸。如抵当汤，方中水蛭逐恶血、破血癥积聚，虻虫逐瘀血、破血积癥瘕，皆为攻逐瘀血之峻药，对瘀热与血互结之下焦蓄血重证者最为适宜。有研究表明，水蛭可使器官移植手术后的静脉血管畅通；其有助于抑制癌细胞的生长；水蛭中的一种提取物可防止血栓形成。另外，水蛭还能消除充血和使皮肤恢复血色，缓解疼痛。水蛭与虻虫同有破血逐瘀的作用，水蛭药力缓和而作用持久，偏入肝经、膀胱经，逐瘀散结效果较好；虻虫破血作用较水蛭更峻猛，遍行经络，通利血脉，服后或可致泻，逐瘀效果不如水蛭稳定。二药常配合使用，相得益彰。

䗪虫的运用，共见四方：大黄䗪虫丸、鳖甲煎丸、下瘀血汤、土瓜根散。大黄䗪虫丸有祛瘀生新的作用。方中大黄、䗪虫、干漆、桃仁、水蛭、虻虫、蛴螬活血通络，消瘀破癥，为久病瘀血之要方，近代不少临床医家结合辨证，用此方治疗肝脾肿大、肝硬化、宫外孕、卵巢囊肿，或妇女经闭及腹部手术后肠粘连疼痛等，取得一定效果。䗪虫即土鳖虫，味咸性寒，不仅能破瘀消癥瘕，且可续筋接骨。凡跌打损伤、骨折筋断等症，可配合乳香、没药、龙骨、自然铜、三七、海风藤、骨碎补、川续断等为细末，配入麝香少许，温酒服用。此外，䗪虫在鳖甲煎丸中配伍其他药物治疗疟母；在下瘀血汤中配伍大黄、桃仁治疗产后瘀血腹痛；在土瓜根散中配伍土瓜根、芍药、桂枝治疗因瘀血所致的月经不调等。

鳖甲、鼠妇、蜂房、蜣螂均见于鳖甲煎丸。如"病疟，以月一日发……如其不瘥，当云何？师曰：此结为癥瘕，名曰疟母，急治之，宜鳖甲煎丸"。疟母之病，乃因疟病久久不愈、疟邪假血依痰、内结癥瘕、居于胁下所致，治宜扶正祛邪，消癥化积，用鳖甲煎丸。本方重用鳖甲，咸寒软坚，散结消癥；配蜂房甘平微咸，破瘀消肿；鼠妇破血散癥，除痞消肿，《神农本草经》谓其"主气癃，不得小便，妇人月闭血瘕"。蜣螂破瘀攻毒，消癥散结，《长沙药解》谓其"善破癥瘕"。对久病疟母之肝脾肿大等属于气滞血瘀者，疗效颇佳。鳖甲还见于升麻鳖甲煎丸（汤）中，用于治疗感受疫毒所致的阴阳毒疾病。鳖甲含有动物胶、碘质、维生素 D 等，能抑制结缔组织增生，起到软化肝脾的作用，且能提升血浆白蛋白水平。故在临床中，余常用鳖甲治疗某些肝硬化、肝脾肿大或肝病合并贫血的白蛋白与球蛋白比例倒置者，有一定效果。又因鳖甲能滋阴清热，"除阴虚热疟，解劳热骨蒸"（《本草汇言》），故临床医家多用其配伍其他药物来治疗温热亏津所致的手足抽搐惊厥，以及肺结核等骨蒸潮热证。

鳖甲、鼠妇、蜂房、蜣螂等药相伍，既能增强活血破瘀之力，又可通下攻毒，善清肝、胃、大肠三经邪热，使胃肠结实疏通，癥瘕积聚自消，而诸症自愈。

蜘蛛一味，见于蜘蛛散方，为治阴狐疝气而设，如《金匮要略》云："阴狐疝气者，偏有小大，时时上下，蜘蛛散主之。"阴狐疝气，即《黄帝内经》之狐疝风，属厥阴病。方用蜘蛛，意在破瘀消肿，伍桂枝辛温以散阴寒之气。然蜘蛛有毒，应当慎用。

2. 治惊悸失精，用龙牡类潜镇固涩

《伤寒论》《金匮要略》中多有惊悸、发狂、失精等证出现，其病变原因虽有不同,然从临床辨证出发,根据异病同治的原则,可选用龙骨、牡蛎类予以治疗。龙骨、牡蛎是仲景使用次数较多的动物药,《伤寒论》中,使用龙骨的有三方:柴胡加龙骨牡蛎汤、桂枝去芍药加蜀漆牡蛎龙骨救逆汤、桂枝甘草龙骨牡蛎汤。《金匮要略》中除桂枝去芍药加蜀漆牡蛎龙骨救逆汤与《伤寒论》重复出现一次外,另有四方,即蜀漆散、风引汤、天雄散、桂枝加龙骨牡蛎汤。龙骨运用于临床主要起镇惊安神的作用,治疗惊悸、发狂、烦躁、心神不宁、健忘失眠等。他如治疗烦惊谵语的柴胡加龙骨牡蛎汤;治疗牝疟的蜀漆散;治疗大人风引、小儿惊痫的风引汤等,其用龙骨,均具有镇惊安神之妙义。

另外,龙骨还有潜镇摄精的作用,如《金匮要略》云:"夫失精家……为清谷、亡血、失精。脉得诸芤动微紧,男子失精,女子梦交,桂枝加龙骨牡蛎汤主之。""治男子失精、腰膝冷痛"(《方药考》)之天雄散,功在补阳摄阴。其用龙骨,与天雄、白术、桂枝相伍,亦是于补阳之中又有固肾摄精之意。

龙骨性平,味甘涩,有生用、煅用之分。生龙骨有平肝潜阳、镇惊安神的作用,余常配合其他药物如合欢皮(花)、远志、黄芩、生地黄、茯神等来治疗阴虚阳亢所致烦躁、失眠、头目眩晕,以及受惊后心神不宁或心虚而易惊等症;煅龙骨收敛固涩的效果大于生龙骨,故可用于治疗多汗、遗精、崩漏、白带过多、遗尿、久痢等症。另煅龙骨在外科收口、生肌的外用药中亦常用,有生肌长肉、收口敛疮的功效。然火盛而遗精者应慎用,恐致尿赤涩痛也。

牡蛎,在《伤寒论》《金匮要略》中共见十四处,除重复方剂外,计有十二方,与龙骨同用者有五方。牡蛎的基本治疗作用与龙骨大抵相似,两药均具有镇惊安神、固肾摄精之效。然两者相比较,牡蛎又有消散瘰疬、软坚化痰和清热补水的作用。

牡蛎性寒微咸,亦有生用、煅用之分。生用能养阴潜阳、清热解渴、软坚散结;煅用能缩小便、涩精止带。由于牡蛎含有碳酸钙、磷酸钙,能中和胃酸,故余于临证中,常将其与乌贼骨同用,治疗胃酸过多、消化性溃疡等患者,有一定效果。亦将其用于肝脾肿大或身体其他部位有肿块的患者,以为软坚之用。

龙骨、牡蛎能平肝潜阳、重镇固涩,但牡蛎兼有软坚散结、降痰除癥的作用,龙骨兼有止痢、止血的作用,两者同中有异。

3. 疗血虚血少,长用血肉有情之品

治疗血虚血少,或病后体虚等证,仲景每以阿胶、羊肉、白蜜等血肉有情之品补虚生血,扶正克邪。考《伤寒论》《金匮要略》方,运用阿胶者达十一处,除重复外,见十方。阿胶之主要功用,当以滋阴润燥、补血止血为上。阿胶性平味甘,据现代药理研究,其含有明胶蛋白等,有加速血液中红细胞生长和血红蛋白生成的作用,并有促进血液凝固的作用,故善养血生血、滋阴止血。余于临床中,常将其配合白及、黄芩炭等治疗咳嗽咯血;伍白茅根、生地黄、墨旱莲、仙鹤草等,治疗血热吐衄;伍地榆、槐花等,治疗便血,若崩漏不止,则以胶艾四物汤加减为治;若长期尿血,如慢性泌尿系感染或肾结核等有尿血者,余则多以导赤散、六味地黄汤、知柏地黄丸等方为主选用,酌加白茅根、阿胶等滋阴凉血止血。

羊肉一味,仅见于《金匮要略》当归生姜羊肉汤一方,凡两处:一是用以治疗寒疝属于血虚寒凝者;二是用以治疗产后腹中疼痛由血虚内寒所致者。两者病因不同,然同属血虚内寒,故可用当归生姜羊肉汤。其用羊肉,妙在扶正补虚,温中止痛,伍以当归、生姜,能共同发挥温血散寒的作用。

白蜜为甘寒辛平无毒之品,考《伤寒论》《金匮要略》方,白蜜运用于汤丸之中者达二十余方。其一般用作炼蜜丸,取其补虚润燥之用。例蜜煎导方,用食蜜一味,治疗津液亏耗所致的便秘,是取其食蜜有清热润燥、利窍通便之功。白蜜还具有解毒的作用,如"治脚气疼痛,不可屈伸"之乌头汤,治"寒疝绕脐痛"之大乌头煎,治"寒疝腹中痛"之乌头桂枝汤等,三方中白蜜皆入药煎,用量极大,有达2斤(1 kg)者,其目的如下:一则以解乌头之毒,二则可延长药物之性。此外,白蜜尚能配合半夏、人参以补虚润燥、和胃止呕,治疗"胃反呕吐"的病证,如大半夏汤。

4. 结语

仲景对动物药的运用,有许多独到之处,因篇幅所限,本文仅就动物药在活血化瘀、潜镇宁心、固肾摄精、滋阴润燥、养血止血等方面进行了讨论,然尚不能

以偏概全。实际上，还有不少动物药（如猪胆汁、猪肤、猪膏（猪脂）、文蛤、乱发、白鱼、鸡子黄、鸡子白、鸡屎白、人屎、马通汁、獭肝等），大多在临床上亦具有重要的使用价值。如猪胆汁方，法以猪胆汁灌于谷道（肛门）内，能治疗津亏有热之便秘。近代临床研究资料表明，某些腹部手术后大便困难，产后便秘，手术后肠胀气、麻痹性肠梗阻等患者，使用猪胆汁（须消毒处理）灌肠，有一定效果，有人认为其可以代替甘油。另少阴病用通脉四逆加猪胆汁汤，治疗阴盛格阳、阳亡阴竭之证，是取猪胆汁益阴和阳、兼能降逆之功。他如猪肤汤治疗虚热咽痛；文蛤清热润燥、生津止渴；乱发止血消瘀，配滑石、白鱼治疗小便不利等，各具临床特色，值得我们认真吸取经验，加以深刻研究，以不断发扬光大。

（原载于《贵阳中医学院学报》1990（1）：4-6）

慢性咳嗽辨治体会

慢性咳嗽,是慢性支气管炎、支气管哮喘等呼吸系统疾病的常见症状,一般病程日久,缠绵难愈,尤其合并肺部感染者,治疗颇为棘手。愚在临证中,根据中医理论,结合临床体会,辨证处方用药,收到良好效果,兹介绍于下。

1. 邪热恋肺,清肺止咳

外感咳嗽,若服解表宣肺之品仍咳嗽不止,或用温燥太过,化热伤肺,咳嗽剧烈,咽痒难忍,或稍遇外邪,使咳嗽又发加重。此时用药,宜轻灵平稳,清轻宣肺,化痰止咳,或佐以润肺化痰,可用止嗽散化裁为治。若表邪较重,可加紫苏叶、防风以解表散邪;燥热伤肺、干咳少痰者,加瓜蒌、川贝母以润燥化痰;痰热内阻、痰液黄稠者,加黄芩、芦根、败酱草、冬瓜子以清热化痰;咳嗽痰多、舌苔白腻者,加制半夏、茯苓以燥湿化痰。

案例:金某,女,36 岁,1991 年 8 月 30 日初诊。

3 年来频发咳嗽,胸部胀痛,发作时间不一,与气候无明显关系。纤维支气管镜检查:右支气管化脓性炎症伴右上肺感染性化脓性肺不张。现症:咳嗽频作,无一息之停,咳甚时,小便失禁,彻夜不眠,唯靠镇静、镇咳药物能睡 2～3 h,咳嗽痰少,咽喉发痒,咳痰不畅。胸部疼痛,口干且苦,不欲饮食,精神疲惫,舌质红,苔薄黄,脉弦细数。

愚断曰:此咳嗽重症也。外邪入肺,寒热内合,肺失清肃,则咳嗽频作也。肺主气,心主血,两脏同居上焦而肺朝百脉。肺气失宣,血脉失和,则胸闷疼痛;咳嗽剧烈,心神不宁,故彻夜不眠。又肺司呼吸,肾主纳气,肺气不利,吸入之气,不能下纳于肾,肾失约藏,则咳甚时小便失禁。

治拟宣肺清热、化痰止咳、达邪出表,佐以滋养肾阴之品。药用:川贝母、炙紫菀、杏仁、桔梗、蒸百部、白前、橘红、车前子、紫苏梗各 10 g,炙枇杷叶、冬瓜子各 15 g,通草 6 g。5 剂,水煎分服,日 1 剂。

二诊:服药后患者咳嗽减轻,夜间能睡 4～5 h,原所赖之止咳西药已全停用。唯感胸部闷痛,舌质红,苔薄黄而干,脉弦细数。宗上法,适量加入宽胸散结、清肺生津之品,药用:紫苏梗、前胡、蒸百部、炒枳壳、炙紫菀各 10 g,炒瓜蒌皮 12 g,炙枇杷叶、冬瓜子、芦根各 15 g,通草 6 g。连服 5 剂,咳嗽即止,胸痛消失,精神转佳,舌质红,苔薄黄,脉弦细。继以宣肺化痰、宽胸理气、健脾和胃之剂调治,继服 20 余剂,病始痊愈。纤维支气管镜复查:右侧化脓性支气管炎,与前比较明显好转。随访半年未发。

2. 痰热壅肺,清肺化痰

支气管炎、肺炎,或肺结核等病后期,因毒热在里,灼津为痰,或热毒壅瘀,肺络阻滞,或毒热恋肺,肺系伤损,而有发热、咳嗽、咳吐黄痰,或痰少难以咳出,胸中隐隐作痛,或胸闷胀痛,咳时尤甚,舌质红,苔黄而腻,脉弦细数或滑数等症。治疗之法,当以清肺化痰、软坚散结为主,愚常以苇茎汤、消瘰丸等化裁为用。

盖苇茎汤能清热化痰、活血化瘀;消瘰丸能清热消痰、软坚散结,合用则效力专宏。热毒盛者,加金银花、连翘、鱼腥草等清热解毒;胸闷气滞者,加瓜蒌皮、香附、丝瓜络等宽胸利气;发热咳嗽、痰多口渴者,加桑白皮、黄芩、沙参等清热化痰养阴;热邪在里、小便色黄者,加白茅根、车前子等清利湿热。

案例:侯某,男,16 岁,学生。1992 年 5 月 9 日初诊。

发热、咳嗽、胸痛反复发作 1 年半。1990 年因劳累兼受外感而持续发热 1 周,胸片检查:右下肺炎。住某院治疗 20 余天,热退出院,然出院不到 1 周又见发热。临床诊断为左下叶后基底段肺结核(浸润型)。予利福平口服,服用月余,因肝区不适,改用链霉素治疗,因出现耳鸣,遂又停药,改用异烟肼口服。1992 年 1 月 14 日纤维支气管镜检查:支气管内膜结核、左下支气管炎。

诊时症见:咳嗽不止,左下胸部胀痛,晨起咳痰较多,痰液黄稠,有时又不易咳出,口干喜饮,纳食尚可,小便色黄。舌质红,苔薄黄,脉弦细数。辨属痰热壅肺、肺失清肃、日久津伤之证,治宜清热化痰,宣肺止咳,养阴润肺,药用:苇茎、连翘、瓜蒌皮、炙枇杷叶、白茅根各 15 g,桃仁、夏枯草、冬瓜子各 20 g,薏苡仁 30 g,川贝母、黄芩、桑白皮、陈皮、橘络各 10 g。水煎内服,日 1 剂。

二诊:患者服用上方 21 剂,咳嗽、胸痛缓解,唯因近日感受外邪,稍有咽痛,左下颌淋巴结轻度肿大,舌质红,苔薄黄,脉弦细。当从清热化痰、软坚散结、清利咽喉为治。处方:玄参、川贝母、牡蛎、炒牛蒡子、青果、瓜蒌皮、陈皮、炒黄芩、桑叶各 10 g,夏枯草 18 g,薏苡仁 20 g,冬瓜子、连翘、芦根、炙枇杷叶各 15 g。以此方加减服用 30 余剂,咳嗽、胸痛、下颌淋巴结肿大等均告消失,咽喉不痛,纳食正常,小便通利,几次胸部透视、摄片检查:左下肺阴影消失。继以养阴润肺、清热化痰、健脾和胃调理而愈。随访 1 年未见复发。

3. 痰湿阻肺,宣肺利水

慢性支气管炎并发肺气肿,或支气管哮喘、支气管扩张、肺结核等慢性肺部疾病,久治不愈,可导致右心室肥厚扩大,右心代偿不全,引起右心衰竭。由于久咳伤肺,肺气受损,肺失肃降,肺气上逆,而出现咳喘、倚息不得卧等症。痰湿内阻,肺气壅塞,不能通调水道,影响脾之运化,而发水肿。治宜宣肺化痰,健脾利水。

药用:麻黄、杏仁、薏苡仁、桑白皮、大腹皮、茯苓皮、陈皮、防己等。胸闷气滞者,加瓜蒌皮、薤白等宽胸散结;脘腹纳差者,加厚朴、枳实、炒莱菔子、炒山楂等理气和胃;痰涎较甚者,加川贝母、法半夏等化痰祛湿;水肿较剧者,加葶苈子、车前子、白茅根等利水消肿;痰黄黏稠者,加石菖蒲、蒲公英、鱼腥草、鸭跖草等清热化痰;面唇青紫者,加丹参、红花、桃仁、赤芍等活血化瘀;气虚咳喘者,加党参、黄芪皮等益气利水;喘促难平者,加黑锡丹以温肾定喘;肢冷汗出脉微者,可用参附龙牡汤加减以回阳救逆。临床体会:此证温阳药物如肉桂、附子等,不宜滥用,尤其是有咳血证者,用之可加剧出血症状,另若用之时间过长,亦有伤阴损阳之弊。

案例:王某,男,68 岁,退休工人,1992 年 4 月 13 日初诊。

咳喘反复发作 50 年,加重 3 年。年轻时嗜烟,50 年前即发咳嗽,每年冬春季或气候变化明显时症状加重。近 3 年来,咳喘加重,甚时不能平喘,1989 年 2 月某院诊断为慢性支气管炎、肺气肿、肺心病、心力衰竭Ⅰ度。现症:咳喘,活动后加剧,痰白黏稠,不易咳出,胸闷憋气,脘腹作胀,纳谷不馨,小便量少,口唇青紫,颜面、下肢轻度水肿,舌体稍胖,舌质暗红,苔白黄略腻,脉弦而数。此素嗜吸烟,毒邪入肺,肺失清肃,痰湿内阻,血脉瘀滞,水道不利;且肺病日久,影响于脾,脾胃失运,气滞水停,而有咳喘、水肿等症。

治当宣肺化痰,利水除湿,活血理气。处方:炙麻黄、杏仁、桑白皮、大腹皮、川厚朴、防己、紫苏子、炒莱菔子、车前子各 10 g,薏苡仁、茯苓皮、丹参各 30 g。水煎服,日 1 剂。

二诊:患者服上方 7 剂,咳喘明显减轻,颜面、下肢水肿消退,纳食增进,小便通利,舌质暗红,苔白略腻,脉弦略数。守上方,炙麻黄减为 6 g,加香橼皮 10 g,连进 7 剂,咳喘即平,诸症缓解,继以宣肺利水、健脾和胃之剂调治善后。

4. 痰热结实,宣上通下

慢性支气管炎、支气管哮喘、肺炎等疾病在发展过程中,若用辛燥之品太过,或外邪入里化热,易形成痰热壅结、肺气不降、胃肠里实、腑气不通的病理格局。盖肺与大肠相表里,肺失肃降,则大肠传导失职,反之腑气不通,肺气亦壅滞,而使咳喘等症加重。对此,愚常采用宣通肺气、通下里实的方法,亦即宣上通下、脏腑合治之法,以宣白承气汤或陷胸、白虎、承气并用之法予以治疗,有较好效果。

案例:李某,男,48 岁,农民。

咳喘反复发作 10 年,加重伴发热 10 天。现症:患者身热颇甚,喘咳气逆,不能平卧,细询知目不交睫 2 天,咳痰极黄稠,有臭气,胸部胀满,腹部膨急,大便未得畅通。口渴,然因腹满不敢多饮。苔中心黄而边缘白,脉滑数有力。索视前方,均属辛凉宣化之品。本证不仅上焦阻痹,肺气不宣,且肠胃热结,治当宣上、清中、导下,集陷胸、白虎、承气三法于一炉,庶痰热结实,一齐尽蠲,否则病势缠绵,轻者迁为痈脓,重者危及生命。遂仿宣白承气汤法:全瓜蒌、枇杷叶各 15 g,生杏仁、旋覆花(布包)、川贝母、白前、炙紫菀、炒葶苈子、黄芩各 10 g,生石膏 30 g,水煎内服,日 1 剂。另以生大黄 15 g,开水泡汁,分 3 次兑入前药中合服。服 2 剂后,泻水颇多,中有结粪,喘逆趋平,胸腹软舒,热势渐降,脉象亦和,口渴,舌苔黄亦减。唯咳痰颇多,臭气仍有,乃以竹叶石膏汤去半夏,合苇茎汤加川贝母、旋覆花、枇杷叶、瓜蒌皮、白前、紫菀、忍冬藤、蒲公英、鱼腥草、橘叶、橘络之属,以宣肺通痹,降逆化痰,清热解毒。此方加减服用 20 余剂而愈。

　　一般慢性咳嗽,应以收敛止涩为治禁,如罂粟壳、五味子等更为禁药,恐恋邪不散也。但若有久咳不止,邪衰而正亦不足,气道衰惫,服宣肺理嗽化痰之品无效,患者极感苦恼,则宜酸敛收涩法。愚据家传经验,常采用民间验方止嗽丸,方用蜜炙罂粟壳 30 g,五味子、甜杏仁各 15 g,桔梗、甘草各 5 g,研为细末,蜜丸如梧桐子大,每服 8～10 粒,或含化,或用白水送下,每日服用 3 次,甚效。

(原载于《湖北中医杂志》1995,17(3):43-44)

慢性乙型肝炎的辨治体会

慢性乙型肝炎病机复杂，变化多端，但从临床观察，实以肝胆湿热、肝郁脾虚、肝肾阴虚、瘀血积聚等证居多，故清化湿热、疏肝健脾、滋养肝肾、活血化瘀是治疗慢性乙型肝炎的常用大法，即使病机、证情发生新变化，临床亦可在主治法的前提下，随证加减用药，以应变于无穷。

1. 清化湿热

急性肝炎迁延不愈，或慢性进行性肝病加上反复发作的活动性病变，消化道功能明显紊乱，胆道功能严重障碍，极易湿热蕴结，熏蒸肝胆，肝失疏泄，气机不畅，胆汁外溢，形成肝胆湿热证。临床表现有右胁胀痛、脘腹胀满、发热口苦、渴欲饮水，或饮而不多、纳呆厌油、恶心欲呕、身目俱黄，或无黄疸，小便黄赤、身困乏力，大便黏腻臭秽不爽，或大便干结，舌质红，苔黄腻、脉弦滑数。治宜清利湿热，利胆退黄。药用：茵陈蒿、栀子、大黄、茯苓、猪苓、白茅根、车前草、虎杖、黄柏、丹参、赤芍、香橼皮、郁金等。肝气郁滞、脘腹胀满者，加柴胡、炒枳壳、厚朴、大腹皮以疏肝行气；气滞血瘀、胁肋刺痛者，加川楝子、延胡索、桃仁、玫瑰花以行气活血；食少纳差、恶心欲呕、脾胃失和者，加竹茹、炒神曲、炒二芽或炒三仙以和胃降逆止呕；湿热内蕴、小便短赤，有灼热感者，加木通、滑石、龙胆草、金钱草以泄热利尿通淋；湿热积滞、腑气不通、大便秘结者，加重大黄用量，另加芒硝适量冲服，以通下积滞。愚认为肝胆湿热为慢性肝炎之常见证候，治疗本证关键，要解决黄疸问题与降低转氨酶水平。临床体会：茵陈蒿与大黄协同使用，退黄之效较为理想；茵陈蒿、板蓝根、虎杖、连翘、龙胆草、糯稻根、白薇等清热解毒药与五味子对降低转氨酶水平有肯定疗效。但凡湿热蕴结，往往伴有热毒积滞阻结肠道，而使腑气不通，极易导致伤阴动血、内陷心包等证，故临证之时，应尽快清理肠道，酌用通里攻下之法，重用大黄或承气汤之类，使毒邪从大便排出,冀以阻止疾病演变。

　　案例：蒙某某，女，38岁，工人。1993年3月19日初诊。肝区作胀、纳差乏力1年，身目发黄20天。1年前因饮食不慎，邪毒内侵，病发肝区不适，纳差乏力，在当地医院诊治，肝功能检查：GPT 30 U/L。HBV-M检查：HBsAg、抗-HBc、HBeAg均为阳性。服用肌苷片、ATP片及中药清热解毒疏肝解郁之剂，时好时坏。近1个月来因劳顿太过，肝区作胀，身目发黄，小便黄，纳呆厌油，到该市某医院就诊，肝功能检查：总胆红素（TBIL）2.0 mg/dL（约34.2 μmol/L），直接胆红素（DBIL）5 μmol/L，GPT 60 U/L。HBV-M检查同上。诊断为慢性活动性肝炎，用保肝、护肝剂等治疗半个月，未见好转。刻诊所见：身目发黄，小便深黄如浓茶，肝区不适，纳呆，恶心厌油，舌质暗红，苔黄略腻，脉弦细。辨属湿热内蕴，熏蒸肝胆，疏泄失常，胆汁横溢。治以清热化湿，利胆退黄，处方：茵陈蒿30 g，炒栀子10 g，茯苓30 g，泽泻10 g，猪苓15 g，炒竹茹10 g，郁金10 g，陈皮10 g，赤芍30 g，丹参30 g，白花蛇舌草30 g，炒山楂15 g。

　　二诊：患者服用上方20余剂，身目不黄，纳食增进，无恶心厌油，肝功能检查正常，但HBsAg、抗-HBc、HBeAg仍为阳性。小便淡黄，舌质红，苔薄黄而干，脉弦细，是湿热未尽，而又有热邪伤阴之象。治用上法适当加入清热生津之品，处方：茵陈蒿30 g，炒栀子10 g，赤芍、白芍各15 g，丹参18 g，白花蛇舌草30 g，败酱草30 g，制香附10 g，香橼皮10 g，炒山楂15 g，陈皮10 g，白茅根18 g，芦根30 g。连服10剂，黄疸尽退，小便清利，唯劳累后精神疲惫，肢体乏力，舌质暗红，苔薄黄，脉弦细。则和清热解毒、理气活血、健脾益气之治，前后加减服药140余剂，诸症消失，肝功能正常，HBsAg、抗-HBc、HBeAg均为阴性，病即告愈。随访半年，未见复发。

　　2. 疏肝健脾

　　慢性肝炎的恢复阶段，由于肝气郁滞，疏泄失常，横逆犯脾，脾失健运，常见有肝郁脾虚之证。临床表现有右胁肋胀满疼痛，胸闷善太息，精神抑郁或性情急躁，纳食减退，脘痞腹胀，四肢倦怠，少气懒言，大便溏，肠鸣矢气，舌质淡，苔白，脉沉细或弦细。治宜疏肝解郁、健脾益气。药用：柴胡、白芍、当归、茯苓、白术、陈皮、香附、甘草等。气滞血瘀、胁痛明显者，加延胡索、川楝子、赤芍、丹参以行气活血；纳呆腹胀脘痞甚者，加枳壳、厚朴、莱菔子、大腹皮、瓜蒌皮等理气消痞；脾虚泄泻者，加葛根、黄连、木香、薏苡仁、砂仁等清热健脾止泻；湿热内蕴、口苦尿黄者，加茵陈蒿、败酱草、白花蛇舌草等清热化湿；肝肾阴虚、口燥咽干、舌红少津者，加生地黄、麦冬、枸杞子等滋养肝肾；气血不足者，加熟地黄、党参、黄芪等养血益气。一般而言，肝郁脾虚证，其证多有兼夹，故临证不可固守一法一方，而应以疾病之证候变化随证增损用药。肝失条达、脾失健运者常可见水湿内停而臌胀，则治宜疏肝理气，除湿散满，用柴胡疏肝散合胃苓汤化裁；肝郁日久、症见化热者，则以疏肝健脾清热为主，用逍遥散加龙胆草、黄芩等。针对具体证候及实验室检查指标，尚可选用一些具有降酶、降浊、退黄、调控免疫力等作用的中药，如白花蛇舌草、夏枯草、土茯苓、茵陈蒿、赤芍、丹参、郁金、人参、黄精等，以提高临床疗效。

案例：李某某，男，12岁，学生。1992年12月11日初诊。腹胀、纳差反复发作6年。6年前因饮食不洁，病发脘腹胀气、纳食减退，当时到该地医院诊治，肝功能检查：GPT 40 U/L，HBsAg、HBeAg、抗-HBc均为阳性，诊断为"乙型肝炎"，予服肌苷片、ATP片及中药肝炎春和煎剂等，时好时坏。经人介绍来诊。时见面色萎黄，纳食呆滞，脘腹稍胀，性情急躁，小便色黄，舌淡红，苔薄白，脉弦细。肝功能检查：GPT 45 U/L，HBV-M检查同前。诊断为肝气郁滞，脾虚失运，兼夹湿热。治拟疏肝理气，健脾益气，清热化湿解毒。处方：太子参10 g，五味子6 g，柴胡6 g，茯苓15 g，炒白术10 g，当归6 g，赤芍、白芍各15 g，陈皮10 g，白花蛇舌草18 g，虎杖10 g，炒山楂12 g，连翘12 g，炒二芽各15 g。

二诊：患者服用上方30余剂，面色较前红润，腹胀缓解，纳食增进，唯食后胃脘稍有不适，舌质红，苔薄白，脉弦细。守上法适当加入益气养阴、和胃消滞之品。处方：太子参10 g，麦冬6 g，五味子6 g，丹参15 g，炒建曲10 g，炒山楂12 g，鸡内金6 g，郁金6 g，陈皮10 g，虎杖12 g，贯众12 g，白花蛇舌草18 g，连翘10 g，茯神15 g，白茅根15 g。前后加减服用150余剂，腹胀消失，食欲旺盛，面色润泽,二便通利,肝功能检查正常,HBsAg、HBeAg、抗-HBcAb 均为阴性,随访 1 年未见复发。

3. 滋养肝肾

黄疸、胁痛等病,迁延日久,湿热未尽,蕴遏化热,热耗阴血,或攻伐太过,或误用辛燥,易伤津耗液,致肝肾亏虚。症见右胁隐痛,食少纳差,口燥咽干,失眠多梦,五心烦热,腰膝酸软,或面色晦暗,齿鼻衄,舌红苔少,或有裂纹,脉细数无力或细弱或虚弦。治宜滋养肝肾,疏肝理气,能使肝阳得养,肝气条达,机体康复。药用:生地黄、沙参、枸杞子、麦冬、当归、川楝子、制何首乌、丹参等。内热自下,舌绛少津者,加玄参、石斛、芦根等清热生津;热扰心烦者,加茯苓、白术、陈皮、炒三仙等健脾理气和胃;齿鼻衄者,加仙鹤草、白茅根、三七粉等凉血止血;失眠多梦者,加炒枣仁、合欢皮、夜交藤等养心安神。

案例:杨某,女,32 岁,工人。1992 年 8 月 17 日初诊,肝区疼痛反复发作 5 年,又发加重 1 个月。5 年前因肝区疼痛做肝功能检查:GPT 60 U/L。HBV-M 检查:HBsAg、抗-HBc 均为阳性。在医务室服用灭澳灵片、肌苷片等稍有好转,但若情绪不舒或紧张劳累后肝疼又发。曾在几所医院诊治,先后服用中药(药名不详)无数,未见显效。刻诊所见:肝区隐痛,口干咽燥,心烦失眠,纳食不馨,小便色黄,月经失调,经来腹痛,舌质红,苔薄黄干,脉细数。肝功能检查:GPT 50 U/L。HBV-M 检查:HBsAg、抗-HBc 均为阳性。辨属肝肾阴亏,肝郁脾虚,兼夹湿热。拟用滋阴柔肝、舒肝健脾、清化湿热之法。处方:生地黄 15 g,沙参 15 g,枸杞子 15 g,柴胡 10 g,炒枳壳 10 g,延胡索 10 g,川楝子 10 g,香橼皮 10 g,茯苓、茯神各 15 g,夜交藤 15 g、白茅根 30 g,赤芍、白芍各 15 g,丹参 30 g,白花蛇舌草 30 g,炒三仙各 10 g。

患者服用上方 30 余剂,肝区疼痛基本缓解,口干咽燥、心烦失眠好转,月经正常,唯四肢乏力,纳食欠佳,小便带黄,肝功能及 HBV-M 检查结果同前,舌质红,苔薄黄,脉弦细数。宜滋养肝肾,健脾益气,清热解毒。处方:生地黄 15 g,沙参 15 g,枸杞子 15 g,芦根、太子参、五味子、虎杖、炒二芽、白茅根各 15 g,麦冬、香橼皮、川楝子各 10 g，丹参、白花蛇舌草各 30 g。前后加减服用 200 余剂，肝痛等症消失，肝功能及 HBV-M 检查复常。继用养血柔肝、健脾和胃、清热解毒之法调治 20 余剂，病告痊愈。随访半年未发。

4. 活血化瘀

慢性肝炎久治不愈，正气亏虚、邪毒留着，肝气郁滞，脉络瘀阻，日久成为积块。症见面色晦暗，肝脾肿大、质地较硬，腹胀纳差，倦怠乏力，日渐消瘦，蜘蛛痣及肝掌等。若瘀血癥积，药用：丹参、赤芍、制乳没、桃仁、红花、玫瑰花、炮甲珠①、鳖甲、土鳖虫、香附、枳壳、茯苓等。气血瘀滞、肝区痛甚者，加延胡索、川楝子、三棱、莪术等行气活血止痛；肝胆湿热、病发黄疸者，加茵陈蒿、金钱草、白茅根、白花蛇舌草等清热利湿退黄；瘀血癥积、水湿内停、腹大坚满、小便不通者，加车前子、莱菔子、牵牛子粉，并合用鳖甲煎丸、大黄䗪虫丸等消癥利水；阴伤发热、口干舌燥者，加黄芩、生地黄、沙参、麦冬、牡蛎等清热育阴；热伤血络、齿鼻衄血，或呕血者，加小蓟、茜草、白茅根、三七粉、阿胶等凉血止血；大便干燥者，加大黄、厚朴、枳实、甘草等通里下实。

案例：周某某，男，53 岁，教师。1991 年 10 月 8 日初诊。肝区疼痛，肢软无力 1 年，又发加重 3 个月。1 年前因饮食不洁加上工作劳累，病发肝区疼痛，四肢无力，纳食减退，即到当地医院就诊，肝功能检查：GPT 64 U/L。HBV-M 检查：HBsAg 阳性。诊断为乙型肝炎，用中西药治疗（药名不详）无显效。3 个月前，患者身体极度疲惫，肢软无力，小便深黄，又到该院诊治，肝功能检查：黄疸指数 13，GPT 60 U/L，HBsAg 阳性，经保肝及对症处理，黄疸消退，但仍极度无力。1991 年 3 月 5 日到某医科大学附属医院就诊，检查结果：GPT 65 U/L，HBsAg、抗-HBc、HBcAg 均阳性。B 超检查：肝脾肿大。诊断为病毒性乙型肝炎，慢炎活动性肝炎，肝硬化。住院治疗 2 个月余，用药如肌苷片、ATP 片及中药清热解毒、活血化瘀剂等，病症未减。现症：血色暗黑，有肝掌，肝区胀痛，肢

---

① 注：2020 年 6 月，穿山甲被列为国家一级保护野生动物，故炮甲珠在临床应用中应灵活处理。

软乏力,纳食减退,口干口苦,肝脾肿大,小便色黄,大便时干时稀,舌质暗红,苔薄黄,脉弦细。10年前患过血吸虫病,曾用锑剂治疗。今酶标试验未见血吸虫感染。有烟酒嗜好。此因饮食不洁,感染疫毒,嗜酒无度,复加劳累,以致正虚邪入,湿热毒邪,肝失疏泄、脾失运化,迁延不愈,则脉络瘀阻,终致瘀血积聚,而成积块。拟以活血化瘀、疏肝健脾、清热利湿为法。处方:醋炒鳖甲、麦芽、赤芍、白芍、丹参各15 g,炮甲珠、柴胡、炒枳壳、桃仁、香橼皮、炒川楝子、橘络、延胡索各10 g,酒炒土鳖虫6 g,白茅根30 g。

二诊:患者服用上方15剂,精神渐振,胃纳增进,面色红润,肝痛缓解,肝掌亦消失,二便通利,肝功能正常,B超证实肝脾较前明显缩小,舌质红,苔薄黄,脉弦,睡眠有时欠佳。守上法加入养心安神之品。处方:醋炒鳖甲、赤芍、白芍、丹参、茯苓、茯神各15 g,当归、郁金、炮甲珠、制香附、橘络、炒枳壳、延胡索、炒川楝子、柏子仁、柴胡、炒三仙各10 g,白花蛇舌草、白茅根各30 g,酒炒土鳖虫6 g。

三诊:患者服用上方20余剂,临床症状缓解,未再坚持服药,并参加工作。经常熬夜受累,时过4个月,肝痛复发。肝区作胀,纳食减退,脘腹胀气,肢体乏力,腹人坐满,出现腹水,身目发黄,小便深黄,大便时干时稀,舌质暗红,苔黄略腻,脉弦细。肝功能:总胆红素30 μmol/L,GPT 100 U/L。HBV-M检查:HBsAg、抗-HBc均阳性。B超提示肝硬化伴腹水。遂到当地医院治疗月余,服用中药利胆返黄剂及西药(药名不详)等,病情无明显改善。此肝病痼疾,治未彻底,又妄劳作,正虚邪盛,瘀血癥积,湿热蕴结,水气内停,酿为臌胀也。当清热解毒,利水祛湿,化瘀消癥。处方:茵陈蒿、赤芍各50 g,丹参、茯苓、白茅根、白花蛇舌草各30 g,醋炒鳖甲、车前草、炒二芽各15 g,炒栀子、泽泻、陈皮、制香附、炮甲珠各10 g,酒炒土鳖虫6 g,三七粉6 g(吞服)。

四诊:患者服上方12剂,腹水消退,腹胀缓解,黄疸亦退,精神渐佳,小便较前通利,大便成形,唯纳差、乏力明显,舌质暗红,苔黄,脉弦细,再拟清热解毒、行气活血、疏肝健脾之治,处方:茵陈蒿、赤芍各50 g,丹参、茯苓、白花蛇舌草、白茅根各30 g,醋炒鳖甲、炒二芽各15 g,猪苓12 g,炒栀子、炒黄柏、炒白术、泽泻、陈皮、炮甲珠、制香附各 10 g，三七粉 6 g（兑服）。加减服用 50 余剂，诸症皆失，肝功能正常，肝脾缩小变软。随访 1 年未发。

（原载于《贵阳中医学院学报》1997，19（1）：15-18）

李时珍伤寒学术思想浅析

李时珍（1518—1593 年），字东璧，号濒湖，明代蕲州（现湖北蕲春）人，是我国 16 世纪著名的医药学家。李时珍博学多才，一生著述颇丰，现存《本草纲目》《濒湖脉学》《奇经八脉考》《脉诀考证》，其代表作《本草纲目》为本草学、博物学巨著，蜚声海内外，被达尔文誉为"中国古代的百科全书"和"东方医药巨典"。书中对《伤寒论》条文、方药理论多有涉及，本文试就其相关学术思想进行探析。

1. 参考版本：成本为主，辅以他本

《本草纲目·序例第一卷·引据古今医家书目》所引 361 种医籍或本草著作中，第 10 种为"张仲景《伤寒论》"，其后小字注云"成无己注"，可知为成注本（即成无己《注解伤寒论》）。而《伤寒论》另一重要版本——宋本，赵开美也只是在李时珍已逝世的 1595 年（明万历二十三年乙未）之后才见到，在李时珍所生活的年代，"书肆间绝不可得"（《刻仲景全书序》），所复刻之版本（赵刻本）1599年方成。故《注解伤寒论》（成注本）为李时珍引用参考的《伤寒论》主要版本。

另外，《本草纲目·草部第十三卷·茈胡》（以下简称《×部第×卷·×××》）"释名"中曰："茈字有柴、紫二音。茈姜、茈草之茈，皆音紫；茈胡之茈，音柴。茈胡生山中，嫩则可茹，老则采而为柴……古本张仲景《伤寒论》，尚作茈字也。"《草部第十二卷·人参》"释名"中曰："人蓡年深……蓡，即浸字，后世因字文繁，遂以参、星之字代之，从简便尔。然承误日久，亦不能变矣，惟张仲景《伤寒论》尚作蓡字。"此处所言之"茈胡""人蓡"，目前《伤寒论》的主要版本宋本（赵刻本）、成注本及孙思邈《千金翼方》（唐本），包括近代出现的桂林古本，均不符合，故时珍所言之"古本张仲景《伤寒论》"应另有参考版本,待考。

2. 研究方法:源自经典,格物穷理,汇通金元

李时珍对仲景经方十分推崇,曾称赞仲景蜜煎导法是"千古神方"(《虫部第三十九卷·蜂蜜》),并引陶弘景之言推崇《伤寒论》是"惟张仲景一部,最为众方之祖"。《本草纲目》中有百余处提到经方用药问题,因禀"药多不录"原则,故其中收录药味较少的仲景方剂68首。书中多处提及《伤寒论》条文及方药。如《草部第十七卷·芫花》"发明"下:"张仲景治伤寒太阳证,表不解,心下有水气,干呕发热而咳,或喘或利者,小青龙汤主之。若表已解,有时头痛出汗、恶寒,心下有水气,干呕,痛引两胁,或喘或咳者,十枣汤主之。盖小青龙治未发散表邪,使水气自毛窍而出,乃《内经》所谓开鬼门法也。十枣汤驱逐里邪,使水气自大小便而泄,乃《内经》所谓洁净府、去陈莝法也。"本段所论涉及《伤寒论》40条小青龙汤和152条十枣汤,在《注解伤寒论》中分列卷三与卷四,相隔甚远,此处相连而论,言之成理,又切合临床,非精研《伤寒论》者不能为也。其后论饮之因,"夫饮有五,皆由内啜水浆,外受湿气,郁蓄而为留饮",要言不烦,亦为临床有得之论。以上说明李时珍学习《伤寒论》的方法,是在通读经典的基础上,结合自己的临床实践,前后联系,融会贯通。

在学术上,出身儒医、拜"圣人之徒,理学名家"顾日岩为师的李时珍深受儒家"格物穷理"思想的影响,认为本草"虽曰医家药品,其考释性理,实吾儒格物之学"(《本草纲目·凡例》),"医者贵在格物"(《草部第十四卷·芎》)。他研究《伤寒论》,上承《黄帝内经》经旨,下启金元诸医家学术思想,在继承经典理论与后世名医学术精华的基础上,结合自身临床与实践进行发扬,学有根底而又推陈出新。《本草纲目》中引用古代医籍277种,本草著作84种。其中对《黄帝内经》经旨,尤为重视。《本草纲目》中多处提到"当以《素问》为准"(《谷部第二十二卷·小麦》),不可"背《素问》逆顺之理"(《序例第一卷·四时用药例》),在进行药物的论述时,亦常引用《黄帝内经》原文。

《本草纲目》中有不少金元医家的理论内容。如书中审定收录了张元素的

《脏腑标本寒热虚实用药式》；节录了张元素《珍珠囊》"引经报使"，李东垣对药物气味阴阳、标本阴阳、升降浮沉、随证用药凡例，张子和"汗吐下三法"等有关论述。受刘河间"六气皆从火化"影响，李时珍言"火为百病"（《果部第三十二卷·茗》）、"今人痰病、火病，十居六七"（《果部第三十卷·梨》）；继承丹溪阴虚病火理论，《火部第六卷》中大量引用"君火相火论"，如"肝肾之阴，悉具相火"，提出"肾水受伤，真阴失守，孤阳无根，发为火病"（《草部第十二卷·玄参》）。由上可见李时珍深受金元四大家的影响。尤为难得的是，李时珍能合理继承诸家学术精华，融会贯通而不偏执。如对刘河间火热论，他认为苦寒之品只能中病即止，过则为害；言"丹溪独指阴虚立说，矫枉过偏矣"《兽部第五十卷·狗》；认为治疗上当辨证为重，"须分阴阳虚实，不可一概论也"（《草部第十七卷·蜀漆》）；对李东垣脾胃论虽十分推崇，但又不局限于升阳补气之法。李时珍对阐发仲景之学做出了一定贡献。

3. 论广伤寒，火热立论

《本草纲目》在第三卷"百病主治药"中，专列"诸风""伤寒热病""暑""湿""火热""瘟疫"等条，对广义的伤寒（外感热病）及其演变的临床用药进行了详述。又在第六卷中，对火热专立章节，叙述各种不同火之特点。他认为火可分为阳火、阴火两大类，按天、地、人又分为十二小类；按病机可分为郁火、实火、虚火、气分热、血分热、五脏热、十二经热七种，立升散、泻火、缓火、滋阴、各经火药、各经发热药六类；治疗上主张用滋阴、泻火等法，慎用苦寒化火之品；除经方常用药物麻黄、桂枝、干姜、细辛、石膏、知母、柴胡、黄芩外，还有后世的许多时方药物；首创了用冰外敷物理降温治疗热盛神昏，"伤寒阳毒，热盛昏迷"（《水部第五卷·夏冰》）的方法。尤其是专列"瘟疫"一章，分辟禳（预防）、瘴疠（治疗）两类，记载了汤、散、烟熏、洗浴、酒服等多种内外防治法；书中"初病人衣蒸过，则一家不染"，首创蒸气消毒法；说明当时李时珍已对瘟疫传播的特点与防治有了一定认识。这些都大大丰富了《伤寒论》外感热病防治的内容。

李时珍不但对外感热病的病因病机进行了详述，对《伤寒论》中误用火法

（烧针、温针等）而来的火逆证，亦进行了阐发。他补充了火针法的适应证、禁忌证及使用注意事项，言其"乃为筋寒而急者设"，是以热治寒的正治之法；后世用之治积块（实证），为"假火气以散寒涸，而发出污浊也"，仍是治寒实证；如用治痈疽（热证），则是"以从治之法，溃泄其毒气也"，并非常规治法。他还对《伤寒论》119条"太阳伤寒者，加温针必惊也"，解释为"营气微者，加烧针，则血流不行，更发热而躁烦也"；对153条"太阳病……下之，心下痞，表里俱虚，阴阳气并竭……复加烧针"，出现"胸烦，面色青黄，肤润者，难治"之火逆证，评论说："此皆用针者不知往哲设针之理，而谬用以致害人也。"（《火部第六卷·火针》）

4. 扩展经方本草理论

4.1 明剂量产地，分部位功效

随着时代变迁，以及后世本草学的发展，某些经方药物的剂量、用法有所变化，李时珍对此一一进行了说明。从东汉至今年代久远，度量衡已发生了很大变化，"古今药物兴废不同"（《草部第十四卷·莎草、香附子》），李时珍提出"今古异制，古之一两，今用一钱可也"（《序例第一卷·陶隐居〈名医别录〉合药分剂法则》）。自明清以降，医者多从此说，影响甚大，这也是现今《中国药典》主要中药剂量范围的换算依据。

对于经方药物的产地，如柴胡，李时珍言"北地所产者，亦如前胡而软，今人谓之北柴胡是也，入药亦良。南土所产者……强硬不堪使用"（《草部第十三卷·茈胡》），将南、北柴胡的优劣辨析得明明白白。李时珍在介绍时强调道地药材。如地黄，"今人惟以怀庆地黄为上"（《草部第十六卷·地黄》）。另外，书中介绍的秦当归、北五味子、雅连、蜀大黄、蕲艾等，均为现今公认的道地药材。

对于同一药材不同药用部位的功效，李时珍则加以甄别。如当归头与当归尾的功效，南朝雷敩与金元张元素各执一词。《草部第十四卷·当归》言："凡物之根，身半已上，气脉上行，法乎天；身半已下，气脉下行，法乎地。人身法象天地，则治上当用头，治中当用身，治下当用尾，通治则全用，乃一定之理也。当以张氏之说为优。"以物之上下类比人身，说理透彻，肯定了张元素"头止血，尾破血，身和血"之论，亦得到了后世医家的赞同。

4.2 正名实性味，救时弊纠偏

对于历代本草注家对经方药物的混乱错误观点，李时珍则详细辨析，使之明确。如在药名品种方面，对芒硝、朴硝、马牙硝，《石部第十一卷·朴硝》言："陶弘景及唐宋诸人皆不知诸硝是一物，但有精粗之异，因名迷实，谬猜乱度，殊无指归。"他明确指出，诸硝同为一物，粗朴澄下者为朴硝，凝结在上如芒刺者为芒硝，形如牙状者称马牙硝；朴硝质重浊，芒硝、马牙硝质清明；其临床应用"朴硝只可施于卤莽之人，及敷涂之药，若汤散服饵，必须芒硝、牙硝为佳"，并说张仲景《伤寒论》只用芒硝而不用朴硝，正缘于此。又如木通与通草，《草部第十八卷·通草》在"释名"中解释为"有细细孔，两头皆通，故名通草，即今所谓木通也"，指出《伤寒论》中当归四逆汤中所用之通草，实为后世所言之木通；而后世之通草，"乃古之通脱木也"，现经方及方剂研究者均从其说。对于经方中一些于汉时尚未细分的药物，如赤芍与白芍、桂枝与肉桂、白术与苍术等，《本草纲目》中亦有说明。

在性味功效方面，《神农本草经》及成无己的《注解伤寒论》中均言瓜蒌实"苦寒"。李时珍则正之为"味甘，不苦"。他说："张仲景治胸痹痛引心背，咳唾喘息，及结胸满痛，皆用栝楼（瓜蒌）实。乃取其甘寒不犯胃气，能降上焦之火，使痰气下降也。"他评论古人们"不知此意……不尝其味"，"随文传会尔"（《草部第十八卷·栝楼》）。晋代陶弘景言黄连久服长生不老，明代嘉靖帝迷信方士修仙，在其影响下，追求炼丹服食之风大盛，对此李时珍引《黄帝内经》观点予以驳斥，言"黄连大苦大寒之药，用之降火燥湿，中病即当止。岂可久服，使肃杀之令常行，而伐其生发冲和之气乎"，并引明代荆端王久服黄连而至白内障失明之例，说明久服黄连"不能长生"，反为"速夭之由矣"（《草部第十三卷·黄连》）。

4.3 别气味阴阳，论升降浮沉

李时珍在《黄帝内经》五味五色入五脏理论的指导下，结合易水学派创始人张元素遣药制方论，总结和发展了归经理论。如言石膏"入足阳明、手太阴、少阳经气分"（《石部第九卷·石膏》），龙骨"入手足少阴、厥阴经"（《鳞部第四十三卷·龙》），补充了经方药物的归经。《序例第一卷·气味阴阳》中，引张元素言，

"附子气厚,为阳中之阳;大黄味厚,为阴中之阴。茯苓气薄,为阳中之阴,所以利小便,入手太阳,不离阳之体也;麻黄味薄,为阴中之阳,所以发汗,入手太阴,不离阴之体也",则是以药物气味厚薄阴阳理论对经方常用重点药物附子、大黄、茯苓、麻黄性味功效的阐发。

李时珍运用此理论,对经方其他药物亦有发挥,如《草部第十三卷·细辛》"发明"下:"气之厚者能发热,阳中之阳也";《禽部第四十八卷·鸡》"卵黄"下:"鸡子黄,气味俱厚,阴中之阴,故能补形"。他还对历代注家的理论矛盾之处,结合自己的理解与临床经验进行合理分析。如茯苓,张元素言其"气味俱薄,浮而升,阳也",李东垣言其"味甘而淡,降也,阳中阴也",似有矛盾不一之处,李时珍在《木部第三十七卷·茯苓》"发明"下言,"茯苓气味淡而渗,其性上行,生津液,开腠理,滋水之原而下降,利小便。故张洁古谓其属阳,浮而升,言其性也;东垣谓其为阳中之阴,降而下,言其功也","则知淡渗之药,俱皆上行而后下降,非直下行也",点评汇通,使二家理论得以统一,又使后人易于学习理解。

4.4 承经旨,分脏腑,别气血

李时珍十分重视脏腑经络学说,倡导以之说明药物的主治及作用机制。如上文中的"茯苓",其主治功效各家论述颇有不同:《神农本草经》《名医别录》言其"利小便""伐肾邪",李东垣、王好古言"小便多者能止,涩者能通",朱丹溪言"阴虚者不宜用",观点不同,"义似相反"。李时珍引用《素问·经脉别论》中"饮食入(饮入于)胃,游溢精气,上输于(脾,脾气散精,上归于)肺,通调水道,下输膀胱"一段话,应用肺、脾、三焦、膀胱等脏腑的生理功能及体内水液代谢的过程,说明茯苓在体内入肺脾之脏,开水道,利湿邪,故小便"涩者能通";若肺有实热,水道通调失职,可致小便短数(即《素问》之肺气盛则小便数而欠),治用茯苓甘淡以渗其热,肺热得泄,水道得通,故曰"小便多者能止也"。如此运用脏腑功能解释,便于理解。

李时珍论药物归经时,重视区分气血,将药性脏腑理论与气血理论相结合,认为五脏均有气血,虚证当分五脏气虚血虚之不同,其用药各别,这对临床用药有重要指导意义。如《序例第一卷·十剂》"补剂"中言,"又如茯神之补心气,生地黄之补心血；人参之补脾气，白芍药之补脾血；黄芪之补肺气，阿胶之补肺血；杜仲之补肾气，熟地黄之补肾血；芎䓖之补肝气，当归之补肝血之类，皆补剂。不特人参、羊肉为补也"，补充了五脏气血补益之药。所列之药除杜仲外皆为经方常用药，从而扩展了经方药性理论。这种药分气血的思想在《本草纲目》中亦随处可见，使学者对经方药物运用配伍的理解更为深入。如《草部第十七卷·大黄》曰："大黄乃足太阴、手足阳明、手足厥阴五经血分之药。凡病在五经血分者，宜用之。若在气分用之，是谓诛伐无过矣。"《石部第九卷·五色石脂》曰："赤白二种，一入气分，一入血分，故时用尚之。张仲景用桃花汤治下痢便脓血。取赤石脂之重涩，入下焦血分而固脱；干姜之辛温，暖下焦气分而补虚；粳米之甘温，佐石脂、干姜而润肠胃也。"

对于某些有争议的药物，李时珍则根据自己的学习心得和临床实践体会加以注解。如枳实与枳壳，魏晋后始分，张元素、李东垣提出治高治下之说，认为"枳实利胸膈，枳壳利肠胃"，李时珍根据仲景用枳实治胸痹痞闷，病位偏上，结合后世医家用枳壳治痔痢下血，病位偏下，认为"飞门至魄门，皆肺主之，三焦相通，一气而已"，"二物分之可也，不分亦无伤"（《木部第三十六卷·枳》）。

5. 扩展伤寒方证理论

5.1 新释六经，阐幽发微

历代医家解释太阳病理，多从膀胱经、小肠经的病变入手，李时珍则从肺卫立论。《草部第十五卷·麻黄》"发明"下："麻黄乃肺经专药，故治肺病多用之。张仲景治伤寒无汗用麻黄，有汗用桂枝。历代明医解释，皆随文传会，未有究其精微者。时珍常释思之，似有一得，与昔人所解不同云。"他提出麻黄汤证"皮毛外闭，则邪热内攻，而肺气膹郁。故用麻黄、甘草同桂枝，引出营分之邪，达之肌表，佐以杏仁泄肺而利气"，"是则麻黄汤虽太阳发汗重剂，实为发散肺经火郁之药也"；桂枝汤证"腠理不密，则津液外泄，而肺气自虚。虚则补其母。故用桂枝同甘草，外散风邪以救表，内伐肝木以防脾。佐以芍药，泄木而固脾，泄东所以补西也。使以姜枣，行脾之津液而和营卫也"，"是则桂枝虽太阳解肌轻剂，实为理脾救肺之药也"。他认为太阳病的实质是"肺实受邪气"。"此千古未发之秘旨",由李时珍"表而出之"。若非精研《伤寒论》,学道精湛,焉能悟出?

又如少阳病,历代注家皆从胆与三焦解释。李时珍则提出,少阳证中亦有属心、肺、胃之病者,如《草部第十三卷·黄芩》"发明"下:"少阳之证……虽曰病在半表半里,而胸胁痞满,实兼心肺上焦之邪。心烦喜呕,默默不欲饮食,又兼脾胃中焦之证。"

这种观点,与现代临床常将麻黄汤、桂枝汤、小柴胡汤用于呼吸系统疾病或消化系统疾病治疗相符,可以说李时珍从另一角度阐释了六经,这在当时实属难得。

5.2 阐经方方义,明病证病位

李时珍对于经方要义,尤多发挥,既能前后联系,又能详析配伍。如桔梗一药,在《伤寒论》中出现于三物白散、桔梗汤等多处,李时珍曰:"张仲景《伤寒论》治寒实结胸,用桔梗、川贝母、巴豆,取其温中、消谷、破积也。又治肺痈唾脓,用桔梗、甘草,取其苦辛清肺,甘温泻火,又能排脓血、补内漏也。其治少阴证二三日咽痛,亦用桔梗、甘草,取其苦辛散寒,甘平除热,合而用之,能调寒热也。后人易名甘桔汤,通治咽喉口舌诸病。"此处以药系方,以方联证,全面论述桔梗在经方中的应用及相应功效,对后世学者理解经方大有裨益。

仲景地黄丸(肾气丸)用茯苓、泽泻,注家有认为起"引接"桂枝、附子入肾经之功,也有认为其"虽能泻肾",但其于大队补肾药中,"则亦不能泻矣",说法不一,《草部第十九卷·泽泻》则认为,"乃取其泻膀胱之邪气,非引接也",并讨论了该方的配伍意义,"仲景地黄丸用茯苓、泽泻者……古人用补药,必兼泻邪,邪去则补药得力,一辟一阖,此乃玄妙",可以避免"专一于补",出现久服"偏胜之害"的弊端。这种补泻配伍的理解,开辟了地黄丸三补三泻认识的先河。

李时珍将药性分析中的气血、脏腑理论扩展用于分析《伤寒论》中病位相近证候。如大小结胸证和痞证的病位均在上脘,《草部第十七卷·大黄》言:"仲景大陷胸汤、丸皆用大黄,亦泻脾胃血分之邪,而降其浊气也。若结胸在气分,则只用小陷胸汤;痞满在气分,则用半夏泻心汤矣。"

6. 完善脉学，引入奇经，发展经方

李时珍"博极群书，参讨今古"，于脉学研究尤有心得，撰《濒湖脉学》《奇经八脉考》《脉诀考证》，对仲景脉学精微要义进行了阐发与完善。他还将前人有关奇经八脉的理论总结为系统学说，辑成《奇经八脉考》一书，于经方发展亦有所裨益。如《奇经八脉考·二维为病》论述阴维脉和阳维脉主病："寒热之在表而兼太阳证者，有汗当用桂枝、无汗当用麻黄；寒热之在半表半里而兼少阳证者，当用小柴胡加减治之。若夫营卫慄卑而病寒热者，黄芪建中及八物汤之类主之……凡寒痛，兼少阴及任脉者，四逆汤；兼厥阴者，当归四逆汤；兼太阴者，理中汤主之。凡热痛，兼少阴及任脉者，金铃散、延胡索散；兼厥阴者，失笑散；兼太阴者，承气汤主之。若营血内伤，兼夫任、冲、手厥阴者，则宜四物汤、养营汤、妙香散之类。"又如《奇经八脉考·冲脉为病》言冲脉病"若内伤病此，宜补中益气汤加炒柏、炒连、知母，以泄冲脉"，将理中汤、四逆汤、当归四逆汤等经方及其常用药物的使用范围扩展于奇经病证治疗，此亦是李时珍对伤寒研究的贡献。

（原载于《时珍国医国药》2019，30（5）：1232-1234）

六经辨证中自然辩证法三大规律初探

《伤寒论》为汉代著名医学家张仲景所著，被历代医家奉为中医经典著作，问世一千八百多年来仍然能够有效指导临床。《伤寒论》载药 92 味，载方 112 首，药少而方精，始终是指导临床实践的中医经典著作，其流传不衰的关键之一在于六经辨证中所体现的辨证论治思维。正如清代医家徐灵胎所说："医者之学问，全在明伤寒之理，则万病皆通。"所谓"伤寒之理"，从某种意义上说，即该书研究疾病的思维方法。《伤寒论》所运用的辨证论治原则和方法，确立了中医诊治疾病的规范；所记述的理法方药相结合的辨治经验，对中医临证医学的发展影响极其深远。

恩格斯指出：不管自然科学家采取什么样的态度，他们还是得受哲学的支配。问题只在于，他们是否愿意受某种坏的时髦哲学的支配，还是愿意受一种建立在通晓思维的历史和成就的基础上的理论思维的支配。即使进行自然科学研究，也需要运用哲学思维来分析一些结果和数据。《伤寒论》的主要学术成就之一是创立了六经辨证论治体系，六经辨证作为一种经典的临床辨证思维模式，体现了自然辩证法的规律。

1. 自然辩证法的三大规律

自然辩证法三大规律，由黑格尔在《逻辑学》中首先提出，恩格斯将它从《逻辑学》中总结和提炼出来，从而使自然辩证法的规律变得更加清晰。自然辩证法规律揭示的是极限本质之间的联系，是抽象程度最高的产物。自然辩证法的规律是从自然界以及人类社会的历史中概括出来的，包括以下 3 个规律：量转化为质和质转化为量的规律；对立的相互渗透的规律；否定的否定规律。这 3 个规律又被简化为质量互变规律、对立统一规律、否定之否定规律。

2. 六经辨证中质量互变规律

《自然辩证法》将质量互变规律表述为："在自然界中，质的变化——对于每一个别场合都是以严格的确定的方式进行——只有通过物质或运动的量的增加或减少才能发生。"这一规律揭示了事物因矛盾引起的发展过程和状态，发展变化形式上所具有的特点。量变是质变的必要准备，质变是量变的最终结果，同时质变还可以为新的量变开辟道路。原文列举物体在不断分割，越来越小后（量变），最终可以得到与物体性质完全不相同的分子，产生了质变，之后再继续分割，又可以得到性质与分子完全不一样的原子。

《伤寒论》将外感病演变过程中的各种证候群进行综合分析，归纳其病变部位、寒热趋向、邪正盛衰，区分为太阳、阳明、少阳、太阴、少阴、厥阴六经。六经病证，是经络、脏腑病理变化的反映，其中三阳病证以六腑的病变为基础，三阴病证以五脏的病变为基础。六经病证基本概括了脏腑和十二经的病变。六经辨证的运用，不局限于外感病的诊治，对临床其他疾病同样具有指导意义。

《伤寒论》以六经作为辨证论治的基础，六经病证的性质和临床表现截然不同。其中，太阳病是外邪侵袭、肺卫失宣的表证；阳明病是燥热亢盛、正邪俱盛的里热实证；少阳病是胆火上炎、枢机不利的半表半里证；太阴病是中阳失运、寒湿内聚的里虚寒证；少阴病是心肾虚衰、气血不足的虚寒证；厥阴病是肝失条达、厥热胜复的寒热错杂证。六经病证的特征性表现，符合外感病各个阶段质的规定，而六经之间的传变，则属于质的改变。相应地，每一经病证内部的症状变化属于量的改变，即不传经则属于量变。当症状改变达到一定阶段量，出现了传经变化，则属于质变。李惠林等也认为六经病证在每一经内部的轻重变化，可以看作是一种量变的过程，一旦这种量变渐进到一定程度，疾病传入他经或产生变证，就表现为证候质的变化。

《伤寒论》原文 4 条："伤寒一日，太阳受之，脉若静者，为不传，颇欲吐，若躁烦，脉数急者，为传也"。5 条："伤寒二三日，阳明、少阳证不见者，为不传也"。8 条："太阳病，头痛至七日以上自愈者，以行其经尽故也。若欲作再经者，针足阳明，使经不传则愈"。10 条："风家，表解而不了了者，十二日愈"。270 条："伤寒三日，三阳为尽，三阴当受邪，其人反能食而不呕，此为三阴不受邪也"。上述条文，叙述了六经病的一般传变顺序，即首先是太阳受邪，继而传变至阳明，再至少阳,之后传变至太阴、少阴、厥阴。但是这里的传变,需要一定量的积累,疾病传变与否,与病邪的轻重、正气的强弱、治疗是否得当都有关系,所以出现了久病但不传经的"风家……十二日愈",说明量变的时间很长,但是还不足以完成质变。条文也指出,判断质变与否,在于临床证候的改变。如果始终只见一经证候,即"脉若静者""阳明、少阳证不见者",就谈不上发生质变。在量变积累到完成质变之前,还有机会进行干预,即"若欲作再经者,针足阳明,使经不传则愈"。

六经传变,又有循经传和越经传之分。所谓循经传就是按照《素问·热论》中一日太阳、二日阳明、三日少阳、四日太阴、五日少阴、六日厥阴的观点,由太阳、阳明、少阳、太阴、少阴、厥阴依次传变。相关条文中亦体现了质量互变的规律,如 25 条:"服桂枝汤,大汗出,脉洪大者,与桂枝汤,如前法";26 条:"服桂枝汤,大汗出后,大烦渴不解,脉洪大者,白虎加人参汤主之"。同样是太阳病,都服用桂枝汤,本应"遍身漐漐微似有汗者益佳",但是汗不如法,出现了"大汗出"。25 条只是脉象出现了变化,尚未出现烦渴等症,所以只算是量变,未有传变,因此"与桂枝汤,如前法";但 26 条已经由量变达到了质变,出现传变,热邪转属阳明,出现了"大烦渴不解",解表剂已经不再适用,需予以白虎加人参汤来清热益气、生津止渴。

越经传则不遵循上述传变规律,如太阳误治、传变少阴者,见 29 条:"伤寒脉浮,自汗出,小便数,心烦,微恶寒,脚挛急。反与桂枝汤欲攻其表,此误也。得之便厥,咽中干,烦躁,吐逆者,作甘草干姜汤与之,以复其阳;若厥愈足温者,更作芍药甘草汤与之,其脚即伸;若胃气不和,谵语者,少与调胃承气汤;若重发汗,复加烧针者,四逆汤主之。"条文中患者虽属太阳表证,但出现了小便数,说明阳虚不能固摄津液,出现心烦、脚挛急等症,说明津液不足,筋脉失于濡养,因此治疗必须扶正祛邪同时运用,不能单用桂枝汤发汗。误治后,根据发汗量的不同,其传变也不相同。若发汗量较轻,出现咽中干、烦躁、吐逆等症,尚属太阳变证,只是量变。若发汗量较重,或用烧针劫汗,则反过来伤及阳气,出现少阴阳虚证,急用四逆汤回阳救逆。

在实际临床应用中，应根据质量互变规律，结合临床证候，判断疾病是否有传变，选取合适的治疗方法。对于已经发生质变，传变至他经的疾病，其治疗原则应依 16 条所言："观其脉证，知犯何逆，随证治之。"

3. 六经辨证中对立统一规律

《自然辩证法》言对立统一规律：所谓客观辩证法是支配着整个自然界的，而所谓主观辩证法，即辩证的思维，不过是自然界中到处盛行的对立中的运动的反映而已，这些对立，通过自身不断的斗争和最终的互相转化或向更高形式的转化，来制约自然界的生活。这一规律揭示了客观存在都包含内在矛盾性，都是矛盾的统一体，事物内部矛盾是事物发展的源泉，推动事物的发展。矛盾的各个方面既对立又统一，并在一定条件下相互转化。原文列举了磁铁的两极化、蚯蚓的头尾两端，以及切断磁铁、蚯蚓后，两端产生转化的例子。中医学中的阴阳对立制约、互根互用、一定条件下相互转化也体现了类似的规律。《伤寒论》在六经辨证中灵活地运用了阴阳分析之法，以阴阳区分疾病的两种类型，是执简驭繁的科学方法，也是辨证的主要纲领。

《伤寒论》原文 7 条："病有发热恶寒者，发于阳也；无热恶寒者，发于阴也。发于阳，七日愈。发于阴，六日愈。以阳数七、阴数六故也。"本条说明六经辨证原则，即根据临床症状首先分辨阴阳。条文中发热与恶寒并见，为阳气能与邪相争，病发于阳；若邪气侵入人体，患者只恶寒而尚未发热，为阳气尚未与邪相争，病发于阴。两者是患者感受外邪，根据自身阳气的状况，可能出现的两种证候，这种阴阳证候在一定条件下可以出现转化。原文 326 条："厥阴之为病，消渴，气上撞心，心中疼热，饥而不欲食，食则吐蛔，下之利不止。"本条为厥阴病提纲，病机为寒热错杂。阴盛阳衰则为寒，阳盛阴衰则为热，病机本身就体现了对立统一。

《伤寒论》用三阴三阳来概述一切外感病发生、发展、演变的全过程，阴阳本身是对立制约、互根互用、消长平衡的，也就是说，在疾病发展的全过程中，存在着自始至终的矛盾运动，体现了对立统一的运动规律。六经证候类型中的每一类证候同样存在着阴和阳无限可分性,每一种病证的分析同样包含了对立统一性。三阳经病证中发热的病机是机体的阳气向外抗邪的有力表现,正气处于优势;三阴经病证中发热的病机是阴寒之极,阴不敛阳,虚阳外浮,正气处于劣势。

总的来说,六经病证的治疗原则不外乎扶正与祛邪两个方面,疾病的发生、发展、预后无不取决于正邪力量之对比。三阳病多属表热实证,多祛邪;三阴病多属里虚寒证,则多扶正。扶正祛邪虽截然不同,然正胜则邪去,邪去正自安,实又为辨证的统一。在疾病的治疗过程中,应注意阴阳的对立统一、互根互用,扶正祛邪并用,以达到邪去正安、阴平阳秘的目的。

4. 六经辨证中否定之否定规律

《自然辩证法》对否定之否定规律的解释比较晦涩,只是引用黑格尔的论述:自相矛盾的东西,不是消解为零,不是消解为抽象的无,而是消解为对它特定内容的否定。这一规律揭示了矛盾运动是生命力的表现,其特点是自我否定,向对立面转化,因此否定之否定规律构成了辩证运动的实质,说明了事物的发展是前进性和曲折性的统一。《自然辩证法》未列举相应例证,但是我们可以找到很多例子来说明。例如,人类对于火的使用:人类初期用保存的自然火种,使用火的良好成果对这种方法做出具有积极意义的肯定,但方式的不便捷却得出否定的答案,这促使人类发明了钻木取火,进入主动取火的第 2 阶段,普及简便的可能性对这样的方法做出肯定,但人类更高的要求(快速便捷)对此做出了否定,人类需要一种更好的方法,于是发现了燧石,使人类取火进入第 3 阶段。现今对待传统文化"取其精华,去其糟粕"的观点,就是扬弃的思想,批判地继承,也体现了这一规律。

《伤寒论》中不少条文体现了这种扬弃的思想,即摒弃错误的观点、保留正确的观点,以利于准确把握疾病的性质、方向及治疗方法。如 92 条:"病发热头痛,脉反沉,若不差,身体疼痛,当救其里,四逆汤方。"本条中患者初见发热、头痛、身体疼痛,貌似属于太阳病,但是出现了沉脉,而非太阳病常见的浮脉,这与太阳表证的表现不符,因此原文中用一个"反"字否定了前面的辨证判断。根据后文中使用的四逆汤来判断，本证属于太阳与少阴两感，但是以里虚为重，当先救其里，以四逆汤来温阳祛寒。

与之类似的 301 条："少阴病，始得之，反发热，脉沉者，麻黄细辛附子汤主之。"患者病在少阴，一般属于虚寒证，但是本条中"始得之"即出现了发热，故使用了一个"反"字，否定了前面的辨证判断，结合后面使用的方剂，说明有太阳表证存在。但是这里又不同于单纯的太阳表证，证据就是出现的是沉脉而不是浮脉，又否定了单纯的太阳表证的判断，说明少阴的虚寒证仍然存在，脉证合参，此乃太阳与少阴两感，结合所用方剂，本条里虚的情况尚没有 92 条中那么严重，故而表里同治，使用麻黄细辛附子汤温通少阴，发汗解表。

再如 270 条："伤寒三日，三阳为尽，三阴当受邪，其人反能食而不呕，此为三阴不受邪也。"按照《素问·热论》的观点，伤寒三日，少阳之后，本应转属太阴。但是参考临床症状，患者出现了反能食而不呕，说明患者正气尚属旺盛，脾胃功能正常，没有出现腹满而吐、食不下的太阴病提纲证。因此，否定了前面的辨证判断，保留了三阴尚未受邪的正确观点。

在临床实践中，应注意排除错误的观点、保留正确的观点，准确掌握证候所反映的病机，辨证论治，从而确定正确的治则治法。

5. 结论

综上所述，《伤寒论》的六经辨证方法体现了自然辩证法的三大规律。《伤寒论》不但与其他中医典籍一样含有朴素的中国古代哲学思想，而且蕴含近代自然辩证法的核心内容。虽然历经千年，但其辨证论治的哲学思维并没有落伍，这也是《伤寒论》这本著作到今天仍然能够有效指导临床实践的重要原因。《伤寒论》讲究把客观证候上升到理性来认识，处处立足于辨证论治，体现出自然辩证法的三大规律。我们学习《伤寒论》，固然要学习其中的方剂、药物、治疗经验，但更重要的是要学习张仲景的辨证论治思维，取其精华。客观认识和学习《伤寒论》，运用辨证论治思维来进行中医临床实践，有利于提高中医临床疗效。

（原载于《中华中医药杂志》，2018，33（5）：1905-1907）

经方辨治胆腑病症的体会

胆腑病症包括胆囊炎、胆石症等，是消化系统中常见的病症。现代医学认为，本病的发生与胆汁滞留、细菌感染和代谢障碍有关，其隶属中医学"胆胀""胁痛""黄疸"等范畴。愚于临证时，屡用仲景方辨治此类病症，颇有效果。

1. 疏肝利胆

胆附于肝，与肝相表里；肝经属肝络胆，胆经属胆络肝。肝主疏泄，胆汁借肝之余气，溢入于胆，积聚而成；胆以通降为顺，肝气条达，则胆汁分泌和排泄正常，若肝郁气滞，则胆汁壅阻，湿热内生，而成胆病。症见右胁胀痛，嗳气则舒，胸闷纳呆，反复发作，无明显发热和黄疸，舌质红，苔薄白或薄黄，脉弦。治宜疏肝解郁，利胆行滞，方用四逆散合金铃子散或承气汤类加减。药加柴胡、炒枳实、白芍、延胡索、炒川楝子、大黄、炙甘草等。气滞腹胀甚者，加厚朴、香附行气消滞；气滞挟瘀、胁痛甚者，加赤芍、当归、丹参活血通络；木横侮土、气逆呕吐者，加竹茹、法半夏、生姜降逆止呕；湿热发热者，加蒲公英、败酱草清热祛湿解毒；胃纳呆滞、口苦口臭者，加藿香、佩兰、炒山楂芳香化浊，健运脾胃；热结胃肠、大便不通者，加芒硝、火麻仁泻下里实。

王某某，女，43岁，武汉某粮店职工，1995年8月初诊。诉腹胀剧痛4天，嗳气频作，恶心欲呕，曾在省某医院急诊室就诊，考虑"急性胆囊炎""急性胃炎"，留观3天，予以抗炎、解痉、输液及对症处理，疼痛无一丝缓解，转请中医治。刻诊所见：脘腹痛甚，以右侧为重，嗳气，欲呕，纳呆，大便3日未行，小便带黄，舌质红，苔黄，脉弦。急宜疏利肝胆，通下腑滞，药用柴胡10 g，炒枳实15 g，川厚朴15 g，赤芍、白芍各30 g，延胡索20 g，炒川楝子10 g，蒲公英30 g，炒竹茹12 g，大黄10 g，芒硝5 g（后下冲服），炙甘草6 g。2剂。嘱先煎服1剂，若大便得通，腹痛缓解，则勿再服；若服后，病无缓解，则续进第2剂。患者遵嘱，回家后急煎1剂与服,服后一时许,下黑粪结如珠者甚多,腹痛旋即而止,后以米粥自养,病即告愈。

2. 清利湿热

肝胆瘀滞,不能通行水道,可停滞而生湿;湿浊内困,脾气不能宣达,郁蒸而生热。胆为"中清之腑",湿热侵犯肝胆,则成湿热壅阻。此外,湿热有利于虫体的寄生,如蛔虫性喜钻窜,窜入胆道以致死亡,影响肝气疏泄,胆汁郁积而发病。症见右胁绞痛,口苦纳呆,高热恶寒,大便秘结,小便短赤,或伴黄疸,舌苔黄腻,脉弦滑数。治当清热利湿,化滞通腑。方以大柴胡汤合茵陈蒿汤加减。药用茵陈蒿、炒栀子、柴胡、黄芩、法半夏、枳实、赤芍、大黄、生姜等。气滞痛甚者,加延胡索、炒川楝子等行气止痛;兼有瘀血者,加桃仁、红花等活血化瘀;肝胆壅阻、结石内生者,加金钱草、海金沙、鸡内金等利胆排石;湿热毒盛者,加蒲公英、败酱草等清热解毒;湿热伤阴者,加生地黄、石斛等清热养阴。

吴某某,女,51岁,工人,1979年8月18日初诊。右上腹绞痛,发热恶寒,恶心呕吐7天,伴黄疸。曾在某医院就诊,经超声检查等诊断为胆石症,胆系感染。始入外科考虑手术,后因气候酷热,手术不宜,而转内科保守治疗。经西药抗炎、解痉、输液及对症处理,病无缓解。无奈之下,内科一负责医生用中药大承气汤煎汁与服,痛势不减,而请中医治。刻诊所见:右上腹绞痛,恶心呕吐,身目尿黄,发热恶寒,大便干结,数日未行,舌质红,苔黄厚腻,脉弦滑数。此少阳腑实证也,急当和解少阳,通下腑实,利胆排石。处方:茵陈蒿30 g,炒栀子10 g,大黄15 g,柴胡10 g,黄芩10 g,炒枳实15 g,法半夏10 g,炒竹茹12 g,金钱草40 g,海金沙20 g,蒲公英30 g,延胡索15 g,炒川楝子10 g,赤芍、白芍各20 g,白茅根30 g,炒鸡内金15 g,甘草6 g。2剂。嘱停用一切西药,急煎中药1剂与服,因呕吐不止,药难下咽,则先取鲜生姜若干榨汁一小酒杯饮服,呕吐见止,再取中药300 mL服下。服后一时许,未见任何反应,则急煎另一剂中药续服。服后半时许,患者腹痛突然增剧,且从床上跃起,大呼痛死我也,然话音未落,腹中剧痛霍然而去,脸上笑意顿生,并急欲索食也。后以清热解毒、利胆退黄、健运脾胃之法,调治周余而愈。

3. 活血化瘀

长期肝外胆道阻塞或肝内胆汁滞留，如胆石症、肝内胆管结石久治不愈，或结石术后结石反复发生，严重感染，肝脏实质性损害，则易致气滞血瘀，湿热壅阻，水邪内停，症见腹胁疼痛，腹大坚满，面色萎黄，甚则暗黑，或身目尿黄，唇口色紫，烦热口干，小便短赤，大便秘结或溏垢不爽，舌质紫暗，苔黄腻，脉弦数或滑数。治宜活血化瘀，清热利水，方用茵陈蒿汤合下瘀血汤、五苓散加减。药用茵陈蒿、炒栀子、大黄、桃仁、土鳖虫、茯苓、猪苓、泽泻、白术、白茅根、车前草等。气滞腹胀甚者，加柴胡、炒枳实、厚朴等行气消滞；瘀血积聚甚者，加炒三棱、炒莪术、炒水蛭破血逐瘀；水道不利、胀满甚者，加牡蛎、商陆等攻逐水饮；湿热毒甚、发热恶寒者，加蒲公英、败酱草、黄芩、黄连等清热解毒；脘闷纳呆者，加炒山楂、炒神曲、炒鸡内金等配脾和胃；肝胆结石者，加金钱草、海金沙、鸡内金等利胆排石。整个治疗过程中，须注意患者体质的虚实变化。

游某某，女，46岁，工人，1998年10月20日初诊。患者曾因胆囊多发结石在某医院先后做过两次手术。术后半年，又发肝内胆管结石并阻塞性黄疸、胆汁性肝硬化、胰腺炎、脾大、高度腹水。相继在几所医院诊治，并在某省级医院住院半年，无明显效果。转请中医治。刻诊所见：精神萎靡，形体消瘦，面色暗黑、身目俱黄，右上腹攻撑胀痛，连及满腹，腹大如鼓，腹部青筋暴露，纳食呆滞，恶心欲呕，唇口色紫，心烦口渴，而饮水不下，小便短赤色黄如浓茶，大便干结，3～5日1次，舌质暗红，苔黄略腻而稍干，脉弦细滑数。病在肝胆，波及胰腺，祸及脾胃，湿热毒壅，气血瘀阻，水湿不行，治当活血化瘀，清热解毒，利胆排石。处方：丹参30 g，赤芍50 g，炒鳖甲15 g，土鳖虫6 g，茵陈蒿50 g，炒栀子10 g，大黄10 g，柴胡10 g，法半夏10 g，黄芩10 g，炒枳壳15 g，延胡索15 g，蒲公英30 g，金钱草50 g，海金沙15 g，茯苓30 g，白茅根30 g，炒鸡内金15 g，炒山楂15 g。上药加减前后服用20余剂，腹水消退，腹痛缓解，黄疸渐清。B超复查结果显示"肝内胆管多发结石仅见残留泥沙样结石，胰腺炎肿大消失"。继以清热解毒、利胆排石、理气和血、健运脾胃之剂调理2个月有余，临床告愈。

（原载于《光明中医》2004，19(3):38-40）

《周易》时空数理与《伤寒论》

天地人时空体系与自然之数，是《周易》学的基本要素。汉代张仲景著《伤寒论》，虽未明言依用《周易》学说，然其运用时空数理借以阐释人体生理、病理、证候、传变、诊断、治疗、预后等诸方面，则是毋庸置疑的。探讨《周易》时空数理与《伤寒论》之间的关系，旨在揭示《周易》是科学无玄的，并试图说明《伤寒论》的学术渊源以及对《周易》学思想的运用与发展，以期更好地服务于临床。此乃本文撰写之目的。

1. 时空数理变化与生理病理

所谓《周易》时空数理观，即认为人体生命活动与年月日时的周期变化有着相应结合的内在联系。"人以天地之气生，四时之法成。"（《素问·宝命全形论》）仲景创造性地运用这一学说来说明自然界对人体生理病理的影响。如"春气温和，夏气暑热，秋气清凉，冬气冷冽，此则四时正气之序也"（《伤寒论·伤寒例》(简称《伤寒例》)）。人要想健康无病，就应顺应四时自然变化，做到"春夏养阳，秋冬养阴，顺天地之刚柔"（《伤寒例》）。刚柔者，阴阳也，变化也。《周易·系辞》曰："刚柔相推而生变化。"盖刚柔即是阴阳，阴阳即是矛盾，矛盾运动的结果，必然产生变化。四时节律变化，春生、夏长、秋收、冬藏，人亦应之。人体防病摄身，与自然气候相适应，则应遵守大自然的规律，如"冬时严寒，万类深藏，君子固密，则不伤于寒"（《伤寒例》）。此与《周易》学之"夫大人者，与天地合其德，与日月合其明，与四时合其序"（《乾卦·文言》）是一致的。

四时自然气候，有至而未至，有至而太过，有至而不及者。此不正之气仲景称为"时行之气"，易触冒而致病，且发病之后，"长幼之病，多相似者"（《伤寒例》）。

时行之气可以致病，四时正气调摄不当，亦可致病。推断之法，仲景提出

"夫欲候知四时正气为病,及时行疫气之法,皆当按斗历占之"(《伤寒例》)。所谓"斗历",就是根据北斗星的斗柄运转的指向,以确定四时季节的历法(即现在所称的农历)。其占测如斗柄东指知是春季,南指知是夏季,西指知是秋季,北指知是冬季。节气与斗柄所指方向相配合,据以推断气候变化特点,从而区分四时正气为病与时行疫气为病。

在斗历占测的基础上,仲景还提出了"四时八节、二十四气、七十二候决病法"(《伤寒例》),并云:"故冬至之后,一阳爻升,一阴爻降也。夏至之后,一阳气下,一阴气上也。斯则冬夏二至,阴阳合也,春秋二分,阴阳离也。阴阳交易,人变病焉。"(《伤寒例》)这就直接与《周易》联系起来,示人阴阳消息的时空变化复杂多端,可导致疾病的发生和变化。然岁气运行、季节气候亦有其规律,明乎于此,自能掌握病情,而可消息阴阳,因时制宜。

2. 数理的思维模式与病证分类

《周易》时空数理的产生有一定的客观基础,它是通过仰观俯察而形成的。《伤寒论》以《周易》学太少阴阳衍化的三阴三阳六气的阴阳数理为轴心,把临床各种复杂的症候归纳分为三阴三阳(后世称为六经)六大系统(或六类病证)而辨证论治。伤寒六经,每经又可分为手足二经,因而总领十二经络及其所属脏腑。后世所说的六经辨证,就是根据六经所系脏腑经络病变而反映于外的证候、脉象,结合体质等因素,进行全面综合分析,而决定其病位、性质、病机、病势及立法处方等。其特点既用六经理论加以概括,又从六经中探索其复杂而微妙的变化。如太阳病下,有表虚、表实之别,阳明、少阳病下,有经证、腑证之分。有单纯一经受病者,有两经或三经受病而证候同时出现称为"合病"者,有一经病证未罢而又出现另一经证候称为"并病"者,还有因误治之后病情加重症状复杂而称为"坏病"者,等等。是以合而言之,其病有六,分而言之,则变化无穷,故仲景言:"观其脉证,知犯何逆,随证治之。"此与《易传》之"易之为道也屡迁,变动不居……不可为典要,唯变所适"的精神是一致的。

仲景病分三阴三阳(六经),六经之下,"各有提纲一条,犹大将立旗鼓,使人知有所向"（柯韵伯语）。这些提纲证，反映了证候的病位、性质、病理及其变化，如同《周易》的八卦一样，体现了阴阳变化的格局，有其相对的信息内容和结构上的位置，对于临床复杂证候的辨证，可谓执简驭繁。

仲景运用数理对疾病的分类及辨证，不是以简单、机械的形式进行的过程，而是结合了科学的数学方法与处理病变信息的逻辑思维过程。如中医学者杨培坤先生研究发现，《伤寒论》与集合论都是在整体观念的指导下，对客观信息进行逻辑思维整理的。《伤寒论》中症状与病、症状与证，以及证与病的关系，与集合论中所讨论的从属关系、包含关系意义相同。特别是《伤寒论》中所运用的"异中求同""同中求异"的辨病、辨证方法，与集合论中求交、求并、求差集等运算分析过程不谋而合。《伤寒论》的辨证论治思想充分体现了集合论的数学思想。

3. 时空数理变化与疾病传变

《伤寒论》时空数理的产生既源于《周易》之数理，又以临床实践为依据。笔者统计，现在流行的《伤寒论》版本的条文有 397 条，其中有 100 余条冠有"一日""二三日""五六日""六七日""八九日""十日"等描述。这些数字的组合，有言疾病发生的时间，有言疾病转归的日期，有言疾病传变的日期，等等。如"伤寒一日，太阳受之，脉若静者，为不传；颇欲吐，若躁烦，脉数急者，为传也"（宋本，4 条，下同）；"伤寒二三日，阳明、少阳证不见者，为不传也"（5 条）。此两条，前者说明伤寒一日，病在初起，太阳受邪，若原来的伤寒或中风的脉象没有改变，是病变仍在太阳；若脉数急，又出现恶心呕吐、烦躁不安，则病邪已经内传。后者说明病经二三日，是传经之期，然若不见身热、汗自出、不恶寒、反恶热、口渴、脉大的阳明证，又不见口苦、咽干、目眩、脉弦的少阳证，则可肯定病邪仍在太阳，未发生传变。有学者认为，条文中"伤寒一日""伤寒二三日"数理为约略之辞，并由此否定仲景有计日传经之说。愚意仲景论传变，当有《素问·热论》一日太阳、二日阳明、三日少阳、四日太阴、五日少阴、六日厥阴之遗意，而传变之本来，一则与《黄帝内经》气化有关，二则又受河洛数理及阴阳消长理论之影响。盖六经气化,风热湿火燥寒,六气之本也;厥阴、少阴、太阴、少阳、阳明、太阳,六气之标也。凡人之生,主气之次,始于厥阴,终于太阳,从阴而阳,循环无已;若病伤寒,则始于太阳,终于厥阴,从阳而阴,依次相传。仲景言"一日""二三日",旨在表明伤寒由表传里之发展规律,但并非因此而否定计日传经的存在,而是反对固守计日传经这一刻板的模式。强调六经传变,应以临床实际即以脉证为凭,此外,还要了解太阳、阳明、少阳等依次相传的传变规律。否则,《伤寒论》太阳、阳明、少阳、太阴、少阴、厥阴六经病先后次序的排列就没有临床实际意义了。

4. 时空数理变化与临床用药

由于天人相应的原因,四时气候、日月星辰、晨昏昼夜等节律变化可以维护或顺适人体正常的生理变化,而当人体处于病理状况时,则又可扰乱人体"生物时钟"秩序,对疾病证候的发生与发展造成影响。顺应自然变化,根据疾病的阴阳盛衰、寒热多寡、虚实兼夹主次等数理定量不同,抓住最佳有利时机合理用药,是仲景辨证论治的基本原则。如"下之后,复发汗,昼日烦躁不得眠,夜而安静,不呕,不渴,无表证,脉沉微,身无大热者,干姜附子汤主之"(61条)。此乃下后复汗,致使内外阳气大虚而成阴邪独盛的局面。白天阳气旺,已虚之阳乘阳旺之时而与阴争,故昼日烦躁不得眠;夜间阴气盛,已衰的阳气无力与阴争,则患者夜而安静。盖阴阳应该相对平衡,不能令其有盛衰的殊异,倘使一面偏盛,另一面就会偏衰。某一面偏衰,也会相对性地造成另一面的偏盛。古人谓"阴阳偏盛,则阴阳争",说的就是这个道理。因阳气大虚,阴寒特盛,故药用四逆汤去甘草之甘缓,用单捷小剂之辛热回阳药物干姜、附子,以退阴寒,回复阳气。这是基于疾病阴阳的偏盛偏衰而调整药物剂量的用法。

仲景还往往以分辨寒热之多少及虚实之程度等,来作为用药数量变化的依据。如太阳病发热恶寒,热多寒少,兼见口渴、心烦等症,以外感风寒、邪郁肌表为主,而见里热轻证,治疗之法,则宜微发其汗,兼清里热,用桂枝二越婢一汤。这是基于疾病外寒里热轻重不同而调整药物剂量的用法。

若发汗后，身疼痛，脉沉迟，是表里同病，但以里虚为主之证，则用桂枝加芍药、生姜各一两人参三两新加汤。其用桂枝汤并重用芍药、生姜，加人参，以益气和营，调和营卫。治以扶正为主，扶正以祛邪。这是基于疾病虚实程度不同而调整药物剂量的用法。

根据四时寒热气候变化，仲景用药也有不同的加减定量。如《金匮要略》之"退五脏虚热，四时加减柴胡饮子方"，冬三月加柴胡、白术、大腹皮、槟榔、陈皮、生姜、桔梗，春三月加枳实，减白术，夏三月加生姜、枳实、甘草，秋三月加陈皮等，充分体现了仲景治方的原则性和灵活性，以及注意时空数理变化这一特点。

有关服药问题，仲景亦十分重视时间变化及投药的数量。如桂枝汤的"病重者，一日一夜服，周时观之"；麻黄连轺赤小豆汤的"分温三服，半日服尽"；半夏厚朴汤的"日三，夜一服"；理中丸的"日三四，夜二服"，以及蜀漆散治疗疟疾的"未发前以浆水服半钱"等，皆注意选择最佳时机，从时间数量及证候的复杂变化上调整用药，以增强对疾病的治疗效果。

5. 时空数理变化与疾病预后

利用《周易》时空数理变化，推测疾病痊愈与恶化的趋向或危亡的时刻，《伤寒论》有如下几种方法。

5.1 以阴阳消息时空观推测疾病欲解时

人体阳气的盛衰与昼夜日照光热的周期变化有关，其可影响到疾病的转归。如"伤寒三日，脉浮数而微，病人身凉和者，何也？答曰：此为欲解也，解以夜半"（《伤寒论·辨脉法》）。盖伤寒三日，症见脉浮数而微，浮为表邪势盛，数为胃阳气旺，微为病邪已衰。患者身凉，是表病欲解之兆。何以解以夜半？因寒伤于表，阳气被遏，夜半子正，为阴尽阳生之时，阳气得天时之助，故为欲解也。

5.2 以四时五行生克变化推测疾病死生

"问曰：二月得毛浮脉，何以处言至秋当死？师曰：二月之时，脉当濡弱，反得毛浮者，故知至秋死。二月肝用事，肝脉属木，应濡弱，反得毛浮者，是肺脉也,肺属金,金来克木,故知至秋死。他皆仿此。"(《伤寒论·平脉法》)本条说明,肝属木,其脉当以弦而濡弱者为顺,若肝脉不见,反得毛浮之肺脉,是肝受其克矣。肝旺于春,尚可延耐,若至秋,则金气愈旺,木愈受金克,故至秋而死。他脏之脉,可以类推。

5.3 以河图洛书水火成数预测疾病好坏

《伤寒论》曰:"病有发热恶寒者,发于阳也;无热恶寒者,发于阴也。发于阳,七日愈。发于阴,六日愈。以阳数七、阴数六故也。"(7条)"阳数七"和"阴数六",出于河图之生成数,即所谓"天一生水,地六成之,地二生火,天七成之,天三生木,地八成之;地四生金,天九成之;天五生土,地十成之"。其大意为孤阴不生,独阳不长,必阴阳合而后化生万物。天地代表阴阳,水、火、木、金、土代表天地间一切物质;一、二、三、四、五代表水、火、木、金、土之数。自一至五,等于孤阴、孤阳,不起变化。自五加一,乃起生化作用,其意为阳生者阴成,阴生者阳成。从五算起,以万物生于土的缘故。五加一为六,六为偶数,偶为阴,故曰阴数六。五加二为七,七为奇数,奇为阳,故曰阳数七。病为阳证,当在阳数之期愈,故云"七日愈"。病为阴证,当在阴数之期愈,故云"六日愈"。

《伤寒论·辨脉法》云:"脉有阳结阴结者,何以别之?答曰:其脉浮而数,能食,不大便者,此为实,名曰阳结也,期十七日当剧;其脉沉而迟,不能食,身体重,大便反硬,名曰阴结也,期十四日当剧。"何以阳结"十七日当剧"而阴结"十四日当剧"? 十七日剧者,火为阳,大衍之数,地二生火,天七成之,合而为九,积至二九,为十八日,则火气盛矣。阳性疾,则不及期而剧也。十四日剧者,水为阴,大衍之数,天一生水,地六成之,合而为七,积至二七,十四日则水气盛矣。阴性退,故及期而剧也。

5.4 以干支时空效应推断疾病愈期

支气是记录年月日时的象数符号,仲景根据天人相应的观点,通过干支来反映时空同生命的联系,推断六经邪气欲解的时间。如"太阳病,欲解时,从巳至未上","阳明病,欲解时,从申至戌上","少阳病,欲解时,从寅至辰上","太阴病,欲解时,从亥至丑上","少阴病,欲解时,从子至寅上","厥阴病,欲解时,从丑至卯上"。综合分析六经欲解时间,可以看出,三阳病欲解时,大约在日出、日中、日入的前后,且均在白天,"阳气者,一日而主外"(《素问·生气通天论》),人体得天时阳气之所助,有助于正气祛邪外出;三阴病欲解时,大约在夜半、天明稍前或稍后,此乃阳生或阳长之时,亦有助于机体扶正祛邪。是知每经的病解,均与天阳的资助有关,由此得知,阳气的生长对疾病的康复有着十分重要的作用。

(原载于《国医论坛》1991(3):9-12)

蟹(壳)古今临床运用举隅

蟹又名螃蟹、郭索、横行介士、无肠公子等。时珍曰,按傅肱《蟹谱》云,蟹,水虫也,故字从虫。亦鱼属也,故古人从鱼。以其横行,则曰螃蟹;以其行声,则曰郭索;以其外骨,故曰介士;以其内空,则曰无肠。中国传统医学运用蟹(壳),最早见于秦汉时期的《神农本草经》(以下简称《本经》)。《本经》曰:"蟹,味咸寒,主胸中邪气,热结痛,喎僻面肿,败漆,烧之致鼠。"蟹穴居于江、河、湖、泽或水田周围的土岸,昼伏夜出,以动物的尸体或谷物为食,秋季成长丰满,常洄游到近海繁殖。雌蟹所带的卵,至翌年 3—5 月孵化,幼体经多次变态,发育成幼蟹,再溯江而上,在淡水中继续生长。蟹的药用部分包括蟹壳、蟹爪。

1. 古代临床应用

蟹咸寒,清热散血;蟹壳酸寒,破瘀消积;蟹爪破血消积堕胎。古时蟹作药用,在《本经》《千金翼方》《名医别录》《本草经集注》等书中均有论述。

而有关蟹壳药用的记载,从现有资料分析,当首见于明代戴元礼所著的《证治要诀》,成书在公元 1405 年以前,比李时珍撰写《本草纲目》要早 100 多年。明清以降,医药书籍则多有论及。蟹(壳)所治疾病大致如下。

1.1 胸胃疼痛

邪气热结,胸胃疼痛者,理应清热散结,用蟹内服,可为对症之治。《本经》云,蟹"主胸中邪气,热结痛。"《本草纲目》云:"散诸热,治胃气,理经脉,消食。以醋食之,利肢节,去五脏中烦闷气,益人。"《本草经疏》云:"蟹……味咸气寒……入足阳明、足厥阴经。经曰:热淫于内,治以咸寒。故主胸中热结痛也。"

1.2 湿热黄疸

因蟹咸寒,清热散血,故可用于黄疸病症。《濒湖集简方》中治湿热黄疸,用"蟹烧存性研末,酒和丸如梧桐子大。每服五十丸,白汤下,日服二次"。蓄血黄疸,则用蟹壳为宜。《本经逢原》说:"治蓄血发黄,胸胁结痛而不浮肿者,蟹壳煅存性,黑糖调,无灰酒下三钱,不过数服效。"

1.3 喝僻面肿

邪热壅滞,口眼喝斜,面目肿胀者,用蟹(壳)清热散血,养筋通脉。《本经》云,蟹主"喝僻面肿"。《本草经疏》云:"喝僻者,厥阴风热也;面肿者,阳明热壅也。(蟹)解二经之热,则筋得养而气自益,喝僻面肿俱除矣。"

1.4 肝肾虚损

蟹入肝、肾经,能"养筋益气"(李时珍语),故肝肾亏损、脾胃气弱者,服食蟹(壳)有效。《随息居饮食谱》云,蟹主"补骨髓,滋肝阴,充胃液,养筋活血",可治虚损之证。

1.5 血崩腹痛

妇人瘀血内聚、血不循经、出血、腹痛者,可用蟹壳活血化瘀、行血止血。正如《证治要诀》说:"治血崩甚而腹痛,毛蟹壳烧存性,米饮下。"

1.6 死胎难产

蟹(爪)破血消积堕胎。《名医别录》云:"主破胞堕胎。"《滇南本草》云:"破血催生,治难产、癥痕、瘀血积块、疼痛。"《本草纲目》云:"堕生胎,下死胎。"故难产、死胎、堕胎者,可用蟹爪煎汤或烧存性研末送服。《千金要方》云:"治胎动及难产子死腹中:蟹爪一升,甘草二尺,阿胶三两,上三味以东流水一斗,先煮二物得三升,去滓,纳胶令烊,顿服之,不能分再服。""治妊妇有病欲去胎:蟹爪二合,桂心、瞿麦各一两,牛膝二两,为末,空心温酒服一钱。"另妇人产后腹痛或产后儿枕痛,也可用蟹焙干,热烧酒服。

1.7 乳痈硬肿

蟹(壳)活血消瘀、清热散邪,妇人乳痈硬肿,血瘀内结,热邪壅滞,用蟹壳烧灰内服甚好。《本经逢原》谓:治妇人乳痈硬肿,蟹壳灰一服即散。

1.8 小儿解颅

蟹(壳)养筋益气,补益肝肾。小儿先天不足,囟门未闭,用蟹螯捣烂外涂,疗效尚佳。《本草衍义》云:"治小儿解颅,蟹螯并白及烂捣,涂颟(囟)上。"亦可焙干研末内服。

1.9　跌打损伤

蟹"能续断绝筋骨"(《本草纲目》),故凡跌打损伤、骨折筋断、骨节离脱皆可用之。《唐瑶经验方》云,治骨节离脱,生蟹捣烂,以热酒倾入,连饮数碗,其渣涂之,半日内,骨内谷谷有声即好,干蟹烧灰,酒服亦好。《日华子本草》云:"筋骨折伤,(蟹)生捣炒罯良。"

1.10　漆毒疥癣

蟹清热解毒,能愈漆疮,治疥疮、癣疮。《本草纲目》云:"杀莨菪毒,解鳝鱼毒,漆毒,治疟及黄疸。捣膏涂疥疮、癣疮。"洪迈所著《夷坚志》云:襄阳一盗,被生漆涂两目,发配不能睹物。有村叟令寻石蟹,捣碎滤汁点之,则漆随汁出而疮愈也,用之果明如初。漆之畏蟹,莫究其义。

此外,耳聋、酒渣鼻、醉酒、喉风肿痛等,亦可用蟹(壳)为治。

2. 现代临床应用

实验研究证明:蟹可食部分含有水分、蛋白质、脂肪、碳水化合物、钙、磷、铁、维生素 A、维生素 B_1、维生素 B_2、烟酸及胆固醇等。其肌肉含 10 余种游离氨基酸,其中谷氨酸、甘氨酸、脯氨酸、组氨酸、精氨酸含量较多。蟹从海水入淡水,或从淡水入海水时,体内的氮代谢会发生变化。如从海水入淡水 3 h 后,肌肉中总氨基酸含量减少,其中变化较显著的为脯氨酸与甘氨酸,同时排泄的氨量增多。蟹壳中大约 3/4 为碳酸钙,余 1/4 约有一半为甲壳质,余一半为蛋白质。甲壳质系由 N-乙酰葡糖胺所形成的多糖,不溶于稀的酸和碱溶液。如与酸共煮,则水解而产生乙酸与 D-葡萄糖胺。甲壳质为蟹壳、虾壳的特殊成分,但也存在于某些昆虫的壳以及菌丝、孢子中。

有关蟹(壳)的临床运用,郭国华主编的《临床中药辞典》谓,蟹,为方蟹科动物中华绒螯蟹的肉或全体,味咸性寒,归肝胃经,能清热散血,续绝伤,用于跌打筋断骨折,单用,焙干研末,每次 9～12 g,黄酒送服。捣烂生蟹外涂患处,可治疥疮、湿癣、漆疮;捣汁滴耳可治耳聋。现代蟹(壳)常用于跌打损伤、疥疮、漆疮、湿癣，且体弱多病、久病难愈者，有强壮身体、扶助正气的作用。

甲壳质富含人体必需的营养成分，具有抑制老化、增强免疫力、预防疾病、促进疾病痊愈等功效，兼有保健和治疗的作用。临床上可用于防癌和控制癌症复发，抑制癌细胞转移，吸附体内的毒素、农药、重金属、化学色素、放射线并将其排出体外。甲壳质还可防治动脉硬化、高血压、脑卒中；消除紧张、忧虑，缓解精神压力，促进人体激素分泌，增强活力、恢复青春、润肤美容，且具无毒、安全、稳定等优点。

（原载于《湖北中医杂志》2005，27（5）：43-44）

读《伤寒论》随笔——除中漫谈

《伤寒论》一书,人之所好也。是书吸内难之芳润,采众方之精英,抒写胸臆,熔铸伟辞,济世活人,莫不堪称后世师表者也。然其论除中一证,今人多视而不问,诚为憾事。殊不知此语,乃仲景数十年临床之心得,对观察垂危患者临死之际的病理反应征象,极有征验。载于斯书,是示人见微知著,防于莫测,以图拯救濒临死亡者于万一也。

除,除去也;中,中气,胃气也。除中,即是胃气败绝之意。《伤寒论》所载除中,大凡两条,皆见于厥阴病篇中。

其一曰:"伤寒始发热六日,厥反九日而利。凡厥利者,当不能食。今反能食者,恐为除中。食以索饼,不发热者,知胃气尚在,必愈,恐暴热来出而复去也。后三日脉之,其热续在者,期之旦日夜半愈……"(宋本332条,下同)。盖厥阴病为伤寒之较后阶段,病情较为复杂而危重。厥阴下利,先发热八日后厥九日,是厥多于热,此为厥阴之虚寒下利,脾胃阳气亦虚,病当不能食,而今反能食,恐为胃气垂绝的除中证。若判断除中与否,可食以索饼试探之。如食后不发暴热,或仅有微热,则可说明胃阳与水谷之气尚能融合运化,知胃气尚存,病有好转之机。如食后忽发暴热,且热后突然衰竭而不发热,此即阳气外浮、胃中殊阳将绝的除中证。在食以索饼后三日察其脉证,若发热(微热)仍在,表明阳气恢复,可望次日夜半愈。此因厥热日数相等,阴阳趋于相对平衡故也。

其二曰:"伤寒脉迟六七日,而反与黄芩汤彻其热。脉迟为寒,今与黄芩汤,复除其热,腹中应冷,当不能食,今反能食,此名除中,必死。"(333条)伤寒脉迟为阴寒内盛所致,在厥阴寒证中,阴阳相争,厥热胜复,十分常见,病经六七日,可能其间见到厥热之证,医者不详察其情,误为太少合病之热利,而与黄芩汤彻其热,以寒疗寒,诛伐无过,势必阳气更衰,阴寒更甚,此时可见腹中冷,不能食等症。而今反能食,是病证危笃,体内物质欲竭,胃气伤残,而欲脱之正气勉做最后挣扎的表现，此为除中证，预后不良。

近阅湖北中医学院（现为湖北中医药大学）主编的《伤寒论选读》，认为除中证，"俗称回光返照，最为凶险"。这种看法，实为阅历有得之言。余于临证中，曾见一李姓男子，年逾七十，患中风（脑血栓形成，第二次复发），症见失语、偏瘫、二便失禁，病程辗转长达两年之久。临终之日，忽急求食鱼肉饭菜之类，其家人以为好转之象。吾曰："此回光返照，残灯复明是也。"《伤寒论》谓除中，即指此类证象，恐非佳兆。言未三日，患者果殁。

除中证，多见于旷日持久的慢性消耗性疾病中，如中风、肺结核、膨胀病等，亦有因误治所造成者。中医认为，人体是一个有机整体，正常情况下，必须保持阴阳的动态平衡协调关系。"阴在内，阳之守也；阳在外，阴之使也。"（《素问·阴阳应象大论》）"阴者藏精而起亟也，阳者卫外而为固也。"阴精藏于内，以随时急起供应阳气的需要，而阳气保卫于外，使机体固密，抗御外邪的侵袭，使得"阴平阳秘，精神乃治"，以维持人体正常的生理活动。若病久或病失治、误治，人体正常的生理功能遭到破坏，阴阳平衡关系严重失调，正衰邪实，病邪逐步深入，阴阳无根，以致阴竭于内，阳浮于外，出现除中（回光返照）等一系列的危重病理变化，直至"阴阳离决，精气乃绝"。

在现代医学看来，除中一类证象的出现，可能是机体在临终前产生的一种应激反应。许多久病的患者，之所以于临终前出现病情突然好转片刻的现象，是因为人体在临危时为了应付紧急状态，分泌较多的肾上腺素去刺激能量物质的运用，导致本来就已面临"能源物质库存"空虚的情况更为严重，从而陷入更为危险的境地。

总之，除中证大多是病将垂危的先兆。从现象看，患者有不应食而反能食的临床表现，然其本质却揭示了患者"阴阳离决"的危重情况。除中一词，首次见载于《伤寒论》，这为我们今天的临床实践，提供了一份可贵的参考资料，值得研讨。

（原载于《辽宁中医杂志》1981(12):38-39）

《六经辨证与方技新析》读后

六经辨证是《伤寒论》的精髓,也是中医临床辨证论治思想的基石。广东医学院(现为广东医科大学)王伯章先生,历时十载,究源溯源,著有《六经辨证与方技新析》(以下简称《新析》)一书(广东科技出版社 1994 年出版),知其专为探求六经辨证源流和本义,且涉及仲景方剂之配伍活用诸事。展读之下,余体会该书有如下几个特点。

1. 寻六经辨证之源,明其本义

六经这一名词,最早见于《黄帝内经》,如《素问·阴阳应象大论》中的"六经为川,肠胃为海",《素问·气交变大论》中的"六经波荡,五气倾移",《灵枢·刺节真邪》中的"六经调者,谓之不病"等,其含义不尽相同,有指三阴三阳十二经者,有指风热湿火燥寒六气者,亦有泛指人体经络气血者。然六经辨证系统之起源,则见于《素问·热论》,此乃广为人知之事实,毋庸置疑。《黄帝内经》是以完整的藏象经络学说、病因学说等作为临床辨证依据的,何以又立六经辨证作为外感热病之辨证提纲?《新析》提出:这与《黄帝内经》的天人相应学说有关。盖古人很早就认识到人与天地相应的自然规律,而这种相应的规律主要是阴阳消长的相应规律。《素问·天元纪大论》谓:"寒暑燥湿风火,天之阴阳也,三阴三阳上奉之;木火土金水火,地之阴阳也,生长化收藏下应之。"这说明人类必须适应天上的六气环境与地上的五行环境才能生存。人体对外界环境的适应是通过调节自身的新陈代谢来完成的,而对外界六气的气候(或理化)环境又是通过调节自身的三阴三阳来遵循、适应的。如此则求得人体内外气机交通的相对稳态,所谓"气相得则合,不相得则病"(《素问·五运行大论》)。若不相得,则意味着稳定受到破坏,即会产生疾病,这种疾病必然是六气外感病,也自然以三阴三阳系统辨证,或称为六经辨证,而《素问·热论》就是六经辨证的雏形。《伤寒论》在理论上基本印证了《黄帝内经》六经辨证这一"雏形"，但在实践上则有所补充、修改与发展。《新析》认为，围绕六经病本质的争鸣，目前较趋于一致的是以脏腑经络气化学说来解释，但对其需要，也显得此一时，彼一时，不能尽如人意，从而促使人们深思与进一步探究。因为脏腑经络气化学说毕竟是全面反映人体生理的学说，而《伤寒论》的六经辨证，则反映了人体三阴三阳层次在适应外界六气过程中的病理改变，且主要是针对外感风寒邪气产生疾病变化的辨证纲领，两者间存在差别。分析《伤寒论》的六经分证，对照参考《黄帝内经》理论，可发现三阳主要代表机体抗寒、耐热、耐燥、寒热整合的适外调节系统，三阴主要代表机体的津、精、血储调的内稳定调节系统。三阴与三阳为表里，各自需要相互为用，相互协调。六经辨证立法即是这些系统的病理表现的分辨方法。通过脏腑经络的病变，可以了解三阴三阳的病变，但阴阳是本，脏腑经络是标，临证之时，当分清标本。

2. 阐天人相应之理，融贯新知

六经辨证的产生与"天人相应"有一定联系，《新析》对此做了进一步阐明，其谓中医理论的一大特点是天人相应，藏象经络学说、病机学说等都是在天人相应观的基础上衍生出来的。《素问·宝命全形论》说："人以天地之气生，四时之法成。"《伤寒论·序》谓："天布五行，以运万类。人禀五常，以有五脏。"由此说明天人相应观贯穿了中医基本理论。根据现代研究资料，天人相应是客观存在的。国内有学者研究指出：妇女月经的周期大多数与太阴月节律同步，即行经期较多集中于朔月期前后，排卵期较多靠近月满期。这些现象是外界环境作用于人的松果体、影响人体内分泌的"微观潮汐"所致。另外，进化论告诉我们，自然界的演变影响着生物的进化，而生物个体发育的不同阶段，又清楚地反映了动物种系（亦称系统）的演化过程，德国生物学家海克尔把这种个体发育现象称为"重演论"。不但胚胎发育可看成生物进化的缩影，人体生理亦是如此。如中医在阐述肺脏生理时，有一著名的理论用语叫"肺合皮毛"，即《黄帝内经》中的"肺生皮毛"（《素问·阴阳应象大论》）、"皮毛者，肺之合也"（《素问·咳论》）

之义。《新析》引用解剖学、生理学的资料,根据系统的演化发展的理论,认为皮毛与肺的关系就是生物气体交换过程中,汗孔这旧"气门"与新"气腑"的关系,它们随呼吸而共同开合(后世谓遍身毛窍俱暗,随呼吸之气而起伏)。这说明在生物系统演化史上,肺与皮毛曾是"同功"的器官,若再追溯到较高等的无脊椎动物,它们的呼吸器官则是由表皮一部分转化而形成的,或向外突出而成为水生动物的腮,或向体内凹陷而成为陆生动物的气管,这说明肺与表皮又曾是"同源"的器官,从而证实了中医理论有其客观性和科学性。

3. 探仲景方技之旨,法贵活用

仲景之方,为群方之祖,验之临床,信而有征。然因时代变迁,环境变化,人类疾病谱较古时有所不同,故经方的运用在过去或现在都不可能治疗所有的疾病,针对这一问题,《新析》提出可通过"古方活用"来解决。所谓古方活用,即一方面对多因素、复杂的疾病采用辨证论治的方法与思想,另一方面则在深刻认识和掌握前人成就与实践的基础上,不断发展新方,而"不能固守经方一成不变"。活用经方要善于应变,如此才能"以不变应万变",有效地治疗各种疾病。对此,《新析》附有大量的经方活用验案及经方组成配伍心法的说明,对临床具有较高的参考价值。

(原载于《湖北中医杂志》1997,19(1):58-59)

《伤寒论》"复"字用法

"复"字，繁体为"復"，在《伤寒论》中见四十余处。不少《伤寒论》注本及现行的某些《伤寒论》教材，对"复"之注释多有矛盾处，给读者的理解带来一定困难。有感于此，不揣谫陋，试为辨析。

1. 作"再""又"解

复，乃古汉语中常见的时间副词，表示动作的重复发生。现代汉语译作"再""又"。如《孟子·尽心下》："殆不可复"，《素问·腹中论》："其时有复发者"。《伤寒论》中，此等用法最多。如 93、137、139、147、153、158 诸条之"复下之"，342、347 两条之"复厥"，332 条之"复发热"，53、59、60、61 诸条之"复发汗"，57 条之"复烦"，384 条之"复过一经"，101、149 两条之"复与柴胡汤"，341 条之"复热四日"，159 条之"复不止者"，324 条之"复不能吐"，153 条之"复加烧针"，148 条之"复有里"，359 条之"复吐下之"，331、385 两条之"复利"，147 条之"复服汗出便愈"，148 条之"复有外证"等，其"复"字用法，皆有"再""又"意。

2. 作"反"解

《诗经》："复我邦族。"《论语·颜渊》："克己复礼为仁。"《伤寒论》45、90、151 诸条之"复下之"，89 条之"复发汗"，389 条之"小便复利"等，其"复"字皆有"反"意。如 151 条："脉浮而紧，而复下之，紧反入里，则作痞，按之自濡，但气痞耳。"浮紧之脉，乃太阳病脉象，理应发汗，而反用下法，结果正气受损，遂使外邪陷入，胃脘部有痞塞不适之感，而为痞证。《玉函经》以"复"作"反"，甚是。又如 89 条："病人有寒，复发汗，胃中冷，必吐蛔。"脾阳素虚之人，虽兼表证，亦应温中解表，若不顾温中，反徒以发汗，必致中阳更虚，胃中寒冷、蛔虫上扰，而必吐蛔。此与论中"反与桂枝汤，欲攻其表""反汗之""反下之"之"反"字，语义相同也。

3. 作"除"解

《荀子·议兵》："中试则复其户，利其田宅。"复，免除徭役也。《汉书·元帝纪》："以用度不足,民多复除,无以给中外繇役。"《伤寒论》333 条："伤寒脉迟六七日……今与黄芩汤,复除其热,腹中应冷,当不能食,今反能食,此名除中,必死。""复"与"除",在这里其实是两个同义词连用,皆表示"除"的意思。当然,仔细推敲,它们之间亦有差异。"复"的词义较宽,"除"的词义稍窄。

4. 作"覆"解

"复"与"覆"通,有反覆、翻过来之义。《诗经》："顾我复我。"复,反覆也。《伤寒论》164 条："伤寒大下后,复发汗,心下痞,恶寒者,表未解也……解表宜桂枝汤,攻痞宜大黄黄连泻心汤。"是伤寒误下,翻过来又用发汗之法。然痞证已成,而表证未解,故宜先解表邪,用桂枝汤;表解后攻痞,用大黄黄连泻心汤。又如 93 条中"太阳病,先下而不愈,因复发汗"之"复"字,亦可与"覆"通,皆有翻转过来之义也。

5. 作汤名解

"复"亦有用于汤名中的。如《伤寒论》177 条："伤寒,脉结代,心动悸,炙甘草汤主之。"炙甘草汤能治疗阴阳双亏、气血虚弱之伤寒里虚的结代脉证,具有滋阴生血、补气复脉之功,故又名复脉汤。

《伤寒论》中"复"字用法,大抵有以上五个方面。了解这点,对正确理解《伤寒论》原文精神,或许有所裨益。

（原载于《河南中医》1988,8(3):15-16）

《伤寒论》"逆"字解

"逆"字，见载于《伤寒论》中，大凡三十余条，而表达的意思不同，给初学者带来一定困难。鉴于此，今试为辨析于次，以供同道参照。

1. 作错误治法解

逆，本作迎。《说文解字》："逆迎双声，二字通用……关东曰逆，关西曰迎。"段玉裁注：逆迎双声，如禹贡逆河，今文尚书作迎河是也。今人假以为顺逆之逆。《广雅·释言》："逆，反也。"《荀子·非十二子》："言辨而逆。"《释名·释言语》："逆，不顺也。"《素问·四气调神大论》中"从阴阳则生，逆之则死"及"反顺为逆"，是逆字皆含有违反常理、不顺之意。《广雅疏证》中"逆，乱也"，"乱亦错也"，是逆字含有错乱意。《伤寒论》逆字用法，其意多与此同。如"一逆尚引日，再逆促命期"（6条）；"知犯何逆，随证治之"（16条）；"筋惕肉𥆧，此为逆也"（38条）；"太阳病，外证未解，不可下也，下之为逆"（44条）；"本发汗，而复下之，此为逆也"（90条）；"火逆下之"（118条）；"此为小逆"（120条）及267条等逆字用法，皆含有违反正确治疗原则，而运用错误治疗方法之意。

2. 作气逆于上解

《淮南子·览冥训》："逆气戾物。"逆气，乱气也。《素问·通评虚实论》："气满发逆。"此即气急而粗发为上逆也（宗吴昆说）。《伤寒论》有部分逆字，是作气逆于上解。如邪犯太阳，影响胃气运行，胃气上逆而作"呕逆"（3条）；阳虚寒气上逆之"烦躁，吐逆"（29条）；脾胃受损，中虚水气上逆之"心下逆满"（67条）；火邪内炽，烦闷气逆之"烦逆"（116条）；下后脾胃俱虚，邪气内陷，胃中虚气逆于上之"客气上逆"（158条）；伤寒解后，余热未清，津气受伤，上干胃腑之"气逆欲吐"（397条）等是。

3. 作手足寒冷解

《素问·通评虚实论》中"所谓逆者，手足寒也"，是逆字含有手足寒冷之意。

《伤寒论》："凡厥者,阴阳气不相顺接,便为厥。厥者,手足逆冷者是也。"(337条)厥证之机理,为阴阳之气失去相对平衡,不能相互贯通。厥即手足逆冷意,逆冷即手足寒冷者是也。他如少阴病纯阴无阳之"手足逆冷"(295条);阴寒独盛,虚阳欲脱之"躁烦,四逆"(296条);寒邪犯胃,呕吐剧繁之"手足逆冷"(309条);317条之"手足厥逆";318条之"四逆";330条之"诸四逆厥者";344条之"下利厥逆"等,其逆字皆含有手足寒冷意。

4. 作病名解

逆字,有作病名解的。如"中风发热,六七日不解而烦,有表里证,渴欲饮水,水入则吐者,名曰水逆,五苓散主之"(74条),是病有中风发热之表证,又有烦渴等里证,故曰"有表里证"。因外邪循经入腑,膀胱气化不利,水饮内停,不得输化,所饮之水,受格拒而不能下行,上干胃腑,胃失和降,故水入则吐。此种病证,称为水逆证。可用五苓散化气行水,兼以解表。是知本逆字,有作病名(证)意。

《伤寒论》逆字含意,约有以上四个方面。知道这些,对学习《伤寒论》是有所裨益的。

（原载于《浙江中医学院学报》1983(5):50）

《伤寒论》"消息"辨析

"消息"一词，见于《伤寒论·辨霍乱病脉证并治》，曰："吐利止而身痛不休者，当消息和解其外，宜桂枝汤小和之。"（宋本 387 条）历代注家，对此条多随文顺释，而对"消息"二字则很少辨析，如成无己、柯韵伯等是。近顷编辑出版的一些《伤寒论》教材，释"消息"多以"斟酌"解，如《伤寒论讲义》《伤寒论选读》等皆然。仔细推敲，似有语意未尽之感。

"消"，《说文解字》："尽也，又灭也"，《周易》："小人道消"，引申为减；"息"，《说文解字》本作喘息，庄子《逍遥游》："野马也，尘埃也，生物之以息相吹也"。"息"又有繁殖、增多的意思，《汉书·高惠高后文功臣表》："流民既归，户口亦息"。故"消"谓减，"息"谓增，增减不息，谓之"消息"。《周易》曰："日中则昃，月盈则食；天地盈虚，与时消息。"对于人事唯有吉凶善恶，亦称消息，即音信也。现代汉语中，称"消息"者，其意多与此同。

但"消息"一词在《伤寒论》中，若按"增减"解似觉欠妥；以"音信"解则不可通。当有穷根溯源澄清之必要。《颜氏家训·书证》曰："考校是非，特须消息。"这是说文字有正俗，当调节变通，不可过于拘执意。陆贽所著《论两税之弊须有厘革》："增损既由郡邑，消息易协物宜。"《文忠集》："凡疾病，不欲滞郁，颇须消息，有以散释。"这是消息有调停节度、使合事宜之意，可为《伤寒论》"当消息和解其外"的有力佐证。

从《伤寒论》消息条原文分析：吐利止，是霍乱之主症已去，病情向愈；但身痛不休，是里和而表未解。此时用药，当"消息和解其外"，即须调停节度，使合事宜，斟酌权衡，灵活变通而施治。吐利止而身痛不止，必兼有头痛、发热、恶寒、脉浮等表证，可用桂枝汤解其外，否则不可滥用桂枝汤；若病见表证而脉沉迟，身痛不止，是为阴液耗损，筋脉失养，当用桂枝加芍药生姜各一两人参三两新加汤；若兼阳虚恶寒，当加附子以温阳，是知不可拘泥于桂枝汤一法以为用也。

（原载于《中医杂志》1983(3)：79-80）

王叔和生平史迹考辨

王叔和乃魏晋时期著名医学家和医书编纂家,因《三国志》和《晋书》均无其传记,故其事迹散见于后世某些医籍中,其生平事迹亦众说纷纭。为研究王叔和学术思想,弘扬中医学术文化,本文依据相关研究资料,予以考辨,以期就教于同道。

1. 王叔和生卒年辨

王叔和,名熙,字叔和,高平人,以字行世。其生卒年考,今有宋大仁先生认为在公元180—公元270年,宋向元先生认为约生于公元180年,卒于公元260—公元263年。尚有研究者认为王叔和生活在公元177—公元255年;朱承山先生认为其生卒年为公元201—公元280年;张年顺先生认为其生卒年在公元210—公元280年。由于史书无其传记,这些结论都是通过前人医籍中一鳞半爪的资料梳理得来的,只不过倚重点不同而已。

笔者认为,研究王叔和的生卒年要从《脉经》开始。王叔和在《脉经》自序中说:"今撰集岐伯以来,逮于华佗经论要诀,合为十卷……其王、阮、傅、戴、吴、葛、吕、张,所传异同,咸悉载录。"从这段文字中可以看出,王叔和所撰集的《脉经》,收集了从《黄帝内经》以来至两汉时期医学研究之成果,这些医学家除了张仲景、华佗外,还有"王、阮、傅、戴、吴、葛、吕、张"等前贤和时贤。考察这些名医,其中吴指吴普,吕指吕广。吴普为华佗弟子,此在《三国志·华佗传》中有载,生卒年不详。吕广为三国时期孙吴人,《太平御览·卷七百二十四》载:"吕博少以医术知名,善诊脉论疾,多所著述。吴赤乌二年,为太医令。撰《玉匮针经》及注《八十一难经》,大行于代。"

赤乌二年为公元239年,这就是说《脉经》成书应在公元239年以后。另外,最早指出王叔和整理张仲景《伤寒杂病论》的是皇甫谧。皇甫谧在《针灸甲乙经》自序中说："近代太医令王叔和，撰次仲景选论甚精，指事施用。"他又说："甘露中，吾病风加苦聋，百日方治，要皆浅近，乃撰集三部，使事类相从。"这两段话的意思：一是明确了王叔和整理了张仲景的《伤寒杂病论》，二是由此可推断《针灸甲乙经》的成书年是在魏甘露年（公元256—公元260年）之后。按照万方先生的研究，成书时间为公元260—公元263年，但奇怪的是文中没有一字提到王叔和著述《脉经》之事。可能的情形如下：王叔和与皇甫谧生于同时代，但年长于皇甫谧，《脉经》的著述或在《针灸甲乙经》后，也就是王叔和晚年的著作。因此，王叔和的卒年应当在公元263年以后的西晋时期。也难怪后世林亿在校订《脉经》序中直言："叔和，西晋高平人。"所以，将王叔和生卒年定为公元201—公元280年是有一定根据的。当然，由于现存的资料有限，要明确具体的年份尚须进一步论证。

2. 王叔和里籍辨

最早言及王叔和里籍并指出其为高平人的是唐代的甘伯宗。甘伯宗是唐代的医史学家，收集伏羲至唐历代医家一百二十人，为之传记曰《名医传》。《名医传》中提到"晋王叔和，高平人，为太医令"；《太平御览》引高湛（应为著有《列子注》的张湛）《养生论》说："王叔和，高平人，博好经方，穷研方脉，精意诊切，洞识养生之道。"按照以上的资料记载，王叔和里籍为高平应是定论。

将高平作为地名的在历史上有山西高平、山东济宁，还有宁夏固原等地。在很长的一段时间内，大部分医史专家认为高平应为山西高平。理由如下：最早提出王叔和为"晋高平人"的是唐人甘伯宗。唐人甘伯宗在为王叔和作传时，山东高平早已不存在，而山西的高平已存在三个朝代（山西高平为北齐时设置），那么唐人为魏晋人作传，显然要用唐代已经存在的并正在使用的高平地名。如果要用唐代已经废止的高平地名一定会加上"古""旧"之类的字眼，不然就容易引起混淆。另外，据考证，王叔和根本未做过晋太医令，甘伯宗所指"晋高平人"之"晋"应当作"山西"理解，此说的确有一定道理。笔者曾到过山西高平王寺村实地考察，王寺村确有一些古遗迹存在，但这些古遗迹究竟与王叔和有无关联，还有待研究。持此说的有邢德刚等人。

对王叔和里籍山西说提出质疑是近代以来的事。余嘉锡先生（公元1884—公元1955年）曾在《四库提要辨证》中考证汉晋之间高平王氏，其云：考后汉太尉王龚，山阳高平人。子畅，官至司空。畅子谦，大将军何进长史。谦子粲，即仲宣也。粲与族兄凯，避地荆州，刘表以女妻凯，生业，业生宏及弼。宏字正宗，见《晋书·良吏传》。弼即辅嗣。粲二子被诛，后绝……汉晋之间高平王氏见于史传具是矣。叔和既籍高平，又与仲宣为同时人，疑是其群从子弟。

宋大仁先生亦据此认为王叔和所谓高平当属山东古高平。随后经过朱承山、茹东明、秦恩甲等进一步考证，古高平实今邹县西南郭里集，理由大致如下：高平行政名称始于王莽新政，其前身是西汉橐县山阳郡，东汉至三国曹魏时期，置高平县，属山阳郡，西晋时期仍实行郡国并行制，置高平县属兖州，至隋大业元年（公元605年）并入邹县。自此，山东高平便不复存在。进一步研究高平地理，当在今邹县郭里集正西，其境内有高平山，而山西之高平在晋时名泫氏县，于北齐年间（公元550—公元577年）将古泫氏县改名为高平县。北周、唐代设置高平郡，至清代则属泽州府。

王叔和里籍山东说，在道理上是说得通的。公元1986年，济宁市医学会组织召开了王叔和里籍研讨会，到会的有全国知名中医专家，如俞慎初、张志远等，一时间，王叔和里籍山东说为多数人所共识。

由是，张年顺先生认为：王叔和的籍贯问题应是一个很慎重的问题，在未有具体、确实证据之前，不宜妄下结论，似为维持两可说较为公允。笔者到山东邹县郭里镇王氏宗族现场考察，无论是家谱还是遗迹，基本没有留下历史痕迹，但考虑到当年若是王氏宗族举家南迁，王叔和在家乡没有留下什么痕迹也是非常正常的。

3. 王叔和任太医令辨

最早提及王叔和为太医令的是皇甫谧。皇甫谧在《针灸甲乙经》自序中说："近代太医令王叔和，撰次仲景选论甚精，指事施用。"吕复著有《医籍考》。吕复曰："《脉经》十卷，乃西晋太医令王叔和本诸《内经·素问》《九灵》及扁鹊、仲景、元化之说，袤次而成，实医门之龟镜，诊切之指的。"清代孙鼎宜曰：世通以叔和为晋人，盖习读亿书故也。因为宋人林亿在校定《脉经》进呈劄子中云"叔和，西晋高平人"。故一般学者认为，王叔和既为晋人，当为西晋太医令也。

考西晋首任太医令为程据。《晋书·武帝纪》咸宁四年（公元 278 年）十一月云："太医司马程据献雉头裘，帝以奇技异服典礼所禁，焚之于殿前。"此后，程据于永康元年（公元 300 年）三月，因"贾后……乃使太医令程据合巴豆杏子丸"欲加害太子愍怀被诛。因此，自曹魏之末至西晋永康元年，晋代第一任太医令是程据，而不是王叔和。公元 300 年，王叔和早已离世，所以王叔和不可能成为晋太医令，这也成为学术界共识。

秦恩甲先生根据皇甫谧《针灸甲乙经》自序中所述，认为《针灸甲乙经》成书于"魏甘露（256—259）中，书成 15 年后魏始'禅晋'"。因为魏之于晋，未发生军事决斗，是和平过渡，所以说"禅晋"，但魏禅晋时间是公元 265 年，并不是 15 年后。公元 265 年 8 月，晋王司马昭卒，子炎嗣，12 月司马炎废曹奂，自立为皇帝，国号晋，魏亡。秦恩甲先生又从"代"与"世"的赋义不同分析，《说文解字》称"三十年为一世"；《说文解字》又说"代，更也"。段注谓：代，改也，凡以此易彼为之代，次递相代，谓之递代，假代为世在于唐人避，世与代不同也。故他认为自魏至晋，只能称"世"，不能称"代"。而皇甫谧所谓"近代太医令王叔和，撰次仲景选论甚精"之"代"，当指汉末，即献帝时。依据如下：王叔和任太医令的时限在汉末是无疑问（同上引文），进一步推断，王叔和在汉末任太医令的时间是在"公元 208 年以后的短暂时光"，即是在脂习与吉本之间。但问题是，从献帝退位封山阳公至曹丕建国也是和平演变，也属"禅让"。所以，笔者以为，"世"与"代"其实意义大体相同。此外，从王叔和的生卒年考，王叔和于公元 208 年任太医令也存在疑问，因为一般认为：王叔和整理张仲景遗论应该是在他任职太医令期间，也是公元 219 年张仲景去世以后的事。关于张仲景卒年，宋向元先生在《张仲景生卒年问题的探讨》一文中曾做过详细考证，认为应是在建安二十四年（公元 219 年）或稍后。

万方先生认为:东汉末年任太医令的按先后顺序为张奉、脂习、吉本等人,先后衔接,王叔和任太医令的可能性极小。而晋代第一任太医令是程据,任期至永康元年(公元 300 年),此时王叔和早已不在世上。他推断:王叔和当在公元 220—公元 250 年,任职为魏太医令,任职多久则难以断定。这个时间段比较合理,也正是在这个时间段,张仲景离世以后,王叔和以太医令之便利整理张仲景遗论,也为日后撰写《脉经》奠定了基础。

4. 王叔和著述辨

王叔和是一位承前启后、继往开来的伟大医学家,他在祖国医学史上,有两大卓越贡献:一是收集整理编次张仲景《伤寒杂病论》,二是编撰《脉经》一书,《脉经》为我国中医脉学第一部专著。

王叔和在《脉经》自序中说:"夫医药为用,性命所系,和鹊至妙,犹或加思;仲景明审,亦候形证,一毫有疑,则考校以求验,故伤寒有承气之戒,呕哕发下焦之问。"这段文字,明确记录了王叔和整理过张仲景著作。皇甫谧《针灸甲乙经》自序亦提到"仲景论广《伊尹汤液》为数十卷,用之多验。近代太医令王叔和,撰次仲景选论甚精,指事施用",进一步证明王叔和在张仲景之书散佚之后,为之重新撰次,方传于世。关于王叔和撰次张仲景遗论的时间,钱超尘先生认为是在"魏文帝曹丕黄初到魏明帝曹睿青龙三年以前这段时间,明确些说是在公元 220 年至 235 年这十五年时间之内"。这个时间距张仲景离世不久,也应当是在王叔和做了魏太医令后,以其太医令的优势,便于收集张仲景著作,也便于撰次整理。另《旧唐书·经籍志》载:"《张仲景药方》十五卷,王叔和撰。"《新唐书·艺文志》著录"王叔和,《张仲景药方》十五卷",再次肯定了《张仲景药方》为王叔和整理,其保留了《伤寒杂病论》的全部内容或主要内容,惜此书在清末以后散失。

最早记载王叔和撰有《脉经》的是《隋书·经籍志》。《隋书·经籍志》子部医方云"《脉经》十卷,王叔和撰"。《脉经》集魏晋以前医学之大成,对《黄帝内经》以来脉学文献进行了广泛收集整理,还收集了扁鹊、华佗、张仲景、淳于意等名家对脉学的论述，对后世影响巨大，为唐代太医署和宋代太医局之医学生教科书。在公元 10 世纪，其还传入阿拉伯地区。后世李时珍的《濒湖脉学》明显与之一脉相承。

《脉经》的成书年代至今不可考。笔者大胆揣测：王叔和整理《伤寒杂病论》在前，著述《脉经》在后，《脉经》的成书或是在皇甫谧的《针灸甲乙经》之后，这也是皇甫谧在《针灸甲乙经》自序中未提到《脉经》的原因。《脉经》应该成书于王叔和晚年隐居麻城的这段时间。这也是《中国历史大事年表》将《脉经》著成时间说成公元 280 年的可能原因。

5. 与仲景、卫汛关系辨

东汉末年，由于北方连年征战，民不聊生，加之瘟疫频发，远在山东高平的王氏家族举家南下襄阳，投奔王仲宣，依附刘表。

王粲，字仲宣，为"建安七子"之一，以文名于世。初平四年（公元 193 年），王粲以西京扰乱，南奔荆州依附刘表（刘表为汉末"八俊"之一，曾学于王粲祖父王畅，为侍中郎）。此时，游学荆襄的还有张仲景。皇甫谧在《针灸甲乙经》自序中记载："仲景见侍中王仲宣，时年二十余。谓曰：君有病，四十当眉落，眉落半年而死，令服五石汤可免。仲宣嫌其言忤，受汤勿服……后二十年，果眉落，后一百八十七日而死。"

王仲宣于建安二十一年（公元 216 年）冬随曹操征吴道，次年春卒。由此推断，张仲景见王仲宣当在建安元年（公元 196 年）。青年时期的王叔和也许因为王粲的关系，见过张仲景，并且受过张仲景的指导，张仲景卒于公元 219 年，王叔和见张仲景当在公元 219 年之前。

余嘉锡所著《四库提要辨证》云：案刘表为山阳高平人，受学于王畅，仲宣之于表，为通家子弟，故举族依之，表初欲以女妻仲宣，既嫌形陋，及以妻凯。盖所以报师门之恩也。疑叔和亦尝至荆州依表，因得受学于仲景，故撰次其书，其后刘琮以荆州降，乃与仲宣同归曹操，遂仕于魏，为其太医令。此虽无明文可考，然可以意想而得之者。孙思邈《千金要方》卷二十六"食治"篇引河东卫汛记曰：

"高平王熙称:食不欲杂,杂则或有所犯。"古人称长辈言其字,同辈或称其字或呼其名,晚辈则直呼其名。卫汛直呼"王熙"。据此推断,二人或行辈相若,或卫汛长于王叔和(后者可能性大)。由此可见王叔和与卫汛是十分熟识的。卫汛是张仲景的弟子,也可能因为这层关系,王叔和与卫汛交游,当可亲见张仲景,并受其业。这也是日后王叔和奋力整理张仲景遗论的原因之一。

6. 敕赐药王辨

有关王叔和的民间传说故事很多,其中就有"敕赐药王"的说法。在麻城药王冲《王氏宗谱》卷一条下载叔和公云:"……祖以神医寿世,朝廷敕赐'药王',今'药王坟''药王庙''药王冲',其名所由来也……"王叔和墓碑记亦有上述相同的文字。

对王叔和敕赐药王的故事,民间传说如下:在王叔和召入宫廷任太医令后,专为宫廷和朝中士大夫诊脉看病。其精通药理,进京三年后在一次药理竞技中夺魁,被敕赐为"药王"称号……所以,在今天的麻城,老百姓不一定个个知道王叔和,但说到药王和药王菩萨,却鲜有不知道的。

在中国古代,医与药从来是不分家的,换言之,好的医生一定是精通药理的。因为医生在日常的诊疗活动中,识药采药、炮制加工药物这些工作必不可少。也只有懂得药物的四气五味、升降浮沉才能更好地辨药施治,也才能更好地发挥药物的功用。王叔和既任太医令,那么医术一定了得,辨药识药自然不在话下,所以,朝廷敕赐"药王"也就不足为奇了。虽然正史没有记载,但这些民间传说却有合理的因素存在。

7. 王叔和墓葬辨

史传王叔和墓葬有两处,一是湖北襄阳,二是湖北麻城。清《襄阳县志·地理志》卷一载:"晋太医令王叔和墓在岘山,墓碑及碑明隆庆元年(1572),良医正江西浮梁凤冈金尧谟立,范于野题,今于路旁树碑识之。"卷六又载:"王叔和高平人,晋乱,寓居襄阳,本《黄帝(内经)·素问》《越人八十一难经》暨仲景、元化之书。撰《脉经》九十七篇,又纂张仲景《伤寒论》三十六卷行世,卒葬岘山,有碑表其处。"这是襄阳关于王叔和墓葬的最早记录。这段文字表述的意思是王叔和墓碑是明隆庆元年由金尧谟所立。隆庆元年距王叔和离世已约一千三百年，在这一千三百年之间并没有墓碑云云。

考察王叔和的一生医事行踪，其于襄阳当是在少年和青年时期。王叔和在襄阳成名后，入魏太医院为太医令，当应该离开襄阳而到许昌和洛阳。没有史料记载，中年以后的王叔和再次回到襄阳，所以襄阳王叔和墓值得怀疑。文中又提到："晋乱，寓居襄阳。"考"晋乱"当指晋室的"八王之乱"，那是在西晋后期，是公元 291 年以后的事，此时的王叔和早已离开了人世，所以此说不足信。在今天的襄阳岘山，有王叔和墓碑，当是衣冠冢。新中国成立后，由于筑路修厂，王叔和衣冠冢已被破坏。据说，里面除有几块石像之外，一无所有，金尧谟所立墓碑在公元 1968 年后遗失。现今的岘山，王叔和墓碑，是公元 1983 年襄樊市（现襄阳市）文物局重立的，并且已经不是原衣冠冢所在地了，秦恩甲先生也认为《襄阳县志》关于王叔和为晋太医令，晋乱寓居襄阳事皆不可信。

王叔和真正的墓葬地当在今湖北麻城白果药王冲，理由如下：首先，麻城现存最早的县志当是康熙志。康熙版《麻城县志》说：晋名医王叔和墓位于县南三十余里的青龙区。民国二十四年版《麻城县志》记载得更加清楚，《麻城县志前编》十五卷《杂记·邱墓》载：晋名医王叔和墓，在县南三十余里青龙尾，相传王系本邑人，为一代名医，著有《脉经》行世，后人钦慕，名其地为药王冲。其次，在药王冲至今居住着王姓后邑，王姓后邑家谱开篇就称王叔和为"远祖叔和公"。道光二年《王氏族谱》序言载：母族王氏（因写序之人为王氏外甥蔡古松先生），晋神医，敕赐药王，王公字叔和。公之后裔也，历传自五代，至唐，至五季而宋，而元，而明，而清，十有余朝，千有余岁矣。这明明白白地说出母族王氏出自王叔和门下，至今有一千多年。再次，在麻城药王冲老爷山上，王叔和墓至今保存，其所修年月不可考。虽然经过长时间的岁月风尘，墓已碑残石裂，但残碑仍在。宋大仁先生在公元 1961 年考察过王叔和墓和王叔和像，并撰文说：1961 年 6 月，函请新洲县人委卫生科调查。据悉其坟址名老爷山，位于新洲县边缘（在该县徐古区六合公社，土改时划归麻城县白果公社），后人称王药王坟，建有药王庙,附近有一个塆子,称为药王冲,摄得照片多张。现场调查报告:墓前的建筑物已被拆毁,规模表面呈现不大,式样古老坚固,相传由皇家主持,厚礼安葬,分为前后两层,棺椁是由铁链吊起的,里面还有殉葬品,墓前原有两块石碑,现在一块已破碎,另一块下落不明。宋大仁先生还考察过药王庙王叔和塑像。又说:1962年秋,宋大仁又据新洲县(应为麻城县)药王庙中王叔和塑像,结合其性格、品德、官职等记载,加以考证,重为王叔和造像,比以往的王叔和画像为佳(引文同上)。

至今,人们看到的王叔和塑像,有原麻城药王庙王叔和塑像的影子。笔者多次到过该地考察,从乡民口中得知:药王庙连同王叔和塑像于公元1966年前拆毁,改建为农科所。改革开放以后,老百姓自发在原址上重建药王庙,但无论规模还是建造质量比以前相差甚远。甚为憾事。

再则从地域来看,在魏晋时期,麻城比襄阳更适合隐居,襄阳自古为兵家必争之地。公元265年,司马炎建立西晋后,东吴并未收复,其时的襄阳为晋抗击东吴的前线,司马炎委任羊祜镇守襄阳,垦荒屯兵一等就是15年,所以,襄阳有羊祜远望东吴"堕泪"之说,而立有堕泪碑。反观麻城,地处中原僻壤之地,物产丰饶,当时战争较少,人民基本能安居乐业,正是隐居和著书立说的好地方。这也可能是三国时期魏之名将毛玠选择晚年寓居麻城花桥乡的原因。

王叔和由于很小就离开家乡高平,对家乡没有特别的感念,所以,王叔和晚年选择寓居麻城,并墓葬于此是可信的。关于王叔和晚年在麻城的活动范围,笔者以为绝不仅限于今药王冲一带,当以县治(今阎河古城)为中心,其足迹遍布境内外山山水水。

8. 结语

本文从零散的史料中,勾勒王叔和生平史迹及医事行踪。

王叔和(公元201—公元280年),名熙,山东高平人,早年随族南下荆襄投奔王粲,依附刘表。青年时期生活在襄阳,并接触医学,与卫汛友善,或曾受学于张仲景,后到许昌为魏太医令,并敕赐"药王"。在任太医令期间,收集整理了张仲景遗论，晚年行医于麻城，并集魏晋以前医学之大成，编纂《脉经》，公元280年病逝于麻城，葬于白果药王冲老爷山，药王冲王姓家族为其后裔。至于为什么《三国志》及《晋史》无其传，一是史学家的缺失，二是与那个时代史学家不重视医史有关，三是与王叔和生前不畏权势、淡泊名利有关。

（原载于《河南中医》2014,34(8):1444-1447）

药王王叔和传略

王熙,字叔和,山东高平人也。生于建安六年。性度沉静,博通经方,精意诊处,尤好著述[1]。当汉末之时,北方震荡,田园寥落,乃举族南下荆襄。早年为游方医,颇负盛名。民间有"活死人""死活人"之传誉。与卫汛友善,或受学于仲景。魏国既建,广收英才,乃入曹魏宫廷为太医,后为太医令,敕赐"药王",成一时医之魁首。当是时,仲景伤寒杂病错简散佚,叔和乃搜集原本,考核遗文,循流溯源,撰次成序,得成全书,为《张仲景方论》三十六卷[2],即后世《伤寒论》和《金匮要略》之祖本,大行于世,开辨证论治先河。玄晏先生[3]以为皆可指事施用也。高保衡[4]等校订的《伤寒论》序云:自仲景于今八百余年,惟王叔和能学之。成无己[5]曰:仲景之书,逮今千年而显用于世者,王叔和之力也。诚如是言。

夫医之为道,审脉尤难。在心易了,指下难明。唯世之粗工,昧于源本,互滋偏见,各逞己能,致微疴成膏肓之变,滞固绝振起之望[6]。乃囊括古今,洞察玄微,旁喻曲证[7],撰集岐伯以来,逮于华佗,经论要诀,各以类例相从[8],声色证候,靡不赅备,合为十卷,凡九十七篇,十万一千余言,是为《脉经》。

《脉经》者,首宗岐黄,本于《难经》,附以诸贤,参以己意,以五脏六腑为类目,定二十四脉,叙阴阳表里,三部九候。其于脉,独取寸口。寸口何谓?脉之大会也。以五脏六腑之气味,皆出于胃,变见于气口,气口成寸,以决死生。又三部者,寸关尺也。九候者,每部中浮、中、沉也。且以左右各主脏腑之分候,左寸者,心、小肠也;左关者,肝、胆也;左尺者,肾与膀胱也;右寸者,肺、大肠也;右关者,脾与胃也;右尺者,肾、命门也。其切脉,以菽论脉之轻重。论曰:脉有轻重,何谓也?然,初持脉如三菽之重,与皮毛相得者,肺部也。如六菽之重,与血脉相得也,心部也。如九菽之重,与肌肉相得也,脾部也。如十二菽之重,与筋平者,肝部也。按之至骨,举之来疾者,肾部也。又曰:寸口脉浮,中风发热,头痛,宜服桂枝汤、葛根汤,针风池、风府,向火灸身,摩治风膏[9],覆令汗出;关脉浮,腹满不欲食,浮为虚满,宜服平胃圆、茯苓汤、生姜前胡汤,针胃管,先泻后补之;尺脉浮,下热风,小便难,宜服瞿麦汤、滑石散,针横骨、关元,泻之。如此类比,若网在纲,有条而不紊。实医门之龟镜[10],诊切之指的[11]。《脉经》既出,如赤日之光,寒剑之芒,冰凌自消矣。后世之《脉诀》《脉赋》《濒湖脉学》皆出于此。昔沈礼意[12]云:轩岐之书如《禹贡》,王氏之书如桑郦之《水经》,读《水经》知《禹贡》之端委,读《脉经》知《黄帝内经》脉法之精微。非谬赞矣。

王氏博好经方,洞识摄生之道。尝谓人曰:食不欲杂,杂则或有所犯[13]。倡调摄起居,节制饮食,以却病延年。

暮年寓居西阳[14],除专心著述《脉经》外,尚招贤纳士,开堂讲学,使《伤寒论》得以流传,《脉经》得以继承。后世之鄂东名医[15]庞安时、李时珍皆承其学说,发扬光大。晋太康元年(公元280年)卒,年八十。墓葬于青龙尾,后人钦慕,易其名为药王冲[16],今墓室犹存。或曰"游棺敕葬[17]",皆民间传言也。至于襄阳岘山王叔和墓[18]为其衣冠冢,比邻杜工部墓,亦为后人祭奠之所。今麻城王氏家藏族谱[19]有"远祖叔和公"云云。当世之存《脉经》,为宋代林亿、高保衡诸君编纂。《续医说》[20]论曰:仲景、叔和,医之圣也,百世之师也。

赞曰:彼兰兮生幽谷,发横陈兮有芬香;维悬剑兮光焰万丈,如美玉兮百世流芳。高山仰止,景行行止[21]。珠玑瑰宝,伟哉药王!

注释:

[1]尤好著述 甘伯宗《名医传》曰:叔和,西晋高平人,性度沉静,博通经方,精意诊处,尤好著述。甘伯宗,唐代人,生平里籍未详,曾编撰《名医传》七卷。此书集自三皇至唐代名医一百二十人传记,是中国最早的医学人物传记专著,后人称之为《名医大传》或《名医录》。

[2]《张仲景方论》三十六卷 《太平御览》引张湛《养生论》云:王叔和,性沉静,好著述,考核遗文,采摭群论,撰成《脉经》十卷。编次《张仲景方论》三十六卷,大行于世。张杲《医说》同。一说为《张仲景方论》十卷。

[3]玄晏先生 皇甫谧,字士安,自号玄晏先生。安定朝那(今甘肃省平凉

市灵台)人。他一生以著述为业，其著作《针灸甲乙经》是我国第一部针灸学专著。其在《针灸甲乙经》自序中云：近代太医令王叔和，撰次仲景选论甚精，指事施用。

〔4〕高保衡　宋代医学家。熙宁年间（1068—1085 年）为朝奉郎国子博士，太子右赞善大夫。精通医学，深明方药病机，曾在校正医书局任职，参加校正《黄帝内经·素问》《伤寒论》《金匮要略方论》等医书。下引文见于《伤寒论》序文中。

〔5〕成无己　金代医学家，宋金时期山东聊摄（今山东省聊城市荏平）人，约生于北宋嘉祐治平年间，后聊摄为金兵所占，遂成金人。撰《注解伤寒论》《伤寒明理论》。引文见《伤寒明理论》。

〔6〕致微疴成膏肓之变，滞固绝振起之望　出自王叔和《脉经》自序。滞固：顽疾。

〔7〕囊括古今，洞察玄微，旁喻曲证　见《脉经·袁表后序》："叔和生千载之后，囊括古今，洞察玄微，旁喻曲证，爰著是书，为切家指南，其褎然称经，宜尔。"玄微：深远微妙。旁喻：反复举例说明。宋代范仲淹所著《赋林衡鉴》序载："兼举其义者，谓之旁喻。"曲证：委屈证明。

〔8〕类例相从　谓分门别类依次相从。

〔9〕向火炙身，摩治风膏　面对火，使周身火烤，涂治风膏。向：面对。炙身：周身火烤。摩：用手将物体搓平整，此为擦、涂的意思。

〔10〕龟镜　古人以龟卜吉凶，以镜别美丑，比喻可供人对照学习的榜样或引以为戒的教训。此为榜样。

〔11〕指的　确切指明。

〔12〕沈礼意　清代嘉庆会稽人，生卒年不详。下引文见沈礼意《重刻脉经》序。

〔13〕食不欲杂，杂则或有所犯　引文见孙思邈《千金要方》：高平王熙称食不欲杂，杂则或有所犯，当时虽无灾苦，积久为人作患。寻常饮食，每令得所，多餐令人彭亨短气，或致暴疾。原文指出为"河东卫汛语"。

[14]西阳　今麻城。《汉书·郾地理志》："西阳属江夏郡,魏属弋阳郡,晋因之。"《麻城县志》关于麻城建置沿革的文字说:文献记载西阳位置为古黄国光山、仙居,古弦国,而黄州之黄冈、麻城皆黄国地界（古光州）,麻介光、黄间。《魏志·满宠传》载,西阳三国时为重镇,魏明帝太和二年申戌满宠增西阳戍守,吴扬言欲猎江北,孙权拟自出豫州刺史,满宠度其必袭西阳,预为之备,权闻之乃还。

[15]后世之鄂东名医　宋代庞安时,著《伤寒总病论》;明代李时珍,著《本草纲目》和《濒湖脉学》;明代万密斋,著《万密斋医学全书》,内有《伤寒摘锦》;清代杨济泰,著《医学述要》。皆为传世名医。合王叔和通称"鄂东五大名医"。

[16]药王冲　今麻城白果胡家楼子村。因王叔和葬于此,又敕赐药王,故名。

[17]游棺敕葬　民间相传王叔和卒后,为宣扬其事迹,皇命以铁链托棺周游天下,至链断处下葬。

[18]岘山王叔和墓　《襄阳县志》载:襄阳王叔和墓为明隆庆元年（1572年）良医正江西浮梁凤冈金尧谟立,范于野题。

[19]王氏家藏族谱　道光二年《王氏族谱》有云:余母族王氏,晋神医,敕赐药王,王公字叔和。公之后裔也,历传自五代,至唐,至五季而宋,而元,而明,而清,十有余朝,千有余岁矣。又民国六年《续修宗谱》序云:同里王氏自远祖叔和公,当五胡之乱,由泽州避地来楚,注籍麻城,递传至子林公,几历千载。故云。

[20]《续医说》　明代俞弁撰写的一部医史著作,合计十卷。本书仿《医说》的体例,分为原医、医书、古今名医等二十七类,各类更列小标题,补充引录历代文献中的医学掌故。作为《医说》的续集。现存抄本。俞弁,字子客,号守约居士。履贯未详。尝谓:不明医术者,不得称为孝子,事亲者不可不知医。故癖于论医,闻师友讲谈,或披阅诸史百家之文,辄手抄以备忘,积久成《续医说》十卷（1522年）。另著《脉证方要》十二卷,已佚。

[21]高山仰止,景行行止　出自《诗经·小雅·车辖》。高山:喻高尚的德行。景行:大路。比喻品行崇高,行为正大光明。止:语气助词。后以"高山景行"比喻崇高的德行。

博极医源,寓教于乐——《仲景临证传知录——章回体〈伤寒论〉解析》读后

丁亥岁末,瑞雪纷飞,红梅绽放,适值好友福建张喜奎教授以大作示下,书曰《仲景临证传知录——章回体〈伤寒论〉解析》,耳目为之一新。拜读之下,觉其文字清新,流畅优美,诠解伤寒,博极医源,寓教于乐,令人拍案。愚以为主要有如下特点。

1. 构思巧妙,叙事生动

喜奎君与我相交多年,知其文字功夫了得,往往立笔千言,华章灿烂。今睹斯书,不仅在此,更有甚者,在其文思敏捷,构筑精巧,将繁复之伤寒学理,寄寓于生动的故事之间。其以南阳馆藏仲景资料为线索,结合自己有关考证,虚构相关人物与故事情节,主以六经病脉证治为架构,采以业师及作者本人典型医案为素材,依据书中故事情节变化,再将其诊治过程穿插于小说的各章回之中,并以师徒问答形式,说明辨证思路,分析用药特点,阐明配伍规律,让人得其要领。喜奎君祖籍南阳,深知南阳方言。故在小说章回演义之时,杂有不少方言趣味,重要的是对仲景书中方言的诠释,一改过去理论家望文生义、随文顺释的种种不到。如其说"白饮",今多作"白米饮,即米汤"解。经过考证,喜奎君书中认为是家乡南阳的一种饮食,又叫白汤、饮汤。盖南阳人喜食捞面条,进食前将面条加入白开水煮熟后捞出,配菜食用,而煮面条之汤,即为白汤,又称白饮,可以养胃气,滋胃阴。愚在医院工作期间,曾接触过从河南来武汉就诊的不少病友,忘不了询问河南方言如"白饮"说法等事,他(她)们的回答也正如喜奎君所言。然学术界还有人抱守残缺,固执己见,以讹传讹,不予认同,吾意凡事当以事实为准,理应尊重当地的方言说法。

2. 六经病证,贯穿始终

六经病证,是《伤寒论》的灵魂,而六经病证的辨治方法,则是掌握其灵魂的

关键所在,知书、达理、思辨、明治,是学好《伤寒论》的要诀。喜奎此书,以宋版条文顺序,分章二十二回,依六经次序——太阳、阳明、少阳、太阴、少阴、厥阴,构成主体。凡伤寒原文,均以大号黑体字标出,以与今日通行教材相衔接、印证。全书集录主要方证六十二首,围绕方证,编写故事,叙述医案,刻画人物。无论是患者自觉症状诉说,还是患者体征、医生诊治过程,皆描述清晰,生动活泼。最难能可贵者,是遵循六经病证的发生、发展规律,依疾病的浅深、发展的不同层次,来合理辨证并选用不同的方药。如"第一回　众人苦患不同病　仲师妙用桂枝汤",先示人以纲领,再明确其证治,凭脉辨证,处方用药,暗合法度。医案"赵三娘,三十余岁,家住博望。六年前新产之后,婴儿夜啼,无法安寐,白日忙于纺织,亦难睡眠,渐致阵发性发热、汗出,初时每日一二次,现每天夜半子时、平旦辰时、正午午时,定时而发,发作时先有周身烘热,继之汗出湿衣浸被,无论冬夏,日日如是","六年来,在当地虽迭经更医,先是汤药,后用针灸,再后针药并用","竟无寸效"。请仲景治,处方桂枝汤,并嘱要在疾病发作之前半个时辰服药。第二天午后即病解身爽。仲景弟子不解,疑是"气虚之证",谓当"予参、芪之类"。而师父为何用桂枝汤获效呢? 仲景答曰:赵三娘之病,时时发热,汗出,历久不愈,检查又无其他脏腑病变,这是卫气不和而致,故用桂枝汤。但服药方法应予以变通,因其病发作有定时,故应在发作时提前半个时辰服药,待药物吸收,药力内蓄,适逢疾病发作,药力自能起作用,疗效才好。这种提前用药的方法,不仅对本证适用,其他定时发作性的疾病服药,都当仿效之。此即《伤寒论》54 条所说:"病人脏无他病,时发热自汗出而不愈者,此卫气不和也。先其时发汗则愈,宜桂枝汤。"弟子闻后,如梦初醒,俯首连连称是。诸如此案,书中比比皆是。或一方一案,或一方数案,方证相印,案方相合,证案相通,活泼玲珑,不一为拘。太阳如此,六经如此,前后一贯,实具匠心。

3. 学术探讨,发人未发

以余之寡闻,喜奎此书,是第一部以章回体形式来阐释中医学理的著作,也是用来阐释中医临床经典的著作。其通过故事描写,展现了仲景时代的历史背景、民风、民俗、民情、地理环境、医学、饮食、礼仪、文化等多个方面的知识,娓娓读来,有身临其境的感觉。其作为小说读可也,作为历史读可也,作为传记读亦可也,但此乃一般见识。其真正目的,在于"融知识性与趣味性为一体,寓学术性于通俗性之中"。其是利用小说的形式来探讨伤寒学术,让学者在轻松愉悦地阅读小说的同时,可领略伤寒学术的博大精深与奥妙所在。书中许多学术探讨,乃喜奎君多年来研究伤寒的结晶,有独到的见解,其中不少有发人所未发者。如释《伤寒论》"太阳病,发热,汗出,恶风,脉缓者,名为中风"(2条),言脉缓者,当是浮缓,虽言缓,但非指脉率,而是指脉体宽松。如释太阳腑证来路,言"太阳之病,本为表证,若失治误治,表证不解,循经入里,变化多端,然就所谓腑证而言,要有两端,一则邪入气分,影响膀胱,致膀胱气化不利、水蓄下焦,每见小便不利,口渴欲饮等,治当通阳化气利水,方用五苓散","若表邪不解,入里化热,深入血分,瘀热互结,是谓太阳蓄血证"。本证热与血结,但有轻重缓急之不同,治法大同而小异,可酌情选用桃核承气汤、抵当汤之类(《第五回 闹公堂县宰受辱 晓医理公使免刑》)。其将太阳经腑关系从发病学角度阐释得明白入微,使人对太阳腑证中五苓散证、桃核承气汤证类之发病缘由认识清楚。特别是对抵当汤之"抵当"的注释,称是南阳方言,即水蛭的别称。抵当汤和麻黄汤、桂枝汤等命名方法一样,是以主药命名的,抵当汤即水蛭汤。此当属持之有据、言之成理之论。

再如《第九回 见财起意恩作仇 触景生情义灭亲》论131条:"病发于阳,而反下之,热入因作结胸;病发于阴,而反下之,因作痞也。所以成结胸者,以下之太早故也。结胸者,项亦强,如柔痉状,下之则和,宜大陷胸丸。"此书通过仲景与叔和答问的形式,说明"病发于阳""病发于阴",其阴、阳二字,非指男女,亦非阴经阳经,更非胃阴、胃阳,实就体质而言的。阳即指实,即其人素有有形邪实;阴是指虚,即体内无有形之邪。同是误下,体质不同,造成的疾病也不同。素有水饮者,下后表邪内陷,与之相结,即病结胸;若素有无形之邪,下后表邪内陷,不能与有形之邪相结,只是无形之气结于中脘,则谓之痞,按之软,但气痞耳。至于大陷胸丸证,其性质仍属水热互结之证。综其所述,确实贴合临床实际,抓住了问题的实质,有释疑、解惑之用。凡此不一一枚举。

(原载于《湖北中医杂志》2009,31(2):63)

荆楚中医药继承与创新出版工程·
荆楚医学流派名家系列（第一辑）

李家庚

临证经验

李家庚辨治肺癌验案举隅

肺癌是发病率和死亡率增长较快，对人群健康和生命威胁较大的恶性肿瘤之一。陈万青等调查研究发现，2013 年，肺癌发病率在中国恶性肿瘤发病率中位居首位。肺癌属于中医学"肺岩""肺积""息贲"等范畴，中医认为肺癌是一种全身性疾病，而肺部肿瘤是全身性疾病中的局部表现。中医药在治疗肺癌方面具有延长患者生存期、提高患者生活质量、减轻化疗不良反应的作用。

李家庚教授从医执教多年，积累了丰富的临证经验，善治疑难杂病，现举李教授治疗肺癌验案 2 则，以飨同道。

1. 医案

1.1 肺癌案 1

罗某，女，79 岁，2015 年 2 月 26 日初诊。患者气喘 2 年，活动后加重，咳嗽少痰，纳差，夜寐一般，时咽干，大便每日 1～2 次，溏，小便可，时有腹痛，腹痛时欲大便，舌质红，苔薄黄，脉弦细。辅助检查：2013 年 CT 检查示胸腔积液，右肺上叶占位性病变。证属寒热错杂，法当寒温并用，拟乌梅丸合抗肿瘤药物化裁而成：乌梅 10 g，黄连 6 g，黄芩 10 g，玄参 15 g，麦冬 10 g，藿香 15 g，法半夏 10 g，荆芥 10 g，防风 15 g，白芷 15 g，紫苏叶 10 g，陈皮 15 g，茯苓 15 g，炒白术 15 g，佛手 10 g，丹参 20 g，赤芍、白芍各 20 g，葶苈子 10 g，白花蛇舌草 15 g，重楼 10 g，黄芪 20 g，太子参 15 g，炙麻黄 6 g，杏仁 6 g，炒山楂 15 g，炒二芽（炒麦芽、炒谷芽）各 10 g，炒神曲 10 g，炒鸡内金 10 g，生甘草 10 g。15 剂，水煎服，日 1 剂，分 2 次服用。

2015 年 3 月 10 日二诊。患者唯偶有大便次数增多，加用黄连素即缓解，夜寐欠佳，舌质红，苔薄黄，脉弦细。守上方加炙远志 10 g、石菖蒲 6 g，15 剂，续服。

按：《伤寒论》338 条："……蛔厥者，乌梅丸主之。又主久利。"乌梅丸寒温并用、攻补兼施、清上温下、安蛔止痛,后世医家根据其酸泄酸敛等配伍特点,用于治疗证属寒热错杂、久治不愈者。陈赛里统计1984—2017年经方治疗肿瘤的文献,发现共涉及经方70首,其中乌梅丸在出现频率较高的经方中排前10位。在肿瘤的临床治疗中,证属寒热夹杂,可予乌梅丸化裁治之。患者初诊时选用乌梅丸为主方,乌梅酸、涩、平,归肝、脾、肺、大肠经,具有敛肺止咳、涩肠止泻之功,现代实验及药理研究表明乌梅具有抗肿瘤作用,有研究者发现,乌梅提取物MK 615具有抗多种肿瘤的作用;黄连、黄芩味苦性寒,清热燥湿解毒;肿瘤患者后期多有气阴两伤,如患者出现咽干,活动后气喘加重,加玄参、麦冬、太子参、黄芪益气养阴;又肿瘤患者多有气滞、痰浊、毒热、瘀血,加陈皮、佛手行气除滞,丹参、赤芍、白芍活血养血化瘀,茯苓、炒白术、法半夏健脾化痰和胃,紫苏叶、葶苈子、炙麻黄、杏仁宣肺止咳、化痰平喘;根据《黄帝内经·素问》:"湿伤肉,风胜湿",风能胜湿,藿香化湿和中,荆芥、防风祛风除湿,加强化湿疗效;患者纳差,加炒山楂、炒二芽、炒神曲、炒鸡内金健脾开胃;此外,白花蛇舌草、重楼清热解毒、消痈散结抗肿瘤,白芷祛湿排浊,有助于散结,生甘草调和诸药。二诊时患者夜寐不佳,加炙远志、石菖蒲化痰宁心安神。

2015年4月2日三诊。患者一般可,大便每日2~3次,稀软,肠鸣,舌质红,苔薄黄,脉弦细。改方为白头翁15 g,黄连10 g,黄芩10 g,黄柏10 g,乌梅10 g,黄芪20 g,炒白术15 g,茯苓、茯神各15 g,玄参15 g,藿香15 g,法半夏6 g,防风6 g,白花蛇舌草20 g,重楼10 g,太子参10 g,陈皮15 g,炒山楂15 g,炒二芽各10 g,丹参15 g,赤芍、白芍各15 g,炒神曲10 g,生甘草10 g,炙远志10 g;15剂,续服。四诊时患者诉偶感下肢活动时乏力,舌质红,苔薄黄,脉弦细。守上方加炒杜仲15 g、仙灵脾20 g,15剂,续服。五诊时患者唯时乏力、微喘,舌质红,苔薄黄,脉弦细。守上方减炒杜仲,加炙麻黄6 g、葶苈子10 g,15剂,续服。诸症缓解。

按:《伤寒论》原文371条:"热利下重者,白头翁汤主之。"白头翁汤具有调节免疫功能、抗炎、抗肿瘤的作用。肿瘤患者常会出现肠炎症状,表现为腹痛、腹泻、里急后重等,临床上可选用白头翁汤治疗。三诊时患者肠鸣腹泻加重,改用白头翁汤加减施治,咳喘缓解、无痰,去紫苏叶、葶苈子、炙麻黄、杏仁、石菖蒲、荆芥、佛手等,减少法半夏、防风用量,加茯神增强宁心安神之功,白花蛇舌草加量以增强解毒散结之效。四诊时患者出现下肢活动时乏力,加炒杜仲、仙灵脾补肝肾、强筋骨。五诊时乏力仍有,又出现微喘,去炒杜仲,加炙麻黄、葶苈子加强宣肺平喘之功。

1.2 肺癌案 2

李某,女,77 岁,2016 年 9 月 29 日初诊。患者左上肺腺癌切除术后 3 年,2016 年 7 月 2 日行宫颈锥切术示癌前病变。活动后气短,怕冷,颈项强痛,纳可寐可,大便每日 2 次,溏,小便可,舌质淡红,苔薄黄,脉弦细。证属阳气郁结、气滞血瘀,法当透达阳郁、行气活血,拟四逆散合活血、抗肿瘤药物化裁治疗:夏枯草 20 g,白花蛇舌草 20 g,重楼 15 g,炒枳壳 10 g,制香附 10 g,柴胡 10 g,丹参 20 g,赤芍、白芍各 20 g,川芎 15 g,太子参 10 g,麦冬 10 g,五味子 10 g,黄芪 15 g,薏苡仁 20 g,威灵仙 15 g,白芷 15 g,仙灵脾 20 g,炒山楂 15 g,枸杞子 20 g,炒二芽各 10 g,生甘草 10 g。7 剂,水煎服,日 1 剂,分 2 次服用。

2016 年 10 月 27 日二诊。患者诉服药后一般可,精神可,唯大便每日 1～2 次,溏,舌质淡红,苔白黄,脉弦细。守上方加马齿苋 20 g、炒鸡内金 15 g,7 剂,续服。

2016 年 11 月 3 日三诊。患者活动后气短,怕冷,颈项强痛,舌质淡红,苔薄黄,脉弦细。守上方去夏枯草、仙灵脾,7 剂,续服。

2016 年 11 月 10 日四诊。患者一般可,舌质淡红,苔薄黄,脉弦细。守上方加金钱草 20 g,夏枯草 20 g,5 剂,续服。诸症缓解。

按:《伤寒论》原文 318 条:"少阴病,四逆,其人或咳,或悸,或小便不利,或腹中痛,或泄利下重者,四逆散主之。"本条文论述因气机不畅,阳郁于里,不能通达于四末而出现四逆,治以四逆散疏肝和胃,透达阳郁。文献统计,四逆散也是治疗肿瘤的常用经方。患者初诊时出现怕冷、颈项强痛、大便溏等,选用四逆散化裁治疗,透达阳郁、行气活血,改枳实为炒枳壳,加制香附,以增强行气除郁之效,丹参、赤芍、川芎活血化瘀不伤正,太子参、麦冬、五味子、黄芪、枸杞子益气养阴扶正，夏枯草、白花蛇舌草、重楼解毒散结抗肿瘤，威灵仙辛温似桂枝温通经脉以助化瘀，薏苡仁健脾化湿，白芷祛湿排浊以助解毒散结之功，仙灵脾补肾以助阳气，炒山楂、炒二芽健脾开胃，生甘草调和诸药。二诊时患者大便仍溏，加马齿苋解毒止泻、炒鸡内金健脾开胃。三诊时患者大便正常，活动后气短、怕冷、颈项强痛，去夏枯草减轻"祛邪"之力，去仙灵脾避免处方药性过燥而伤阴，以助益气养阴"扶正"之功。四诊时患者状况尚可，加金钱草、夏枯草增强解毒散结抗肿瘤的效用。

2. 讨论

2.1 肺癌的发病关键是正虚邪实

《黄帝内经·素问》云："邪之所凑，其气必虚。"邪正斗争的结果直接影响着肿瘤的形成与发展，李教授认为肺癌的发病关键是正虚邪实。《外证医案汇编》认为"正气虚则成岩"，正虚是肿瘤发病的前提条件。邪实是指机体邪气偏盛，多有气滞、痰浊、毒热、瘀血。《圣济总录》论瘤曰："瘤之为义，留滞而不去也，气血流行不失其常，则形体和平，无或余赘，及郁结壅塞，则乘虚投隙，瘤所以生。"李教授认为肺癌是由肺脏功能失调，肺气郁滞，宣降失常，气滞而致血瘀，阻塞络脉，津液输布不利，壅结为痰，痰瘀交阻，日久而成，其主因是正气内虚，邪毒外侵。肺癌早期多属阴虚毒热，或肺热伤阴，或肺燥伤络；中期以痰浊壅肺、气滞血瘀或痰瘀互结多见；晚期正气衰虚、毒热伤肺，则多表现为气阴两虚。

2.2 从厥阴辨治肺癌

李忠等认为肿瘤病位在"厥阴"。《伤寒论直解》云："厥阴者，两阴交尽，阴之极也。阴极阳生。"厥阴处于"阴尽阳出、阴中含阳"的关键阶段，一旦病邪影响厥阴，会出现阴证、阳证并见，常表现为寒热错杂的复杂证候，与肿瘤临床复杂证候相似。李教授治疗肺癌时也常从厥阴辨治，对于寒热错杂者予以乌梅丸化裁治之，对于厥阴寒证者予以四逆散化裁治之，对于厥阴热证者予以白头翁汤化裁治之。此外，关秋红等认为肝郁多是肺癌的始因与后果。从脏腑经络系统来看，肝属于足厥阴经脉，且肝、肺与生理功能紧密相关，肺主气、主治节，肝主疏泄、调畅气机,肺气主降,肝气主升,肝与肺一升一降,共同维持人体气机的升降,升降得宜则气机舒展,因此李教授治疗肺癌时重视从肝论治,重视调畅气机。气行则血行,气血运行正常,则疾病不得生,正如《丹溪心法》所云"气血冲和,万病不生"。

2.3 治疗肺癌的处方用药特点

李教授认为肺癌患者多有气滞、痰浊、毒热、瘀血,因此治疗肺癌时,注重行气活血、健脾化湿、清热解毒。李教授常用炒枳壳、制香附等行气除滞,丹参、赤芍等活血化瘀,炒白术、茯苓、薏苡仁等健脾化湿,白花蛇舌草、重楼、马齿苋等解毒散结抗肿瘤。在治疗兼症方面,对咳喘者,常用炙麻黄、杏仁、葶苈子等宣肺止咳平喘;对夜寐不安者,常用炙远志、茯神、石菖蒲等宁心安神;对纳食差者,常用炒山楂、炒二芽、炒鸡内金等消食化积。又因肺癌患者多有正虚不足、气阴两虚的症状,治疗上"祛邪"的同时,注重"扶正",常用太子参、麦冬、五味子、黄芪等益气养阴。李教授治疗肺癌善用经方,如四逆散、乌梅丸、白头翁汤、半夏泻心汤、芍药甘草汤、桂枝茯苓丸、麦冬汤、当归芍药散等。其组方特点:白花蛇舌草加重楼加主方化裁而成。

李教授认为肺癌的发生和发展过程是一个复杂、矛盾的过程,临床各期证候又复多兼夹,因此在临床实际中,应当以辨证为主,不拘泥于经方的具体方药,灵活运用经方,并且慎重权衡"祛邪"与"扶正",治疗上合参扶正之法以祛邪,不可拘于一隅为是。

(原载于《湖北中医药大学学报》2019,21(5):111-113)

李家庚治疗白癜风经验

白癜风相当于中医学的"白癜""白驳风""白驳""白处"等疾病,如《诸病源候论》记载,"白癜者,面及颈项身体皮肉色变白,与肉色不同,亦不痒痛,谓之白癜"。李家庚教授根据前人的经验及自己的认识,认为白癜风多因患者先天禀赋不足或后天失养,机体不能自我调节恢复,七情内伤,肝气郁结,或感受六淫之邪,阻于皮肤,气血不和,血不养肤所致,内与心、肺、肝、肾有关,外与风、湿、热邪有关,主要是风邪。由于白癜风的发病机制未十分明确,其发展又因人而异,发展过程亦较难预料,所以目前白癜风的治疗仍较困难。现将李家庚教授治疗白癜风的经验加以整理,介绍如下。

1. 病因病机的认识

中医对本病的认识由来已久,病因病机的分析研讨众多。本病首见于记载了"白处"的《五十二病方》;李教授根据本病的本虚标实归纳其病机总不离外感风邪、血瘀、肝肾不足致皮肤失养者;如隋唐时期的《诸病源候论》《千金要方》始称"白癜""白癜风"或"白疙",并指出其病机为风邪搏于皮肤,血气不和。《医林改错》认为白癜风是由血瘀于皮里所致,首创通窍活血汤治疗本病。李教授根据病因不同将白癜风的病机分为三种:①由风邪搏于肌肤、气血不和、血不荣肤所致,治宜祛风散邪,调和气血;②因情志损伤或白癜风的皮肤表现致情志抑郁,肝失其条达,气血失和,肌肤失养,治宜疏肝解郁、行气活血养血;③由于本病持续时间较长,久病伤损,肝肾亏虚,治宜补肾壮阳、平肝潜阳。病机无论为何总不离风邪与气滞血瘀或气血不和,故治疗中应重视祛风药与调理气血药的运用。

2. 医案

李某,女,52岁,面部白斑、褐斑散在2年,颈、腹股沟处亦有白斑成片,纳食一般,二便尚可,舌质红,苔薄黄,脉弦细。辨证属风邪袭腠、气血失和,治以养血疏风、中和气血。

处方:制何首乌12 g,生、熟地黄各10 g,当归8 g,赤芍20 g,川芎15 g,鸡血藤15 g,丹参20 g,荆芥10 g,防风15 g,白鲜皮15 g,全蝎10 g,僵蚕10 g,白芷15 g,刺蒺藜15 g,炒山楂15 g,白茅根20 g,女贞子10 g,红花10 g,甘草8 g。7剂,日1剂,水煎服。

二诊:患者服药后皮肤较前润泽,唯咽喉部近日不适,舌质红,苔薄黄,脉弦细。处方:续一诊方加金银花15 g,连翘15 g。7剂,日1剂,水煎服。

三诊:患者一般可,舌质红,苔薄黄,脉弦细。处方:续一诊方加连翘15 g。后复诊,在一诊方基础上随证加减用药(黄芪、炒白术)半年,患者原白癜风部位肤色基本恢复正常。

3. 体会

白癜风(vitiligo)为后天性色素脱失性皮肤病,是由皮肤和毛囊的黑素细胞内酪氨酸酶系统的功能减退、丧失所引起的以局限性或泛发性色素脱失为特征的皮肤病。一般肤色越深的人,白癜风患病率越高。发病机制至今尚不清楚,但研究证明,白癜风与遗传因素、自身免疫因素、精神创伤因素、黑素细胞自身破坏等有关。治疗方法主要包括药物疗法与手术疗法,药物疗法的主要作用机制为抑制自身免疫力、促进黑素细胞增殖及移行、纠正细胞内钙紊乱、减轻氧化压力等,较常用的有补骨脂素加长波紫外线照射(PUVA)疗法、皮质类固醇内服或局部使用;手术疗法中运用较多的主要是移植术。西医目前没有一种疗效确切,治愈率(疗效标准:参照中国中西医结合学会皮肤性病专业委员会色素病学组《白癜风临床分型及疗效标准(2003年修订稿)》。痊愈:白斑全部消退,恢复正常肤色。显效:白斑部分消退或缩小,恢复正常肤色的面积在皮损面积中的占比≥50%。有效:白斑部分消退或缩小,恢复正常肤色的面积在皮损面积中的占比为10%～49%。无效:白斑无变化或缩小,恢复正常肤色的面积在皮损面积中的占比<10%。总有效率(%)=〔(痊愈病例数＋显效病例数)/总病

例数]×100％)较为理想的药物。

本例患者为中老年女性,发病机制尚不明确,但有典型的泛发性色素脱失形成白斑的临床表现,李教授认为本病多为本虚标实,强调四诊合参,整体辨证,做到虚实兼顾,标本同治,灵活遣方用药,抓住其风邪袭腠、气血失和、脉络瘀阻的病机特点。怪病多瘀,予以当归、赤芍、川芎、生地黄、红花、丹参、炒山楂养血活血化瘀,改善微循环,以达治风先治血、血行风自灭之意。白芷祛风散邪;刺蒺藜平肝解郁,佐白芷以祛风。制何首乌、女贞子、鸡血藤补肝肾、养血通络;白鲜皮、防风、荆芥祛风疏风除湿;全蝎祛瘀通络;僵蚕平肝。后随病情变化随证加减用黄芪、炒白术益气固表。现代药理研究表明:刺蒺藜等具有使酪氨酸酶活性增高的作用;白癜风患者免疫功能紊乱与酪氨酸酶活性降低有关;酪氨酸酶的活性直接与黑素含量有关,上调酪氨酸酶活性、加速黑素生成的药物可提高对白癜风的治疗效果。白芷中的白芷总香豆素能提高皮肤对紫外线的敏感性,抑制表皮中巯基形成,增高酪氨酸酶活性,刺激黑素细胞,使其恢复功能而产生色素;黄芪、炒白术增强免疫功能,本方诸药配伍有祛风除湿、益气和血、调补肝肾之效果。

（原载于《光明中医》2014,29(9):1960-1961）

李家庚治疗不寐经验管窥

1. 病因病机

李家庚教授认为,不寐一证,病因不离饮食不节、情志失常、劳逸失调、病后体虚。不寐的病机可牵涉多个脏腑,如心神失养、肝气郁结、肝火上扰、脾虚水泛、心肾不交等皆可导致不寐。脏腑功能失调,迁延不愈,亦会导致病理产物如水湿、痰饮、瘀血等相互搏结为患,进一步加重症状。然不寐病机根源不离于气血。临床常表现为气血瘀滞、气血亏虚、营卫不和等,故临床除常规辨证以外,亦当重视结合调养气血,或补养气血、养心安神,或益气行血、疏肝健脾,或理气和血以化瘀滞等法。

除了药物调理外,李家庚教授反复强调需重视心理调节、周围环境的调节对不寐的影响。睡前避免饮用咖啡、茶等兴奋性饮料,避免做剧烈运动,可适当配合引导,以身体舒适为度。临证时不应囿于中医思维,同时可辅佐西药(如地西泮)等治疗。病程长的患者,病证往往虚实寒热错杂,且多证并存,此时不可拘泥于书本,当仔细思辨正虚与邪实的关系,不可一味攻伐或滋补,以免戕伐正气或敛邪为患。

2. 分型论治

2.1 肝气郁结型——疏肝理气

情志失常所致不寐者比例逐年上升。肝为刚脏,刚强躁急,以条达为要。欲念不遂或恼怒等情绪皆可郁遏肝气,进一步导致疏泄失常,气机不畅,临床症见悲伤忧郁、情绪低落、胸胁胀痛不舒等。肝气郁遏太过,致肝气横逆,可导致肝郁乘脾,常见纳差、腹泻等症。临证时除疏理肝气,以防肝郁化火外,亦当参《金匮要略》所谓治未病之理,当见肝之病而明实脾之要。疏肝理脾,通调气血,不可偏废。方用四逆散、柴胡疏肝散、逍遥散等;气虚者加黄芪、太子参、麦冬、五味子以益气养心；血虚者酌加当归、远志以宁心安神；脾虚纳呆者，加炒山楂、炒二芽以健脾和胃，气滞者加乌药、玫瑰花以增理气之功。

2.2 肝火上炎型——降火安神

临床常见肝气郁结型患者未经系统治疗，或失治误治，迁延日久，肝郁化火，肝火上扰心神，进而导致不寐的情况。李教授言此类患者，可见肝火上亢所致的一系列症状，如燥热、烦躁、目赤、口干、头痛、大便干结、小便短赤等，当以降火为要。可予苦寒降火法，如龙胆泻肝汤；或滋阴清热降火法，如黄连阿胶汤、百合地黄汤等；亦可相兼为用，视临证表现加减化裁。兼头痛者，排除外因后，可予白芷、薄荷等疏利头目。兼眩晕者，酌加葛根、钩藤以平肝息风。兼目赤肿痛者，可加菊花、谷精草以清肝明目。

2.3 脾虚湿阻型——健脾化湿

嗜食肥甘厚味，饮食不节，久而脾胃受损，运化失调。或因快节奏、高压力的工作，许多人未能规律进食，久则戕伐胃气，损伤脾胃。诸多因素导致脾胃受损，中焦斡旋不利，饮食内停，酿生湿浊。湿邪、食滞搏结，侵扰心神，亦可致不寐。《素问·逆调论》云："胃不和则卧不安。"此时治当健运脾胃，祛湿消食，恢复中焦斡旋之权。其中，祛湿又可分淡渗利湿、芳香化湿、清热利湿等，临证时可选用五苓散、实脾饮、藿香正气散、二陈平胃散等，亦可酌加炒山楂、炒鸡内金、炒二芽、炒神曲等以健脾消食。兼见胃脘痞闷者可以泻心汤类化裁；兼见腹泻等症时，可用葛根芩连汤、连梅汤等化裁。但临证之时，李教授多次强调，方药当以平和为佳，以顾护胃气。若必须使用苦寒之品，如黄连、黄芩、龙胆草等药物，当注意中病即止，不宜长时间使用，以免苦寒伤胃，损伤正气。

2.4 痰热扰心型——化痰定志

此型不寐，病机最为复杂，外感六淫，内伤七情，凡能引起体内水液代谢失常的，无论是肺失通调、肝失疏泄、脾失健运、三焦气化不利，还是肾司开阖功能失常，都可形成痰饮。痰饮又易兼夹热邪为患，致痰热搏结，缠绵难愈。又因此邪可变动不居，流注脏腑、肢体关节等，临床表现复杂，故有"百病多由痰作祟"之说。《景岳全书·不寐》中指出，不寐的原因常可为痰火或痰郁扰乱，或因思虑太过伤神而致。唐容川所著《血证论》亦提出相关观点,其认为心神不安一证,从病因而言,多由痰火扰乱而致。痰饮致病,初以标实为主,然疾病缠绵,戕伤正气,又可致正虚。本虚标实之证,无论攻补皆非所宜。李教授对于此证型的不寐,临证颇有心得,往往轻描淡写间,精彩迭出:①辨病机未见或初见痰饮之形,当未病先防,酌加炙远志、石菖蒲等,以清热化痰安神;②若痰已成,视有无兼夹症状,若痰邪盘桓于上焦,致咳嗽、咳痰、气喘,则予以小青龙汤化裁;痰热搏结于中焦脾胃,症见纳差、痞闷、恶心欲吐、口干口苦、嗳气等,予以温胆汤、涤痰汤化裁;痰热蓄于下焦,伴见少腹坠胀、尿频尿痛、足膝酸痛等症,在辨证基础上可酌加三妙丸、水陆二仙丹等。

2.5 心肾不交型——交通心肾

此型多见于年老体虚,或久病缠绵者。正气虚损,或忧思多虑,耗伤心血,久而营血不足,心神耗伤,阳不入阴,神不内守,而致不寐。李教授言及此型不寐患者,多脾肾亏虚,故补益不宜过于滋腻,以免碍胃。阴虚者可选六味地黄汤、知柏地黄丸、左归丸加减,阳虚者可选用金匮肾气丸、右归丸化裁,气虚者可予以生脉散、黄芪建中汤以益气养心,血虚者可选用阿胶鸡子黄汤、当归四逆汤以滋养心血。处方灵动,用药灵活。

3. 医案举隅

案例1:患者,女,51岁。2015年7月2日初诊。患者诉失眠(不寐)易醒10余年,头昏而痛,多觉燥热汗出,易焦虑,心慌胸闷,双手易发麻,纳食可,二便尚调,舌质红,苔薄黄,脉弦。绝经5年,心电图未见异常。处方:炒枳壳10 g,郁金10 g,柴胡10 g,丹参15 g,炒白术10 g,茯苓、茯神各15 g,炙远志10 g,石菖蒲10 g,全蝎6 g,制香附10 g,制僵蚕6 g,生地黄15 g,百合10 g,赤芍、白芍各20 g,川芎15 g,白芷15 g,煅龙骨、煅牡蛎各20 g,炒栀子10 g,黄芩10 g,龙胆草6 g,车前草15 g,白茅根20 g,生甘草10 g;7剂。

2015年7月9日二诊:患者上症减轻,唯时头闷,欲不稳状,舌质红,苔薄黄,脉弦细。续上方加葛根15 g,钩藤15 g,蔓荆子10 g,7剂。

2015 年 7 月 16 日三诊：患者一般可，睡眠改善，唯时燥热，近日头痛，下肢有滞重感，舌质红，苔薄黄，脉弦细。处方：续 7 月 2 日方加葛根 15 g、钩藤 15 g、荆芥 10 g、蔓荆子 10 g，7 剂。

服药后患者诸症改善，舌质红，苔薄黄，脉弦细。后续 7 月 2 日方加荆芥 10 g、蔓荆子 10 g、葛根 15 g、钩藤 15 g，7 剂善后。

按：患者失眠 10 余年未愈，肝气郁遏不达，久而化火，上扰心神，进一步加重失眠症状。肝主藏血，肝火上炎，燔热营血，而见燥热汗出。肝火上亢颠顶，致头昏头痛。患者心慌胸闷，平素易焦虑，乃心血不足、神不内守之证。气血不足，无以濡养四末，故双手易发麻。本病乃虚实夹杂之证，临证棘手。治当清热降火，养心安神。方以龙胆泻肝汤合逍遥散加减，龙胆草、炒栀子、黄芩、车前草、白茅根清热降火，炒枳壳、制香附、郁金、柴胡斡旋气机，疏理肝气，丹参、赤芍、白芍、川芎养血和血，炒白术、茯苓、生甘草健运脾胃中焦。二方合用，疏肝降火并行以治本。炙远志、石菖蒲、煅龙骨、煅牡蛎安神定志，全蝎、制僵蚕通络安神，协同以治标。患者失眠日久，缠绵不愈，阴血耗伤，酌加百合地黄汤滋阴清热，顾护阴液。李教授临证，常辨病与辨证结合，往往方取奇效。此处白芷应"头昏头痛"症而设便是其例。综观全方，药物雍容华贵而层次分明，主次严谨。二诊后临证予加减疏风柔肝类药，前后 21 剂而显效，四诊时患者症状明显改善，未诉特殊不适，要求继进 7 剂收功。

案例 2：患者，女，66 岁。2015 年 3 月 12 日初诊。患者诉 5 年前无明显诱因出现入睡困难，多方寻医，疗效一般，现间断自服地西泮可夜寐 3~4 h，寐梦，浅睡眠状态，耳鸣如蝉 7 年余，目干涩胀，少腹时有坠胀不适。另疲乏少力，纳可，小便偶有失禁，大便日 1 行，舌质红，苔黄腻，脉弦细。既往有先天性冠状动脉心肌桥，慢性胃炎，球部溃疡病史（自述）。处方：葛根 15 g，石菖蒲 10 g，陈胆星 6 g，法半夏 10 g，川黄连 6 g，竹茹 10 g，炒枳实 10 g，制香附 10 g，柴胡 10 g，陈皮 10 g，茯苓、茯神各 15 g，炙远志 10 g，全蝎 6 g，炒山楂 15 g，藿香 15 g，白芷 15 g，丹参 20 g，金樱子 15 g，芡实 30 g，生甘草 10 g，太子参 10 g；7 剂。

2015 年 3 月 19 日二诊：服药后患者上症减轻，舌质红，苔薄黄，脉弦细。处方:续上方加百合 10 g、生地黄 15 g,7 剂。

2015 年 4 月 2 日三诊:患者近周已不用服用西药催眠,唯时有耳鸣,舌质红,苔薄黄,脉弦细。处方:续 3 月 12 日方加生地黄 15 g、百合 10 g、磁石 20 g,7 剂。

按:患者多年不寐缠绵难愈,有耳鸣如蝉、少腹坠胀、疲乏少力、小便失禁等症状,既往亦有心、脾受损病史,似脾肾不足之虚象,然患者寐梦,舌苔黄腻,脉弦细,显然内有痰热为患。痰热郁遏中焦,脾失升清,而见少腹坠胀。脾失健运,化源不足,发为疲乏少力。中焦痰热阻遏气机,伤津耗血,上扰心神,发为不寐;津液失调,津不能上达于目,而见眼干目涩。痰热壅遏下焦,肾开窍于二阴。肾失开阖,水道不利,而见小便失禁。肾精上达乏源,故见耳鸣如蝉。综观病机,乃痰热搏结为患,缠绵难愈,气血紊乱。治当以健脾化痰、清热化湿为要。方以温胆汤为底和胃祛痰,辅以安神定志丸清热祛痰以安心神、水陆二仙丹补肾固摄以治标,酌加丹参、太子参、柴胡以和血行气,通调气血。炒山楂、生甘草健脾和中。处方独出机杼而疗效亦彰,二诊时患者症状减轻,酌加百合地黄汤增安神之功。三诊时患者诉已不用服用西药催眠,予二诊方随调加磁石治标收功。

(原载于《湖北中医杂志》2017,39(6):19-21)

李家庚治疗布加综合征介入术后经验

布加综合征（BCS）是指由各种原因所致肝静脉及其开口以上的下腔静脉阻塞性病变引起的以下腔静脉高压为特点的一种肝后门静脉高压综合征。临床主要表现为纳差、肝脾肿大、腹腔大量积液、黄疸、肝功能衰竭、消化道出血，或出现胸腹壁及背部浅表静脉曲张（静脉血流由下而上）及下肢静脉曲张、水肿、色素沉着和溃疡。根据症状的不同，可以将其归类于中医学的"积聚""臌胀""黄疸""血证""臁疮"等范畴。

李家庚教授系湖北中医药大学教授，博士研究生导师，为全国老中医药专家学术经验继承工作继承人。随著名中医学家李培生教授读书、临证多年出师，从事中医临床、科研、教学工作多年，善治内科疑难杂病。兹将李家庚教授治疗布加综合征介入术后经验一则介绍如下，以供参考。

1. 典型医案

方某，男，74 岁。下腔静脉阻塞型布加综合征介入术后 3 个月余，伴有肝硬化失代偿并门静脉高压。食管及胃底静脉曲张，腹腔积液，门静脉血栓形成，肝囊肿，甲状腺功能减退，并发胆囊结石。纳差，尿量少且偏黄，大便日行 1 次。舌质红，苔薄黄，脉弦。

处方：炒枳实 15 g，制香附 10 g，柴胡 10 g，丹参 20 g，赤芍 30 g，桃仁 6 g，红花 10 g，炒鳖甲 15 g，茵陈蒿 20 g，五味子 15 g，茯苓 20 g，车前草 15 g，泽泻 15 g，大腹皮 15 g，陈皮 15 g，白茅根 20 g，威灵仙 15 g，炒山楂 15 g，生甘草 10 g。7 剂，日 1 剂，水煎服。

二诊：患者唯感腹脘胀气，大便 1～2 日行 1 次，尿量少，舌质红，苔薄黄，脉弦。续上方加猪苓 15 g，炒二芽各 10 g。7 剂，日 1 剂，水煎服。

三诊：患者上症有所减轻，小便量较前通利，舌质红，苔薄黄，有剥落苔，脉弦。续一诊方加炒白术 15 g,金钱草 30 g,猪苓 15 g,厚朴 12 g,炒二芽各 10 g。7 剂,日 1 剂,水煎服。

四诊:患者腹脘胀气明显好转,小便较前通利,舌质淡红,苔薄黄,脉弦。续一诊方加金钱草 30 g,砂仁 6 g,厚朴 15 g,炒白术 15 g,猪苓 15 g,炒二芽各 10 g。7 剂,日 1 剂,水煎服。

2. 讨论

目前布加综合征的病因尚不明确。由于本病的治疗关键在于改善静脉血管的阻塞和狭窄状况,故介入手术治疗成为布加综合征的主要治疗手段,但患者在介入术后仍会出现相关的并发症。术后需长期服用药物辅助治疗,药物副作用大,病情常顽固难愈。

有研究表明,中医药治疗布加综合征介入术后并发症具有良好的效果,在缓解介入术后的并发症和防止本病复发方面具有重要的临床意义。李家庚教授认为,本病多为本虚标实,强调四诊合参,整体辨证,做到虚实兼顾,标本兼治,综合各症断为肝郁气滞,气滞血瘀,肝病日久及脾,导致脾虚湿盛,湿浊积累。予以制香附、柴胡疏解肝郁,炒枳实、陈皮理气健脾,丹参、赤芍、桃仁、红花、炒山楂养血活血化瘀,以改善血液循环;茯苓、车前草、泽泻、大腹皮、茵陈蒿利水渗湿;威灵仙咸温,配伍咸寒之炒鳖甲,软坚散结,又炒鳖甲滋补肝肾之阴,配伍五味子防止疏泄太过;白茅根凉血止血、清热解毒。后随病情变化随证加用金钱草、猪苓利水渗湿;厚朴、炒白术、炒二芽健脾利湿,化食消积,终能明显改善患者的不适症状。

(原载于《湖北中医杂志》2015,37(11):27)

李家庚治疗痛风的经验

西医理论认为,痛风是一种由嘌呤代谢紊乱,尿酸产生过多或排泄不畅致血尿酸水平升高,尿酸盐结晶沉积在关节滑膜、软骨等组织中引起的反复发作性炎性疾病。急性期主要表现为关节的红肿热痛及活动障碍,慢性期主要表现为痛风石的形成、关节的畸形及肝肾的损害等;中医理论认为,痛风属于痹证,传统认为是风寒暑湿燥火之六淫邪气痹阻经络而发病,但有研究认为素体阳盛或阴虚为根本,嗜食肥甘厚味或嗜酒为诱因,日久脏腑积热积毒,内伏之湿热毒邪痹阻经络而发病。李家庚教授更赞成后者的观点,所以在治疗上以清热解毒、活血止痛、利湿补肾为治则。现将李教授治疗痛风的医案介绍于下。

1. 医案

汤某,男,38岁,2014年11月20日初诊。发现痛风10余年,足大趾疼痛再发2日。患者于10余年前确诊痛风,此间足大趾疼痛间断偶发,近年发作稍频,达2~3次/年,每次发作时均服用西药双氯芬酸钠片止痛。前日无明显诱因足大趾内侧红肿疼痛又发,纳寐可,二便调。舌质红,苔黄略干,脉弦。辨证属热毒内蕴,肝肾亏虚。治以清热解毒、活血止痛、平补肝肾。

处方:夏枯草20 g,金银花20 g,连翘15 g,生地黄15 g,牡丹皮10 g,赤芍30 g,川芎15 g,丹参20 g,延胡索15 g,金钱草20 g,仙灵脾20 g,枸杞子20 g,炒杜仲15 g,炒山楂15 g,生甘草10 g。7剂,日1剂,分3次服,大火煎开后小火熬20 min。

二诊:患者足大趾疼痛较前缓解,关节仍有红肿。舌质红,苔薄黄,脉弦。续上方,加蒲公英20 g、车前草15 g、山慈菇10 g。7剂,服法及煎煮法同前。

三诊:患者足大趾疼痛及红肿症状明显改善,余无特殊不适。舌质红,苔薄黄,脉弦。继续用二诊方化裁14剂。2015年4月初随访,患者诉共服药28剂后足大趾的红肿疼痛现象均消失,查血尿酸水平在正常范围内,且将近5个月未再发。嘱患者严格戒酒且低嘌呤饮食,每天饮水 2000 mL 以上,定期复查、不适随诊等。

2. 讨论

目前临床上,西医治疗痛风的药物,主要有秋水仙碱、非甾体抗炎药、别嘌呤醇、碳酸氢钠等。其中秋水仙碱具有严重的毒副作用,包括骨髓抑制、神经损害、肝损害、秃发等;非甾体抗炎药治标不治本,只能暂时缓解疼痛症状,既不能增加尿酸的分解也不能促进尿酸的排泄,且长期服用易造成药物性肝肾损害;别嘌呤醇是目前唯一能抑制尿酸合成的药物,但湖北省中医院肾病科王小琴主任通过长期的临床观察发现,此药需逐步减量至小剂量终身维持,若骤然停药可导致肾功能衰竭等严重的并发症;碳酸氢钠通过碱化尿液使尿酸易于排出,但只能起到微乎其微的辅助治疗作用,且需频繁监测尿液 pH,因尿液过分碱化可产生碳酸钙结石。故李教授认为长期服用西药无异于饮鸩止渴,而中药可整体调节脏腑阴阳气血,兼顾扶正与祛邪,不仅更安全而且效果更持久。

本医案患者长期用非甾体抗炎药治疗,疗效不佳且发作次数趋于频繁,而李教授善于辨病辨证、兼顾标本虚实,注重“湿热毒瘀”之病机特点,以“清热解毒、活血止痛、平补肝肾”为治则。方中用夏枯草清热散结,金银花、连翘、蒲公英清热解毒;生地黄、牡丹皮、赤芍凉血化瘀;川芎走而不守,适用于瘀血阻滞引发的各种病证,乃血中之气药;丹参养血活血,“一味丹参饮,功同四物汤”;延胡索活血利气止痛,乃止痛要药。上药共奏消肿化瘀止痛之功,以迅速解除患者疼痛为效。因该患者病程长达 10 余年,尿酸盐结晶沉淀于足趾关节形成痛风石,方用车前草清热利湿,加速尿酸的排泄;金钱草清热利湿消肿排石,有利于痛风石的排出;山慈菇清热解毒散结,现代研究表明其含有秋水仙碱,能抑制中性粒细胞对尿酸盐结晶的吞噬从而消除炎症。枸杞子、炒杜仲性味平和、平补肝肾;仙灵脾即淫羊藿,温而不燥,既温肾助阳又避免全方过于寒凉;以上三药均有“治病需求本,扶正以祛邪”之意。最后炒山楂和生甘草乃李教授惯用之药,李教授认为炒山楂调脾胃,可促进人体对药物的吸收,生甘草解毒且调和诸药。综上可观,此方遣药精准,切入病机,对痛风的治疗有极高的临床参考价值。

(原载于《湖北中医杂志》2015,37(8):29-30)

李家庚治疗血小板增多症经验

李家庚系湖北中医药大学教授，博士研究生导师，从医多年，擅治疑难杂症，其理法方药严谨、独到。余跟诊两年，悉心汲取李师丰富的临床经验，现介绍其治疗血小板增多症 1 例，以供同道学习。

1. 医案

陈某，女，66 岁，2009 年 12 月 24 日初诊。诊断：原发性血小板增多症，骨髓纤维化。症见：双下肢及足底疼痛，双下肢有强直感，时感心慌；目赤，四肢皮肤青紫，纳食一般，二便尚可。舌质暗红，苔薄黄，脉弦。血小板计数 1470×10^9/L。辨证属热毒血瘀，瘀阻脉络，治以清热解毒、活血化瘀。处方：金银花 30 g，连翘 15 g，蒲公英 20 g，黄柏 15 g，苍术 15 g，丹参 20 g，赤芍 30 g，桃仁 10 g，红花 10 g，当归 10 g，炒莪术 15 g，炒水蛭 6 g，青黛 15 g，全蝎 10 g，炒枳实 15 g，菝葜 15 g，茯神 20 g，延胡索 15 g，木瓜 15 g，红藤 15 g，炒山楂 15 g，生甘草 8 g。日 1 剂，水煎服。

二诊：患者上症较前明显缓解，唯活动或劳累后下肢稍有不适，舌质暗红，苔薄黄，脉弦细。血小板计数 752×10^9/L。续上方加红藤至 20 g。

三诊：患者下肢及足底稍有赤紫疼痛，舌质暗红，脉弦细。血小板计数 512×10^9/L，余无特殊不适。仍采用清热解毒、活血化瘀、祛瘀通络治疗。续 2009 年 12 月 24 日方加红藤至 20 g，葎草 10 g。

此后一直以初诊方加减治疗，除基础用药为金银花、连翘、蒲公英、黄柏、苍术、丹参、赤芍、桃仁、红花、当归、炒莪术、炒水蛭、青黛、全蝎、炒枳实、木瓜、红藤、炒山楂、生甘草外，还加减运用过白花蛇舌草、伸筋草、黄芪、枸杞子、炒鸡内金、炒杜仲、独活、五味子、乌药、黄精、决明子等。至 2012 年 12 月底，每次复诊查血小板计数波动于 $(300 \sim 600) \times 10^9$/L；其后多次复查稳定在 $(190 \sim 350) \times 10^9$/L，患者一般情况尚可，目前仍在服药巩固治疗中。

2. 体会

原发性血小板增多症(essential thrombocythemia,ET)是一种以骨髓巨核细胞持续增生和血小板增多为特征的慢性骨髓增殖性疾病(CMPD),属于骨髓克隆性疾病。本病患者除血小板(PLT)计数超过 $600 \times 10^9 / L$(有些标准定为 $1000 \times 10^9 / L$)外,还表现为骨髓巨核细胞高度增生,脾脏明显增大,临床出血或血栓形成。目前 ET 患者的出血机制仍不清楚,可能与血管性血友病因子相对缺乏或大分子血管性血友病因子多聚体减少有关。对于本病的治疗,西医常以骨髓抑制剂(如羟基脲、甲异靛、马利兰等)抑制及减少血小板生成,或予以干扰素,或施行血小板单采,或予以抗血小板药(如阿司匹林、双嘧达莫)等。西医疗效判定标准:有效为血小板计数降至 $600 \times 10^9 / L$ 以下或减至治疗前数值的 50% 以下,维持至少 4 周;部分有效为血小板计数比治疗前数值减少 20% 以上,但不足 50%。无效为血小板计数比治疗前数值减少不足 20%。

本医案患者为老年女性,曾用西药抗血小板药治疗未见明显疗效。李教授认为血小板增多症属中医学"血证""脉痹""流注"范畴。禀赋特异、先天不足或后天失养是该病的主要病因,外感六淫、内伤七情、劳倦过度均为诱因。主要病位在肝、肾;脾气亏虚、肝肾阴虚、气滞血瘀、络热血瘀、脉络瘀滞为其主要病机。无论此病病因为何,治则总以祛瘀为要。

本医案患者发病机制不明确,但有典型的皮下出血和血栓形成的临床表现,治疗中李教授采用辨病与辨证相结合的方法,虚实兼顾,标本同治,灵活遣方用药,抓住热毒、瘀、滞这一病机特点,以清热解毒药(金银花、连翘、黄柏、青黛、蒲公英)及活血化瘀药(丹参、赤芍、桃仁、红花、当归)为主,灵活运用破血逐瘀药如炒莪术,搜风通络药如炒水蛭、全蝎,软坚散结药如炒山楂等,解毒药如白花蛇舌草等,化痰逐湿药如炒枳实、独活。思考活血化瘀之品可降低血小板计数,抑制骨髓巨核细胞增生,推断本方可能具有调节造血微环境或造血刺激因子的作用。由此表明,辨证论治才是中医药治疗疾病的根本法则,唯有辨证准确,守方守法才能取得长期显著疗效。

(原载于《光明中医》2013,28(8):1698)

临证经验

李家庚治疗重症肌无力经验

重症肌无力（MC）的病因病机尚不明确。现代医学倾向于自身免疫学说，认为本病是由内在遗传因素和感染外界病毒时邪，导致自身免疫耐受被打破而造成的。中医根据其临床表现将其归为"痿证""上胞下垂""睑废"等范畴。现将李家庚教授治疗重症肌无力经验一则介绍如下，供同道参考。

1. 病因病机

历代医家治疗此病均从脾、肾入手，鲜有从肝、从血、从风论治者。《临证指南医案·痿》曰："盖肝主筋，肝伤则四肢不为人用，而筋骨拘挛。肾藏精，精血相生，精虚则不能灌溉诸末，血虚则不能营养筋骨。"李教授认为，诸筋罢极弛缓应责之于肝。肝藏血，主筋，肝血不足，血不养筋则宗筋弛纵、不耐劳作，肝肾同源，肝血不足则肾精亏损，肝肾阴虚，水不涵木，肝风内动风阳，灼津为痰，肝风挟痰阻滞经络，气血痹阻，筋脉肌肉失养而弛缓痿废。正气不足，风邪浸淫经脉，经脉不通，则四肢活动不利。

2. 医案

秦某，女，53 岁，肢体软弱无力，眼睑下垂 5 年。曾至多所三甲医院诊治，经查诊断为重症肌无力，迭经中西药治疗罔效。刻诊所见：头昏头痛，目眩，乏力，汗多，纳可，二便尚通利，舌质红，苔薄黄，脉弦细。既往有糖尿病史 3 年，并患有高血压、腔隙性脑梗死、肝功能不良。血压：170/110 mmHg。证属气虚血瘀，治以益气养营，活血行瘀。

处方：夏枯草 20 g，菊花 10 g，葛根 15 g，钩藤 15 g，炒枳实 15 g，制香附 15 g，丹参 20 g，赤芍 30 g，桃仁 6 g，红花 6 g，全蝎 10 g，白芷 15 g，黄芪 20 g，炒白术 15 g，防风 15 g，谷精草 10 g，泽泻 15 g，浮小麦 30 g，炒山楂 15 g，桑叶 20 g，炒杜仲 15 g。7 剂，日 1 剂，水煎服。

二诊:服药后患者上症明显缓解。唯睡眠欠佳,右肩痛,善太息。血糖偏高,舌质红,苔薄黄,脉弦细。血压:145/95 mmHg。处方:续上方加茯神 20 g,炙远志 10 g,延胡索 12 g,五味子 10 g。7 剂,日 1 剂,水煎服。

三诊:患者一般可,唯左手指时麻,右肩痛,易发火。舌质红,苔薄黄,脉弦细。处方:续基础方加火麻仁 15 g,太子参 10 g,延胡索 15 g,茯神 20 g,五味子 10 g,升麻 8 g,制乳没各 6 g。7 剂,日 1 剂,水煎服。随证加减继服 4 个月,肌无力及全身症状基本缓解,生活自理。

按:重症肌无力是一种易反复发作的慢性疾病,病程较长,李家庚教授认为,在辨证正确的情况下,若病机无根本变化,须效不更方,随证加减治疗,最终会取得不错的疗效。李家庚教授认为本案病机为久痿体虚、气血不足、肝脾肾俱损,气虚血瘀是本病的致病关键,因此,在治疗上以益气活血、化瘀通络为主,方用玉屏风散合桃红四物汤加味,患者在治疗 4 个月后症状缓解,肝功能指标正常,未诉特殊不适,提示玉屏风散合桃红四物汤加味不仅可以改善肌无力症状,还可以使气血运行通畅,进而提高机体免疫功能。

3. 讨论

现代医学对重症肌无力免疫应答的始动环节尚未明确,由于绝大部分重症肌无力患者有胸腺异常,现以切除胸腺的外科手术治疗为主,但许多病例在胸腺切除后依然复发。患者的内科治疗周期和术后需药物辅助治疗的时间长,药物副作用大,机体易对药物产生耐受性,病情常顽固难愈。因此中医药治疗在缓解肌无力症状和防止本病复发方面具有重要意义。《丹溪心法》指出"痿证断不可作风治而用风药"。现代医家提出治痿证慎用风药。李教授认为此需辨证思考,断不可因一家之言而忘中医辨证论治、因时制宜之真意。本案患者体虚汗多,方中用防风配黄芪、炒白术取其"发在芪,防收在术"的配伍之意,内外兼顾,可祛风固表止汗。现代药理研究也表明,白术具有增强网状内皮系统吞噬功能、提高淋巴细胞转化率、增强机体抗病能力的作用;黄芪能明显提高激素抑制后的网状内皮系统吞噬功能,提高机体细胞免疫及体液免疫功能,增强 NK

细胞活性,刺激干扰素生成。此三药配伍既可提高机体免疫力,又可改善患者免疫应答功能。肝开窍于目,受血而能视,患者久病气血虚衰不能上注于目,则目眩;气能行血,气虚不能促血运行则血瘀。不通则痛,故患者头昏头痛;血能载气,血瘀滞不通则气郁,气血不能运行周身则疲惫乏力。方中用桃仁、红花、丹参、赤芍、炒枳实等行气活血化瘀,通血脉。因此,本医案重症肌无力患者的治疗以益气活血祛瘀为基础,佐以补脾肾之法。根据脏腑之虚实,灵活变通,不可拘泥于"治痿独取阳明"之说,方可提高中医药治疗重症肌无力的临床效果。

（原载于《湖北中医杂志》2014,36(6):30）

李家庚运用桑瓜饮治疗糖尿病的经验

1. 病因病机

糖尿病属于中医学"消渴"范畴。《黄帝内经》最先提出了糖尿病的发病原因。《素问·腹中论》中有"夫热中消中者,皆富贵人也"。《素问·奇病论》谓"此人必数食甘美而多肥也,肥者令人内热,甘者令人中满。故其气上溢,转为消渴"。后世各医家在此基础上不断提高深化,但都统一认为糖尿病的基本病机是阴津亏耗,燥热偏盛,阴虚为本,燥热为标。病位与肺、胃、肾相关,并由此发展,从七情、饮食、劳倦、外感、房室等方面更全面地认识糖尿病的发病原因及病理过程。中医药治疗糖尿病多以益气养阴和治肾法为治则,《黄帝内经》《金匮要略》《活人书》等古代医书均对糖尿病的治疗与用药有详细的记载。

2. 治则治法

桑瓜饮是李家庚教授治疗糖尿病的常用方,该方由桑叶、苦瓜、葛根、山药组成。桑叶为桑科植物桑的干燥叶,《本草纲目》载,桑叶乃手足阳明经之药,汁煎代茗能止消渴。《中药大辞典》载,桑叶有抗糖尿病作用。苦瓜为葫芦科苦瓜属植物,《中药大辞典》等记载苦瓜有清火明目、解毒、降血糖、益气的功效。《神农本草经》载,葛根主消渴。山药作为一种传统的降血糖中药,频繁地出现在治疗"消渴"的经典名方中,自古以来就被广泛用于糖尿病的治疗。四药合用,共奏清热生津、补肾健脾之功。

李家庚教授将这4味药按照4∶6∶3∶3的比例,嘱糖尿病患者煎汤服用。同时,通过辨证辅以清热化湿、清热解毒和活血化瘀的中药加以论治。桑瓜饮方化裁广泛运用于糖尿病的治疗,每获良效。

3. 典型医案

案1:江某,男,47岁,2013年5月18日初诊。主诉身体燥热,口渴,身体多处皮肤溃烂，小便多，舌质红，苔黄，脉数。查餐前血糖 24 mmol/L。口服降血糖西药效果不明显。西医诊断：2 型糖尿病。中医诊断：消渴病（热毒壅盛型）。治宜清热解毒，生津凉血，方用桑瓜饮加减。处方：桑叶 20 g，苦瓜 30 g，葛根 15 g，山药 15 g，金银花 15 g，野菊花 12 g，蒲公英 12 g，紫花地丁 15 g，乌梅 10 g，黄连 10 g，丹参 20 g，赤芍 30 g，玄参 15 g，麦冬 10 g，甘草 6 g。7 剂，日 1 剂，水煎服。

二诊时患者无明显不适，继续服用该方，3 个月后复查，血糖基本正常。继服该方半年，至今病情比较稳定。

案 2：李某，男，54 岁，2014 年 6 月 12 日初诊。主诉身体燥热，口渴，双侧小腿皮肤偶有刺痛，大便难，小便多，舌质红、有瘀斑。查餐前血糖 20 mmol/L。口服降血糖西药效果不明显。西医诊断：2 型糖尿病。中医诊断：消渴病（瘀血阻络型）。治宜清热生津、活血化瘀，方用桑瓜饮加减。处方：桑叶 20 g，苦瓜 30 g，葛根 15 g，山药 15 g，当归 10 g，丹参 20 g，乌梅 10 g，黄连 6 g，桃仁 6 g，红花 6 g，甘草 6 g。7 剂，日 1 剂，水煎服。

二诊时患者无明显不适，继续服用该方，3 个月后复查血糖基本正常。继服该方半年，至今病情比较稳定。

4. 讨论

中医药治疗糖尿病具有西药不可替代的优势。首先，中药作用广泛，在降血糖的同时，可以降低血脂、抗血小板聚集、降低血液黏稠度、改善血流动力学、改善微循环等，从而减轻糖尿病症状，并有效地预防和延缓并发症的发生、发展，提高患者的生存质量。其次，中药疗效比较稳定，作用温和持久，基本无毒性和不良反应。此外，由于糖尿病是一种多病因、涉及全身多脏器的复杂疾病，中药特别是中药复方具有多成分、多靶点、多种作用机制的特点，符合复杂疾病的治疗要求。在我国，运用中医药防治糖尿病已经积累了丰富的理论知识和临床经验。

李家庚教授运用桑瓜饮治疗糖尿病的新思路，对于目前临床上糖尿病患者的治疗非常具有针对性。当今社会,物质条件丰富,生活条件优越,糖尿病的中医辨证多责之于湿热瘀毒并重,而阴虚症状不显。选方用药上,偏于湿热者,治以清热化湿,方用桑瓜饮配合藿香正气散加减;热毒甚者,治以清热解毒,佐以凉血活血,方用桑瓜饮配合五味消毒饮加减;慢性糖尿病患者,缠绵不愈,久病入络,久虚入络,所谓"病久入深,营卫之行涩",治以活血化瘀,佐以清热解毒,方用桑瓜饮配合桃核承气汤或者活络效灵丹加减。此治疗思路改变了以往医家益气养阴补肾等传统治疗模式,且用药专良,配方精妙。

桑瓜饮是李家庚教授临床治疗糖尿病的经验方,有清热生津、补肾健脾之功。在临床实践中,李家庚教授将该方作为治疗糖尿病的基本方,标本兼顾,病证结合,灵活加减,体现了"异病同治"的原则,亦可见其精于辨证、承古治新之特点。

(原载于《湖北中医杂志》2016,38(1):32-33)

李家庚教授治疗溃疡性结肠炎的经验

溃疡性结肠炎从西医的观点看是一种以直肠、结肠黏膜及黏膜下层炎症为特征的慢性非特异性疾病，从中医的观点看属于"滞下""痢疾"（"休息痢"或"久痢"）等范畴。本病主要临床表现如下：腹泻、腹痛、腹胀、黏液脓血便等。其主要临床特点为病程长且难治愈、易复发且并发症多等。本病病因可能与饮食、感染、免疫、劳累、遗传等因素有关，病机主要是外感湿热、疫毒加饮食内伤，损及脾胃大肠。

1. 医案

张某，女，32 岁，2014 年 2 月 14 日初诊。大便反复带血 3 年余。曾检查示：溃疡性结肠炎，痔疮。近日劳累后又发大便带血，时干呕，咽干。纳差，寐一般。舌质红，苔薄黄，脉弦细。辨证属湿热下注、气血不调。治以清热利湿、凉血止血。处方：乌梅 10 g，黄连 6 g，黄柏 10 g，黄芩 10 g，茜草 20 g，侧柏炭 15 g，地榆炭 15 g，槐花 10 g，仙鹤草 30 g，棕榈炭 15 g，生地黄 15 g，牡丹皮 10 g，白芍 12 g，乌贼骨 15 g，竹茹 10 g，紫苏梗 10 g，玄参 12 g，黄芪 15 g，炒白术 15 g，防风 15 g，砂仁 8 g，生甘草 8 g。14 剂，日 1 剂，分 3 次服，大火煎开后小火熬 20 min。

二诊：患者大便用力时带极少褐色分泌物，舌脉同前。续上方加小蓟 15 g，白及 20 g。14 剂，服法及煎煮法同前。

三诊：患者未见便血，大便仅有少许白色黏液，余无特殊不适，舌脉同前。肛门镜检查示：溃疡性结肠炎，无感染。续二诊方加白茅根 10 g。14 剂。其后患者病情稳定间断来诊。

四诊：2014 年 9 月 18 日，患者诉已孕 22 周，大便未见血，仅有少许白色黏液，望服中药保胎及巩固病情。另诉右耳有异物感。舌质暗红，苔薄黄，脉弦滑。病情已由活动期转为稳定期,辨证属脾肾两虚,瘀血内阻。治以补益脾肾、活血止血。处方:黄连 6 g,黄芩 10 g,生地黄 15 g,牡丹皮 10 g,白芍 12 g,茜草 20 g,侧柏炭 15 g,仙鹤草 30 g,小蓟 15 g,白及 20 g,太子参 10 g,黄芪 15 g,陈皮 10 g,山药 15 g,茯苓 15 g,女贞子 10 g,墨旱莲 30 g,炒杜仲 15 g,仙灵脾 20 g,砂仁 20 g,金银花 15 g,连翘 15 g,白头翁 15 g。10 剂,一日服 1/2 剂。一直随证加减维持治疗至 2015 年 1 月 15 日,患者丈夫特来凤凰门诊报喜:患者顺利产下一个七斤八两(3900 g)男婴,母子平安。其后截至 2015 年 6 月 4 日,患者仍间断来诊,均未诉特殊不适。

2. 讨论

溃疡性结肠炎活动期的主要病机是湿热气血搏结致血败肉腐,故清热利湿、凉血止血是治疗的主要原则。活动期方用乌梅、黄连、黄柏,有乌梅丸之意。现代临床研究表明,乌梅丸在治疗溃疡性结肠炎上与柳氮磺吡啶的临床效果无明显差异,可显著改善症状。其中乌梅涩肠止泻,黄连清肝泻火且走中焦肠胃,清热燥湿,黄柏入下焦,清热燥湿。现代药理学研究表明,黄连、黄柏具有广谱抗菌功效,可明显抑制金黄色葡萄球菌、痢疾杆菌等;针对便血,用茜草、侧柏炭、地榆炭、槐花、仙鹤草、棕榈炭共奏止血、止痢之功,且促进溃疡面的收敛及愈合。用生地黄、牡丹皮凉血活血,止血不留瘀;针对腹痛,用白芍缓中止痛、乌贼骨制酸止痛;针对干呕,用竹茹、紫苏梗和中止呕;针对咽干,用玄参滋阴;患者病证由劳累诱发,加用玉屏风散——黄芪、炒白术、防风增强机体正气;用砂仁既温脾止泻改善临床症状,又化湿开胃促进药物吸收;最后用生甘草调和诸药。对于溃疡性结肠炎缓解期,李教授告诫吾辈:"未有久痢而肾不损者。"故缓解期重在补益脾肾,加用山药、茯苓、女贞子、墨旱莲、炒杜仲、仙灵脾。且患者怀孕,一方面要用补脾肾的药物起保胎的作用,另一方面要去乌梅、乌贼骨等药物,以防收涩太过、瘀血内停而影响胎儿发育。李教授切入病机、辨证准确、遣药精准,对吾辈治疗溃疡性结肠炎极具指导意义。

分析医案不难得出以下三个方面的启示:第一个方面,关于病因,可见"劳累"与"遗传"的重要性。溃疡性结肠炎的病因与饮食、感染、免疫、劳累、遗传等因素有关，其中"劳累"是本病较常见的一个病因。结合本医案发现，患者初诊正是由劳累诱发。患者本身脾胃失养，劳累则脾胃更虚，以致完谷不化、清浊不分，下迫积垢伏邪之大肠则见腹泻伴黏液脓血，提示吾辈临床应嘱患者慎起居顾脾胃以防疾病复发。另外，"遗传"也是本病较常见的一个病因，患者诉其子出生后不久也有腹泻等症状，结合本医案发现，患者体内积垢之毒可通过孕育传于其子，提示吾辈"未病先防，既病防变"，可趁患母哺乳期给予止泻中药间接喂予患儿。第二个方面，关于辨证论治，需对活动期和缓解期分期辨证论治。活动期的治疗需缓解症状，故以祛邪为主，宜清热利湿、凉血止血，此外，为防祛邪伤正应加酸收之品。而缓解期的治疗则需预防复发，故以扶正为主，宜补益脾肾、活血止血，此外，为防扶正留邪，应加清热利湿之品。第三个方面，关于疗程及药量，需因人而异。根据李教授的临床经验，疗程短则一年半，长则终身。稳定期后应继续维持原剂量治疗两个月左右，视患者病情缓解程度再酌情逐渐减少药量，改为一日服用 1/2 剂或 1/3 剂。

目前西药治疗不外乎用柳氮磺吡啶制剂、免疫抑制剂或激素等，疗效不佳、毒副作用大且停药后易复发。病情严重的患者考虑手术切除病变部位，但术后并发症多，如女性患者不孕概率增加。而中药疗效显著，可在短期内缓解腹痛、便血等症状；无明显毒副作用，且可抑制西药导致的毒副作用，如恢复肝、肾功能等；中药修复黏膜的能力较强，长期坚持中药治疗还可从根本上降低复发率。综上可知，中医药可为溃疡性结肠炎的治疗描绘更为广阔的蓝图。

（原载于《光明中医》2016,31(9):1237-1238）

李家庚治疗复发性口腔溃疡经验

复发性口腔溃疡,又称复发性阿弗他溃疡,是一种以周期性反复发作为特点的口腔黏膜局限性溃疡损伤,患病率居口腔黏膜疾病之首。病情迁延,缠绵难愈,灼痛明显,常为患者所苦。目前,其病因病机仍不明确。中医认为,口腔溃疡属"口疮""口疡""口糜"等范畴,中医药在治疗和预防其复发方面具有一定的优势。李家庚教授以"伏邪"理论立论,灵活运用三焦辨证遣方用药,治法灵活,独具特色,收效显著。

1. 以"火热"为主,三焦辨证

1.1　以"伏邪"理论立论

李教授认为,复发性口腔溃疡的病因、发病、临床特点均与中医"伏邪"理论相似。"伏邪"理论认为,机体感受邪气后,病邪伏而后发,此与复发性口腔溃疡是由细菌、病毒感染等因素引起,且常因个体饮食不慎、情志失调等诱发颇为相似。此外,伏邪发病还与机体正气有关,如《黄帝内经》载,冬不藏精,春必病温;清代柳宝诒进一步言,"若肾虚不能托邪,则伏于脏而不得外出"。这与复发性口腔溃疡多因机体免疫力下降及口腔内病原体反复感染而反复发作的特点相似,因此,临床上复发性口腔溃疡多表现为本虚标实证。另外,复发性口腔溃疡无论虚实,在病变过程中总表现为口腔局部的灼热疼痛,常伴有发热、口渴、口苦、咽干等不同程度的热象,与"伏邪温病"以里热证为主的特点相似。所以,李教授运用"伏邪"理论辨治复发性口腔溃疡,认为"火热"为同一病理,谨遵何廉臣"邪伏既久,血气必伤,故灵其气机,清其血热,为治伏邪第一要义"之旨,在治疗复发性口腔溃疡时灵活运用清热凉血、通畅气机之品。

1.2　以"三焦"理论辨治

李教授认为,复发性口腔溃疡虽以"火热"为同一病理,但涉及上、中、下三焦，又有虚实之分，故有辨治用药之别。《齐氏医案·口疮》认为：口疮上焦实热，中焦虚寒，下焦阴火，各经传遍所致，当分辨阴阳虚实寒热而治之。此即是说，复发性口腔溃疡发病虽均有"火热"这一病理，但脏腑有虚实之分：上焦实火循经上灼；下焦阴虚火旺循经上炎；中焦虚寒，阴火上浮，须辨病求因而治。具体而言，若患者表现为复发性口腔溃疡部位灼热疼痛，并伴有发热、口渴，或头身疼痛，或口苦、舌质红苔薄黄、脉浮数等症状，说明热在上焦，治宜清热透达。若患者表现为复发性口腔溃疡部位隐痛，稍觉有热，伴有神疲倦怠、纳食减少、畏寒肢冷、大便溏、舌质淡红苔白滑、脉沉弱等症状，说明患者中焦虚寒，运化失健，湿浊蕴结，清阳下陷，阴火上浮，宜理中气、升清阳、泻阴火，且不可过用苦寒之药而戕伐阳气，以免犯虚虚之戒。若患者复发性口腔溃疡部位有隐痛，伴有低热、两颧潮红，或盗汗、舌质绛等症状，说明患者热在下焦，宜滋阴降火。另外，"火热"为阳邪，最易伤人阴液，故在治疗复发性口腔溃疡时亦需顾护阴液。

2. 用药特色，清凉之中寓以气运

2.1 善用升麻

李教授在治疗复发性口腔溃疡的过程中，无论虚实，喜用升麻为佐使。正如前文所述，李教授认为，复发性口腔溃疡为"火热"之象，然升麻乃辛散之品，用升麻是否有升动阳气、助火生痰之弊？其意有三：其一，升麻能清热解毒，升而能散，可宣达郁遏之伏火，有"火郁发之"之意；其二，升麻每与黄连、生地黄等苦寒之品配伍，则泻火无凉遏之弊，升麻得苦寒之品，则散火而无升焰之虞；其三，作为阳明经引经药，行佐使之能，每可引其他药物之药效直达病所。朱肱云："若衄血、吐血者，犀角地黄汤，乃阳明经圣药也。如无犀角，以升麻代之。升麻、犀角，性味相远，不同，何以代之？盖以升麻止是引地黄及余药，同入阳明耳。"

2.2 配以行气

李教授在运用生地黄、赤芍、白芍、金银花、连翘等清热解毒凉血之药的同时，喜配以牡丹皮、香附等血中之气药、辛散行气之品。其意有二：其一，此既能达到祛除"火热"这一伏邪的目的，又能防止凉遏太过；其二，"火热"内郁日久必伤阴液，于养阴剂中加辛散行气之品可使宣行而不滞。就如《深师方》中用牡丹皮配伍其他药物之意，牡丹皮同当归、熟地黄则补血，同生地黄、黄芩则凉血；同川芎、白芍则调血；同香附、当归、川芎，则能调气而和血；若用于托毒、凉血之际，必协连翘、金银花辈。牡丹皮气香，香可以调气而行血；其味苦，苦可以下气而止血；其味辛，辛可以推陈血，而致新血；其性凉，凉可以和血生血，此为血中气药，入于清热养阴剂中，阴药可借以宣行而不滞，并可收其凉血和血之功。

2.3 佐以消积

李教授在治疗复发性口腔溃疡的过程中，无论虚实，均会运用消食导滞之品，如炒山楂、炒枳实等，因为李教授认为复发性口腔溃疡不论虚实，都有邪气蕴结不解致其反复发作的特点，最后都会伤人脾胃，致其运化失常，积由内生，所以，运用炒山楂、炒枳实等运脾消积，顾护后天之本，每获良效。

3. 医案举隅

案1：患者，女，30岁，口腔溃疡反复发作10余年，每月发作1~2次。2013年10月17日因右肾萎缩而行切除术来诊，症见肢体乏力，纳食一般，大便干结，近10日1行，舌质红，苔薄黄，脉弦细，有慢性湿疹8年。西医诊断：复发性口腔溃疡。中医诊断：口糜。辨证：脾肾两虚，虚火上炎，血虚湿郁。治则：滋阴降火，补气调血祛湿。处方：生地黄15 g，牡丹皮10 g，赤芍、白芍各15 g，当归6 g，金银花20 g，连翘15 g，竹叶10 g，荆芥10 g，防风15 g，白鲜皮15 g，鸡血藤15 g，黄芪15 g，仙灵脾20 g，炒枳实20 g，制香附10 g，炒白术12 g，白茅根15 g，升麻8 g，生甘草8 g。7剂，日1剂，水煎服。

二诊（2013年10月24日）：患者口腔溃疡已去，唯时乏力，肤痒，舌质红，苔薄黄，脉弦细。续上方加枸杞子15 g，苦参6 g。7剂，日1剂，水煎服。患者诸症改善，继服半个月，症状消失，服药后随访至今，口腔溃疡未再发。

按：本案患者素体虚弱，口腔溃疡反复发作10余年，发作频繁，邪气伏藏日久，正气已虚，病变由中焦脾胃损及下焦肾，肾萎缩手术后，伤及气血，使脾肾更伤,脾虚运化失常,则湿郁内生;肾虚不能制火则虚火上炎。脾肾气虚则肢体乏力,气虚湿郁则大便干结。治疗应清热凉血,祛风除湿,健脾补血。方以生地黄、白茅根、竹叶清热凉血;合荆芥、防风、白鲜皮、仙灵脾祛风除湿,使湿热不相搏;牡丹皮合当归、鸡血藤则补血;合赤芍、白芍、制香附则调气和血;患者脾胃中气不足,以黄芪、炒白术健脾益气;患者大便干结,以炒枳实行气消滞。

案 2:患者,女,35 岁,2013 年 9 月 26 日初诊,时发口腔溃疡半年,偶有口苦,纳食可,二便失调,失眠,寐时易醒,有头昏,平素易感冒,舌质红,苔黄腻,脉弦。有高血压、心肌缺血病史,甲状腺瘤。西医诊断:口腔溃疡。中医诊断:口糜。辨证:湿热内蕴,气血不和,热重于湿。治则:清热祛湿,调和气血。处方:生地黄 15 g,牡丹皮 10 g,赤芍、白芍各 20 g,川芎 15 g,金银花 20 g,连翘 15 g,黄连 6 g,竹叶 10 g,升麻 6 g,丹参 20 g,茯神 20 g,藿香 10 g,石菖蒲 8 g,炒山楂 15 g,白芷 10 g,白茅根 15 g,生甘草 8 g,全蝎 6 g,当归 6 g。7 剂,日 1 剂,水煎服。

二诊(2013 年 10 月 17 日):患者上症已去,唯口中辣感,寐差,舌质红,苔薄黄,脉弦细。处方:续上方加炙远志 10 g,夜交藤 15 g,全蝎加至 8 g。7 剂,日 1剂,水煎服。

三诊(2013 年 10 月 24 日):患者一般可,舌质红,苔薄黄,脉弦细。处方:续一诊方加夏枯草 20 g,薏苡仁 20 g,威灵仙 15 g。7 剂,日 1 剂,水煎服。电话随访半年,口腔溃疡未再发。

按:本案患者素体壮实,内有湿热,口腔溃疡时发,次数较少,邪气虽伏藏于内,但正气未衰,中焦脾胃湿热内蕴,气血不和、热重于湿。湿热扰及心神、清窍,故见失眠、寐时易醒、头昏等,湿热郁于肝胆,循经上蒸则口苦。治疗当清热凉血,佐以化湿安神。方中选用生地黄、牡丹皮、白茅根清热凉血滋阴,当归养血和血,此时升麻、白芷同为引经药,既可以升散热邪,引黄连、生地黄等苦寒清热凉血之品直达阳明经,又可防其凉遏太过;湿热内蕴阻滞气机,气血运行不畅,则气血不和,以川芎、赤芍、白芍、丹参调气和血,全蝎搜风通络,祛邪外出;茯神安心神,藿香、石菖蒲祛湿化浊。

综上所述,李教授治疗复发性口腔溃疡的特色如下:①以"伏邪"理论立论,里热为主,当辨虚实。②明辨部位。上焦多为实热;中焦虚、实皆有,易兼夹湿热;下焦多为虚火。③注重行气调血,清凉之中寓以气运。如升麻之升散,香附之行气,川芎之走血,各有侧重,总以宣行不滞为法。④需情志和饮食调护。古人云:三分治疗七分养。复发性口腔溃疡多由情志、饮食等因素诱发,故李教授常嘱患者,恬淡虚无,切勿过分紧张,注意调畅情志;在饮食方面,忌烟忌酒、忌辛辣油炸饮食,否则易生内热而促使口腔溃疡复发。

(原载于《中华中医药杂志》2017,32(12):5429-5431)

李家庚治疗颈椎病临床用药经验

颈椎病是指颈椎骨质增生、颈项韧带钙化、颈椎间盘萎缩退化等改变，刺激或压迫颈部神经、脊髓、血管而产生的一系列症状和体征的综合征。长时间低头工作可诱发颈椎病。随着智能手机的逐渐普及，颈椎病发病率不断升高，患者年龄越来越小。中医学对颈椎病的认识，散见于痹证、痿证、项强、眩晕等方面的论述。痹者，闭也，是阻塞不通的意思。痹证是指外邪侵袭，痹阻络脉，而致周身肌肉关节疼痛、肿大、沉重的一类疾病。

李家庚教授为全国知名伤寒大家，从事临床工作近 40 年，善治疑难杂症，疗效显著。现将李家庚教授治疗颈椎病的经验总结如下。

1. 临床用药经验

李教授根据前人的经验及自己的认识，认为颈椎病发病原因是风寒湿夹杂，邪气乘虚而入，局部经络痹阻不通，不通则痛；或后天肝肾不足，营卫不和，关节筋肉失养，气血不畅，不荣则痛。其用药善调气血，擅长用虫类药与藤类药补益肝肾，顾护脾胃。

李教授认为，盖经脉者，所以行血气、营阴阳、濡筋骨、利关节者也。气血流注，经脉充注，环周不休，自无一息之停。因此李教授在很多疾病中注重调气血，常用的调气药有枳壳、香附、柴胡、郁金，常用的调血药有丹参、赤芍、白芍、川芎、鸡血藤、桃仁、红花、威灵仙。李教授一般是见到脉弦、苔薄黄，就会用丹参，因其性平凉且可以活血行血；苔薄白用当归。葛根、钩藤是李教授常用药对。葛根轻扬生发，可治项背强痛等症，又能疏通足太阳膀胱经的经气，改善外周血液循环；钩藤质轻气薄，轻清走上，善于清热解痉，舒筋脉，除眩晕。

李教授常用独活、羌活、桑枝、威灵仙、荆芥、防风祛风湿。羌活、独活伍用，直通上下，横行支臂、腰膝，宣通络脉，治疗各种原因引起的项背拘急、疼痛。桑枝长于祛风活络,通利关节,用于关节疼痛。威灵仙能祛风,通十二经脉,朝服暮效。桑枝和威灵仙以通为用,通络作用强,治疗颈椎病效果明显。荆芥、防风合用,可以祛风湿而止痛,治风湿痹痛。《临证指南医案》指出:"风湿客邪,留于经络……岂区区汤散可效""须以搜剔动药""藉虫蚁血中搜逐,以攻通邪结"。李教授治疗颈椎病也体现了"久病入络"这一学术思想。他强调虫类药的作用,喜用全蝎、僵蚕。全蝎祛风通络止痛,用于风湿痹痛效佳,又可解毒散结,以毒攻毒,开气血之瘀滞,性善走窜,引风药直达病所。僵蚕轻浮上升,祛风,通络止痛,化痰散结。百病多有痰瘀互结,全蝎、僵蚕合用,加强通络止痛、化痰散结的功效。

《本草便读》:"凡藤类之属,皆可通经入络。"李教授对藤类药的运用颇有经验,常用的有海风藤、络石藤、忍冬藤、鸡血藤、钩藤,这五藤再合威灵仙,对络脉不和、气血循行不畅、肢体麻木、疼痛者,效果显著。鸡血藤补血,又能活血化瘀改善微循环,并且可以加强杜仲、续断的补肾之功。颈椎病的病因之一为肝肾不足,李教授常用杜仲、续断、桑寄生、枸杞子、仙灵脾、桑椹补肝肾。杜仲、续断补肝肾,壮筋骨,善于走经络关节之中;桑寄生为补肾补血之要剂,可以用于虚人久痹;枸杞子是补养肝肾冲督精血之品;仙灵脾祛湿散寒,舒筋通络;桑椹可用于肝肾虚损、眩晕,作用平和。

张景岳谓,善治脾胃者,即可以安五脏。李教授临证始终注意护理脾胃,在颈椎病的治疗上也是如此。脾为后天之本,气血生化之源,灌四旁,主运津液与输布水谷精微,以充足先天,供养机体,故顾护脾胃,使正气内存,乃为关键。李教授常用的顾护脾胃的药有炒山楂、炒二芽、炒神曲、炒鸡内金、砂仁、九香虫。

2. 医案举例

患者王某,女,28 岁,患颈椎病 4 年,左手到左肩胛骨发麻,体内燥热,手脚冰冷,纳食一般,二便尚可,舌质红,苔薄黄,脉弦细。辨证属外寒内热,气血失调,治以温通清里,养血通痹。处方:葛根 20 g,钩藤 15 g,枳壳 10 g,香附 10 g,柴胡 10 g,丹参 20 g,赤芍、白芍各 20 g,川芎 15 g,桑枝 30 g,威灵仙 15 g,杜仲

15 g，续断 15 g，鸡血藤 15 g，络石藤 15 g，海风藤 15 g，荆芥 15 g，防风 15 g，泽泻 15 g，白芷 15 g，全蝎 6 g，制僵蚕 10 g，九香虫 10 g，山楂 10 g，砂仁 6 g，炒二芽各 15 g，生甘草 10 g。7 剂，日 1 剂，水煎服。

二诊：患者颈椎不疼，手麻减轻明显，仍有头晕，乏力，舌质红，苔薄黄，脉弦细。守上方，加决明子 10 g，桑寄生 15 g，玄参 15 g，麦冬 10 g。7 剂，日 1 剂，水煎服。

三诊：患者各项症状均明显改善，诉精神状态很好。嘱再服 7 剂巩固治疗。

3. 总结

李家庚教授的颈椎病用药规律可以用虚实来概括：针对气血虚的常用药有黄芪、甘草、白术、白芍、当归、熟地黄；针对肝肾虚的常用药有仙灵脾、杜仲、续断、石斛、山茱萸、桑椹、补骨脂、肉苁蓉。针对邪实（如痰湿）的常用药有半夏；祛风湿的药物有威灵仙、独活、羌活、桑枝；活血化瘀药常用的有川芎、姜黄、鸡血藤、桃仁、红花、丹参；息风止痉药常用的有全蝎、蜈蚣、地龙；解表药常用的有葛根、桂枝、防风、羌活。其中解表药、祛风湿药、活血化瘀药、补虚药较为多用，这与中医认为"风寒湿三气杂至，合而为痹"的病机认识是一致的。

（原载于《湖北中医杂志》2017，39（8）：17-18）

李家庚五法三辨治疗黄疸经验

黄疸,古称"黄瘅",是以身黄、目黄、尿黄为主症的临床常见疾病。多见于病毒性肝炎、肝癌等,治疗较棘手。李家庚教授是第六批全国老中医药专家学术经验继承工作指导老师,从事临床与教学工作近 40 年,擅长治疗各种疑难杂症,对肿瘤、病毒性肝炎并发黄疸等的治疗亦有独到之处,治疗常用除、泄、行、化、解五法,李氏退黄汤乃其经验方。现将李教授治疗黄疸经验总结如下。

1. 辨治思想

1.1 湿、热、滞、瘀、毒乃主要病理因素

李教授认为,现代人衣食多丰,体质多偏湿热,黄疸以阳黄多见,证以湿热内蕴为主,病久可见阴黄。阳黄者黄色鲜明,常伴发热、便秘、口渴、苔黄腻、脉弦滑数等症,甚则色黄如金,出现高热、出血、神志异常等湿热疫毒内陷营血的症状;阴黄者黄色晦暗,伴神疲乏力、痞满食少、便溏、畏寒等症,证属寒湿内盛、脾肾不足。黄疸的主要病理因素为湿、热、滞、瘀、毒。湿即湿郁,热即热盛,滞乃气滞,瘀指血瘀,毒乃毒炽,五者常兼夹为患而发病。其病机乃湿热瘀毒互结,侵犯卫气营血,弥漫三焦,气滞血阻,肝失疏泄,胆汁外溢。

1.1.1 湿郁　诸湿肿满,皆属于脾,脾喜燥恶湿。湿邪伤人,有外中、内伤、寒化、热化之分。若淋雨涉水、坐卧湿地等,易湿从外中;过嗜肥甘厚味、炙膊辛辣、水湿饮冷等,易湿浊内伤;若素体偏热,或过食酒肉辛辣等,易从热化而成阳黄;若素体偏寒,或过食瓜果饮冷,易从寒化而成阴黄。故《金匮要略》曰:"黄家所得,从湿得之。"

1.1.2 热盛　辛辣、酒酪易致内热偏盛;若适逢暑湿、风寒、疫毒等入里化热,湿与热搏,湿热熏蒸,均可致脾胃及肝胆功能异常,肝失疏泄,胆汁外溢而发湿热黄疸。正如《素问·风论》曰:"风气与阳明入胃……其人肥则风气不得外

泄，则为热中而目黄。"

1.1.3　气滞　气机失常是黄疸产生与加重的重要原因。李教授认为：本病与肝胆、脾胃关系密切，肝病传脾有之，脾病传肝亦有之。肝主疏泄，胆汁借肝之余气溢入胆腑，积聚而成；胆以通降为顺，肝气条达，则胆汁分泌和排泄正常，若肝郁气滞，则胆汁通降不顺而壅阻，导致肝胆湿热内生，胆汁外溢而成黄疸；情志过极，木郁克土；或湿热阻滞中焦，土壅木郁，均可导致中焦气机失常，肝失疏泄，胆汁外溢而发黄疸。

1.1.4　血瘀　黄疸患者多伴血瘀，此与情志过极、湿、热、毒、滞等关系密切。如情志郁结，气机不畅，则气结血瘀；或寒湿内生，运化不及，则寒凝血瘀；或湿热内蕴，热毒灼伤络脉，可致血溢脉外而瘀阻；或疫毒暴至，直入营血，热毒内燔，动血耗血；或气血虚弱，推动无力，因虚至瘀。若黄疸日久不愈，血瘀益甚，变证诸生，如癥瘕积聚等病变，乃湿热邪毒与气血瘀结局部，日久积聚不散而成。正如《张氏医通》曰："诸黄虽多湿热，然经脉久病，不无瘀血阻滞也。"

1.1.5　毒炽　酒肉炙膊辛辣内伤，致热毒内炽脾胃，上蒸肝胆；或疫毒内侵，伤及肝胆及脾胃而发黄疸；甚则湿热邪毒蕴结肝胆，日久渐积成肿块。恰如隋代巢元方的《诸病源候论·急黄候》曰："脾胃有热，谷气郁蒸，因为热毒所加，故卒然发黄。"

1.2　除、泄、行、化、解为常用治法

1.2.1　除，即除湿　对阳黄者，常配栀子、垂盆草、鸡骨草等加强清热利湿退黄功效。对阴黄者，常配干姜、补骨脂、益智仁等温中健脾除寒湿。常酌情加用藿香、佩兰、砂仁等化湿；苍术、厚朴等燥湿；泽泻、薏苡仁、海金沙、车前草等利水渗湿，正如张仲景曰："诸病黄家，但利其小便。"常用方剂有茵陈五苓散、茵陈蒿汤、栀子柏皮汤、茵陈术附汤等。

1.2.2　泄，即泄热　根据表里、脏腑、虚实、气血、阴阳、三焦等不同，灵活选用药物。如泄热毒加金银花、连翘、蒲公英、白花蛇舌草等；泄肝胆湿热加重楼、龙胆草、金钱草、垂盆草等，有学者也认识到胆红素水平高低与热、湿偏盛相关；通腑泄热配大黄、枳实、厚朴等；泄中、下焦湿热可用茯苓、泽泻、车前草、薏苡仁、海金沙、黄柏、苍术等;清泄三焦之热加栀子;凉血热加赤芍、丹参、白茅根等;退虚热加青蒿。常用方剂有五味消毒饮、二妙散、三承气汤、五苓散、犀角(水牛角代)地黄汤等。

1.2.3 行,即行气 行气包含疏肝气、理脾气、降胃气、行血气等,尤以疏肝理脾为重点。疏肝气加柴胡、郁金、川楝子等;理脾气加佛手、香橼皮、砂仁等;降胃气加炒枳实、炒枳壳、厚朴、大腹皮等;行血气常加延胡索、川芎、制香附等。常用方剂有四逆散、金铃子散、越鞠丸等,加减运用。

1.2.4 化,即化瘀 行气化瘀加柴胡、川芎等;温阳散寒祛瘀加吴茱萸、九香虫、薤白、仙灵脾等;凉血化瘀加白茅根、小蓟、侧柏炭、牡丹皮等;消食散瘀加山楂、鸡内金等;活血化瘀加桃仁、土鳖虫、三棱、莪术、鳖甲等,可治疗瘀滞日久而成的肝纤维化、脾大、肿瘤等。常用方剂有血府逐瘀汤、鳖甲煎丸、犀角地黄汤等。

1.2.5 解,即解毒 若湿热邪毒内蕴,常加金银花、连翘、蒲公英解毒散风热;若疫毒等热毒深重,血清胆红素、转氨酶等指标居高不下,甚或肝癌、胆管癌等肿瘤患者,常加白花蛇舌草、半枝莲、重楼、败酱草等清热解毒,现代药理研究也证实半枝莲具有抗肿瘤作用。

1.3 三焦、卫气营血及辨病治疗有机结合

李教授认为,湿热等邪外袭宜结合卫气营血辨证,脏腑内伤宜结合三焦辨证,并与辨病治疗有机结合;黄疸病位主责脾胃及肝胆,故治以调理中焦为重心。正如清代薛雪的《湿热病篇》曰:湿热之邪,不自表而入,故无表里可分,而未尝无三焦可辨。

1.3.1 中焦与气分结合辨治 清代薛雪的《湿热病篇》曰:湿热病属阳明、太阴经者居多。脾胃湿热可从气分治疗:气分热盛伴滞者,症见便秘、腹痛等,加大黄、枳实、厚朴等通腑泄热,或以火麻仁、杏仁、当归等缓通腑滞;无滞者,加栀子、黄连等泄热;脘痞腹胀者,配厚朴、砂仁、佛手、大腹皮等行气健脾宽中;湿甚则配藿香、佩兰、法半夏、苍术、泽泻、威灵仙、滑石、薏苡仁等除湿健脾;纳呆明显者,加炒鸡内金、炒神曲、炒二芽等和胃消食;寒湿困脾、神疲形寒者,加干

姜、补骨脂、益智仁等温阳，附子亦可酌用之，多不超过 5 g，中病即止。胁痛、呕恶、厌油腻、右上腹胀等病涉肝胆，加柴胡、郁金、川楝子等疏肝；情绪抑郁者，配合欢花、玫瑰花等解郁；胆石症者加海金沙、鸡内金等除湿排石。

1.3.2　邪犯上焦、下焦，与卫分、营血分结合辨治　①上焦病变：如病涉肺脏，可从卫分结合辨治。肺卫风热者常加金银花、连翘、荆芥、防风辛凉解表；风寒携湿犯卫者加麻黄、连翘、赤小豆、威灵仙等解表散寒兼除湿邪。正如清代叶天士《温热论》曰：在卫汗之可也。如病涉心脏，常与营血结合辨治。若症见烦闷、口渴、发热、谵语、衄血等，可与栀子豉汤清心除烦，芦根、玄参、五味子除口渴，加生地黄、白茅根、牡丹皮等凉血化瘀。②下焦病变：湿热下注，病涉肾与膀胱及肠道，可与营血分结合辨治。若症见溺黄、溺赤、下利、肛门灼热、痔血等，以白头翁、黄柏、苍术、生地黄、牡丹皮、小蓟等凉血化瘀除湿；若疫毒流注下焦，加黄柏、栀子、金银花、连翘、生地黄、牡丹皮、白茅根等。故清代叶天士在《温热论》中曰：入营犹可透热转气……入血就恐耗血动血，直须凉血散血，如生地黄、牡丹皮、阿胶、赤芍等物。

1.3.3　高效验方结合辨病治疗　治疗上常以李氏退黄汤结合辨病治疗，据湿、热、瘀、毒、滞等兼夹轻重灵活加减。李氏退黄汤药物组成：茵陈蒿 20 g，丹参 20 g，赤芍 30 g，制香附 15 g，大腹皮 15 g，枳壳 10 g，炒山楂 15 g，炒白术 15 g，茯苓 15 g，泽泻 15 g，五味子 15 g，生甘草 10 g。

加减法如下。①病毒性肝炎：常加蒲公英、败酱草、白花蛇舌草等清热解毒；活动期湿热毒盛证，金银花、连翘、蒲公英、败酱草、白花蛇舌草等常一起用，量多 30 g 左右；转氨酶水平高者，常配五味子；治疗慢性病毒性肝炎，常采用清化湿热、疏肝健脾、活血化瘀等法，疗效较好，药用白花蛇舌草、重楼、败酱草、栀子、虎杖、桃仁、红花、川楝子等。②肿瘤并发黄疸：常配伍白花蛇舌草、半枝莲、重楼等加强清热解毒的效果，用量常为 20～30 g。③肝硬化、脾大伴黄疸：多重用活血化瘀药，如桃仁、炒莪术、川芎、鳖甲、红花等，赤芍可用至 50 g。④胆石症并黄疸：与金钱草、海金沙、鸡内金等同用以利胆排石，如李教授治疗胆石症湿热腑实证疗效较好，药用金钱草 30～50 g、海金沙 15～20 g、炒鸡内金 15 g、丹参 30～50 g、赤芍 30 g、大黄 10～15 g、枳实 10～15 g、厚朴 10～15 g 等加减。

2. 验案举隅

案 1：患者，男，57 岁，2017 年 7 月 13 日初诊。主诉身黄、目黄、腹胀月余。患者 2017 年 4 月因胃脘疼痛、反酸至某医院检查，诊断为胃癌并肝周、腹腔、直肠转移。辅助检查示：CEA 5.83 ng/mL，CA 125 116.3 U/mL，CA19-9 151.4 U/mL；GGT 131 U/L，胆红素正常；HGB 102 g/L，WBC 正常。6 月初出现身黄、目黄、尿黄伴腹胀，复查：总胆红素（TBIL）132.7 μmol/L，直接胆红素（DBIL）37.4 μmol/L，间接胆红素（IBIL）95.3 μmol/L，GGT 145 U/L。CT 检查示：胆囊壁增厚，肝内胆管扩张，胆囊炎。住院治疗半个月，黄疸持续不退，转寻中医治疗。现身黄、目黄、尿黄，黄色鲜明，寐差，大便 3 日 1 次，量少难解，小便可，舌质红，苔薄黄，脉弦。西医诊断：胃癌（cT$_4$N$_X$M$_1$），肝转移，腹腔转移，直肠转移。中医诊断：胃癌（湿热毒瘀证），黄疸（湿热毒瘀证）。治则：清热解毒，利湿退黄，化瘀健脾。方以李氏退黄汤加减：白花蛇舌草 20 g，重楼 10 g，半枝莲 15 g，茵陈蒿 20 g，炒枳壳 10 g，制香附 10 g，丹参 20 g，赤芍 30 g，白茅根 20 g，砂仁 6 g，垂盆草、鸡骨草、陈皮、大腹皮、炒白术、茯苓、车前草、泽泻、炒山楂、鸡内金、五味子、连翘各 15 g。3 剂，日 1 剂，水煎，分 3 次服。

二诊（2017 年 7 月 20 日）：患者黄疸有减，二便较前通利，唯腹胀明显，纳食一般，舌质红，苔薄黄，脉弦。续上方加炒莱菔子 10 g，威灵仙 15 g。3 剂，煎服法同前。身黄、目黄、尿黄基本消退，复查肝功能好转：TBIL 30.1 μmol/L，DBIL 8.2 μmol/L，IBIL 21.9 μmol/L，GGT 63 U/L，腹胀减轻，纳食有增。患者病情稳定，继续住院综合治疗。

按：本案患者胃癌多处转移伴有胆囊炎，属湿热毒瘀证，虽伴便秘，然正气大亏，故不宜用大黄通腑，治以李氏退黄汤加减，除、泄、行、化、解诸法并用。方中茵陈蒿、垂盆草、鸡骨草泄肝胆湿热而退黄；白花蛇舌草、重楼、半枝莲、连翘解热毒、抗肿瘤；茯苓、泽泻、车前草利水渗湿，砂仁、大腹皮行气祛湿，共助除湿退黄；丹参、赤芍、白茅根化瘀凉血；制香附、炒枳壳、陈皮疏肝理脾；炒白术、炒山楂、鸡内金健脾消食而实脾;五味子养阴护肝。3剂后黄疸有减,药已中病,故守原方,加炒莱菔子消食除胀化痰,威灵仙祛风除湿消癥。继服3剂患者黄疸基本消退,胆红素水平接近正常,肝功能指标亦好转。可见肿瘤并发黄疸患者,虽病情严重,但若能积极治疗,仍能在一定程度上改善黄疸等并发症,提高生活质量。

案2:患者,男,56岁,2018年2月26日初诊。主诉身黄、目黄、尿黄20余天。患者1个月前因感冒行左氧氟沙星治疗,3天后出现身黄、目黄、尿黄,2月3日查肝功能:TBIL 318.5 μmol/L,DBIL 89.9 μmol/L,IBIL 228.6 μmol/L,GPT 67 U/L,GGT 51 U/L。B超示:双肾结石。在某医院综合治疗20余天,仍身黄、目黄、尿黄,黄色鲜明,伴有口渴、腹胀、食欲不振、大便干结,偶腰痛。舌质红,苔黄腻,脉弦。有冠心病、高血压病史。西医诊断:胆汁淤积性黄疸、药物性黄疸、黄疸型肝炎。中医诊断:黄疸(湿热内蕴腑实证)。治则:清热通腑,除湿退黄,疏肝化瘀。方以李氏退黄汤合五味消毒饮加减:金银花30 g,连翘15 g,蒲公英20 g,炒枳实10 g,制香附15 g,大腹皮15 g,茵陈蒿20 g,丹参20 g,赤芍30 g,五味子15 g,延胡索15 g,炒栀子10 g,炒山楂15 g,白茅根20 g,生甘草10 g,生大黄6 g。3剂,日1剂,水煎,分3次服。

二诊(2018年3月1日):服药后患者黄疸渐退,大便正常,小便略黄,舌质红,苔白黄腻,脉弦。续上方加金钱草30 g,海金沙(包煎)15 g,炒鸡内金15 g。5剂,煎服法同前。服药后患者身黄、目黄、尿黄基本消退。继服10剂,患者黄疸消失,肝功能复查正常。随访1个月病情稳定,无复发。

按:胆汁淤积性黄疸可因炎症、结石、肿瘤等导致,血清胆红素水平超过17.1 μmol/L者称为黄疸型肝炎。本案患者有药物性肝损伤病史,胆红素水平高,证属湿热内蕴兼有腑实,治以李氏退黄汤合五味消毒饮加减,除、泄、行、化、解五法并用,前后服药18剂,黄疸消退,肝功能正常,疗效较好。方中金银花、连翘、蒲公英清热解毒;生大黄、炒枳实、大腹皮通腑泄热;茵陈蒿、炒栀子除湿退黄;延胡索、制香附行气疏肝;丹参、赤芍、白茅根凉血化瘀;炒山楂健胃消食实脾,五味子、生甘草养阴生津治口渴。服药3剂已中病,故守方加金钱草、海金沙、炒鸡内金通淋除湿、退黄排石,兼治肾结石。

3. 结语

黄疸是临床常见病症,部分有黄疸的慢性肝病、恶性肿瘤等患者,病情顽固,日久不退,易出现多器官损害而危及生命,预后较差。李教授认为:①治疗本病当辨病与辨证结合,尤其是一些复杂性、难治性黄疸,临床上常为多种因素相互作用的结果,此时当分清其主导因素,辨清湿、热、滞、瘀、毒等在病机中的主导作用,采用相应治法;辨证方法上重视三焦、卫气营血辨证,结合其个人高效验方李氏退黄方,随证加减,多取得较好疗效。②黄疸伴有严重疾病如恶性肿瘤等时,当提醒患者及其家属密切观察病情变化,及时就医,综合治疗,以免贻误病情。③治疗时需注意,黄疸虽以湿热为主,但治疗过程中不可一味"见黄退黄",滥用清热解毒之品,当重视扶助正气,顾护脾胃。

(原载于《中华中医药杂志》2019,34(10):4616-4619)

李家庚三法九步治疗血肿经验举隅

血肿乃片状出血并伴有皮肤显著隆起,可见于紫癜性疾病,患者常伴鼻衄、齿衄、尿血、便血等症,甚则并发颅内出血而死亡。现代医学治疗以手术为主,由于存在再发出血、手术创伤、高龄不宜等问题,对血肿的治疗仍然是临床上的一大难点。李家庚教授认为血肿以火为本,血为标,与气相关,临床上三法九步治火、治血、治气,灵活变通,效验颇丰。现将李教授辨治血肿的经验介绍如下。

1. 辨治思想

1.1 病机以火为本,以血为标,与气相关

血肿归属于中医学"肌衄""发斑""葡萄疫"等范畴,以局部出血为主要表现,患者可伴全身多部位出血,如鼻衄、齿衄、尿血、便血、经血过多等,甚则并发颅内出血而死亡,只止血乃治标之法,病必难愈,当追本溯源,从火和气论治。

李教授认为血肿以血为标,火热是其根本,与气相关。正如《杂病源流犀烛》所言,"诸血,火病也",唐容川亦谓"血证气盛火旺者,十居八九"。少火生气,壮火食气,"亢则害,承乃制",火过旺则耗气、伤血,损害阴精,易导致血肿。火热之源,或以风、火、暑邪、温毒时疫等火热阳邪为主,或因房劳、情志过极、饮食不节、中气虚寒等动火伤气,如《景岳全书·血证》曰:"有以七情而动火者,有以七情而伤气者;有以劳倦、色欲而动火者,有以劳倦色欲而伤阴者;或外邪不解而热郁于经,或纵饮不节而火动于胃,或中气虚寒,则不能收摄而注陷于下,或阴盛格阳,则火不归原而泛溢于上,是皆动血之因也。"无论外感,还是内伤,多以火热迫血妄行,伤阴动气,故《景岳全书·血证》曰:"凡治血证,须知其要,而血动之由,惟火惟气耳。"

1.2 辨阴阳

李教授指出,血肿是较严重的出血,属"斑"的范畴,临床当辨阴、阳。即,斑

分阴斑、阳斑,临床以阳斑多见,偏实者多为阳斑,偏虚者多为阴斑。临床辨证,其一,辨火之阴阳:火有外火、内火、实火、虚火,因病机虚实不同,致病亦有阴斑、阳斑之别。外邪入体化热,或饮食辛辣等实火导致火热内盛,热毒郁而致阳斑。火热伤津耗气,阴血受损而成虚火,或火衰阳微等易致阴斑。其二,辨血之阴阳:血肿以出血为标,阴斑者症见斑色隐淡不红,面白肢冷,甚则有下利、呕吐、恶心等;阳斑者症见色红赤如锦纹,发热烦渴,舌红苔黄等。其三,辨气之阴阳:六气化火,五志化火,气机郁滞可致出血、瘀血而成阳斑;气虚统摄无权、气虚血液生化不足、气虚温煦不及而寒凝等均可致阴斑。其四,辨治之阴阳:李教授提倡阳斑者可选用清气透热、凉血止血、化斑解毒法治疗,如李用粹亦曰,"凡凉血必先清气,气凉则血自归经";阴斑、虚斑,可用益气养血、温里托毒法,忌用寒凉法,方有八珍汤、理中丸等。其治斑方法可总结为三法九步。

1.3 三法九步治血肿

1.3.1 治火

实火宜清,郁火当散,虚火宜制。其一,清火:阳斑如温病热毒郁于气营者,可用气营两清法,方用化斑汤加减;热入营血者,常用生地黄、白芍、墨旱莲、女贞子等配金银花、连翘、蒲公英等清营凉血、养阴清热,若伴里实严重,酌用枳实、厚朴、火麻仁、决明子、瓜蒌仁等通腑泄热,以泄代清,使火热从大便而走;金银花、连翘、蒲公英等清上焦热,中焦湿热偏盛,酌用黄芩、黄连清热燥湿,当配合白芷、防风、紫苏叶等辛温之剂,防苦寒留弊;若湿热下注,则予黄柏、苍术、车前草、泽泻等清热利湿,使热从小便而走。其二,散火:若情志不遂,气郁化火所致血肿,可予柴胡、佛手、合欢花、川楝子等疏肝散火;若中阳不运,阳气郁遏化火所致阴斑,可选升麻、柴胡、防风、羌活等升阳散火;若阳斑上焦火热,可用黄芩、连翘、金银花等清热,可配荆芥、防风解表,使火热从表而散。其三,制火:阴斑、虚斑,虚火上炎者,予枸杞子、桑椹、熟地黄、山药、山茱萸、女贞子、墨旱莲等养阴以制虚火;气虚阴火内生者,予党参、西洋参、玄参、炒白术、黄芪,配生地黄、白芍、当归等补气生血以制阴火。

1.3.2 治血

急则治标,缓则治本。李教授治疗血肿急性期以止血为重,兼用活血;病程稍缓时,则以活血为重,兼用止血;病愈继续调摄,以宁血为重,预防复发。其一，止血：急性期常用生地黄、牡丹皮、白茅根、茜草等凉血止血；配合侧柏炭、棕榈炭、蒲黄炭等炭药以收敛止血，常配伍乌贼骨、仙鹤草加强收敛止血之力；金银花、连翘、蒲公英等透血热而止血。常用方剂有犀角地黄汤、十灰散、五味消毒饮等。证属虚斑者补虚止血，如用生地黄、熟地黄、山药、山茱萸、女贞子等养阴治虚火；当归、生地黄、鸡血藤、阿胶、白芍、川芎等和血；炒白术、黄芪、太子参、党参等益气。其二，活血：血肿常伴发热、肿胀、疼痛，甚者瘀肿日久不消，肌肉和关节畸形，活动不利。对此，李教授认为临证应尽量避用大苦大寒之品，以防血止邪留。常用丹参、牡丹皮、赤芍、茜草等活血化瘀生新，并配合制香附、延胡索等行气活血，其药力温和，既利血肿吸收，又无留邪之弊；常配茯苓、泽泻、车前草、桑枝、伸筋草、牛膝等利水祛湿消肿，舒经活络。其三，宁血：李教授指出，血因火、气而动，血肿初愈，仍需调摄，当宁血以防胜复。如金银花、连翘、蒲公英等清热宁血；生地黄、牡丹皮、白茅根等凉血宁血；墨旱莲、女贞子养阴宁血。并调情志，避免饮食辛辣及动血动气之物等防止火热动血。

1.3.3　治气　其一，降气：阳斑者，如阳明腑实，气机壅滞，用炒枳壳、枳实、瓜蒌仁、火麻仁等降气通腑泄热，降气即是降火。其二，行气：常用延胡索、川芎、制香附行气活血，柴胡、川楝子、郁金等行气疏肝散郁火。其三，益气：用太子参、党参、西洋参、炒白术、黄芪等益气补虚治阴斑、虚斑。

1.4　李氏止衄方调理血火气

李氏止衄方是李教授治疗血肿等出血性疾病的经验用方，组方如下：金银花、连翘、蒲公英、生地黄、牡丹皮、赤芍、白芍、丹参、女贞子、墨旱莲、乌贼骨、侧柏炭、棕榈炭、茜草、小蓟、延胡索、白茅根、车前草、炒山楂、生甘草。此方集治火、治血、治气三法于一炉，其中金银花、连翘、蒲公英清血热，女贞子、墨旱莲养阴清热治虚火，生地黄、赤芍、白芍和血养血，侧柏炭、棕榈炭、乌贼骨收敛止血，牡丹皮、茜草、丹参、白茅根、小蓟凉血止血化瘀，延胡索行气化瘀，配车前草利水祛湿，炒山楂健脾消食顾护脾胃，生甘草清热生津兼调和诸药。其他血证如鼻衄、经血、便血等可仿此加减治疗。

2. 验案举隅

患者,男,70 岁,2017 年 7 月 18 日初诊。主诉:左下肢皮下出血、肌肉肿胀疼痛 9 日。现病史:2017 年 7 月 9 日无明显诱因出现左下肢大面积出血,从大腿至脚踝部位皮肤青紫、肿胀、疼痛(非游走性),无其他伴发症状。遂至某医院外科住院治疗,查血小板、凝血功能、D-二聚体等基本正常,未明确诊断。病程中患者左下肢出血及肌肉肿胀、疼痛进行性加重,血液科专家束手无策,外科医生建议手术切开皮肤清除血肿,但有出血进一步加重的风险,患者及其家属拒绝手术,于 7 月 18 日出院寻求中医药治疗。症见:神清,精神差,体温正常,表情痛苦,左下肢后侧大腿至踝部大面积瘀斑、肌肉肿胀伴疼痛,皮肤扪之发热,踝膝关节僵直不能屈曲,不能下地行走。平素饮食清淡,纳寐较前有减,大小便尚可。舌质红,苔黄,脉细略数。既往史:2016 年 4 月有牙龈出血史,约 1 h 血止;同年 7 月曾有肉眼血尿近 1 个月,原因不明;多次尿常规检查示隐血(+++);发病前 1 个月内无感染病史,其他无特殊。中医诊断:肌衄;证属阴虚血热,湿热瘀阻。治则:养阴清热,凉血化瘀,利水祛湿。方用李氏止衄方(金银花 20 g,连翘 15 g,蒲公英 20 g,生地黄 10 g,牡丹皮 10 g,赤芍、白芍各 10 g,丹参 10 g,女贞子 10 g,墨旱莲 30 g,乌贼骨 15 g,侧柏炭 15 g,棕榈炭 15 g,茜草 20 g,小蓟 15 g,延胡索 10 g,白茅根 20 g,车前草 10 g,炒山楂 10 g,生甘草 10 g)加黄柏 12 g,苍术 15 g,泽泻 10 g。3 剂,日 1 剂,分 3 次服。

二诊(2017 年 7 月 22 日):服药后患者下肢肿胀及疼痛缓解,守原方继服 3 剂,煎服法同前。

三诊(2017 年 7 月 26 日):患者诸症进一步缓解,初诊方中生地黄加至 15 g,加仙鹤草 30 g、猪苓 10 g。6 剂,煎服法同前。

四诊(2017 年 8 月 7 日):患者皮下出血、肌肉肿胀疼痛明显好转,膝关节以上瘀斑、肿胀消失,膝关节以下仍肿胀疼痛,可下地行走,但活动欠灵活,以 7 月 26 日方加夏枯草 20 g,桑枝 30 g,威灵仙 15 g,丹参加至 12 g,赤芍、白芍各加至 15 g。6 剂,煎服法同前。

五诊（2017年8月23日）：患者肿胀疼痛基本消失，皮肤颜色接近正常，行走自如。予8月7日方继服6剂痊愈。

后9月17日患者左下肢腘窝附近血管突发葡萄大小血肿，再服初诊方5剂痊愈，偶服养阴益气清热之品调理，随访半年未复发。

按：患者年高体瘦，舌质红，脉细略数，有素体偏阴虚火旺之征；武汉属于中南地区，适夏季当令，暑热湿邪下注，血热迫血妄行，伤及下肢络脉，血溢出脉外而成血肿。初诊以李氏止衄方凉血止血，清热养阴，化瘀祛湿，加黄柏、苍术清下焦湿热，增泽泻加强利水祛湿消肿的效果。3剂后患者病情有减，药已中病，故二诊守原方继服3剂。病情进一步缓解，三、四、五诊逐步加大生地黄、丹参、赤芍用量以凉血化瘀，并加仙鹤草止血，桑枝、威灵仙除湿通络，猪苓、夏枯草利水泄热，患者痊愈，虽有再发但服药即止，后间断服药调养，未再发。

李教授指出，本案患者年高症重，用药当安全、谨慎、循序渐进、中病即止、知常达变，治疗本病可灵活运用五味消毒饮、犀角地黄汤、二妙散、十灰散、五苓散等；初诊3剂投石问路后，逐步加重清火、凉血及利水祛湿之力，并时刻注重顾护脾胃；患者既往有齿衄、尿血病史，考虑暑湿热毒内外交攻，日久可伴发蝴蝶疮、淋证，金银花、连翘、蒲公英与黄柏、苍术、车前草、泽泻、猪苓等药合用可有效预防与治疗蝴蝶疮、淋证等，此寓"治未病"思想。现代药理研究亦证实，金银花、连翘、蒲公英、黄柏、苍术具有抑菌、抗病毒、解热抗炎、保肝、抗肿瘤等作用。

（原载于《中华中医药杂志》2019，34(11)：5223-5225）

李家庚辨治尿路感染经验

尿路感染是指各种病原体入侵泌尿系统,在尿路中生长繁殖,并侵犯泌尿道黏膜或组织,引发以尿频、尿急、尿热、尿痛、腰腹痛等为主要症状的疾病。随着诊断技术的发展、不同力度抗生素的选择、免疫调节药物的应用、相关手术或操作的应用等,西医治疗尿路感染已取得一定的成果,尽管疗效提高,但并没有显著降低其复发率,对于症状顽固、不易缓解的反复尿路感染,疗效欠佳。尿路感染迁延难愈,仍然是临床上的一大难点。李家庚教授在临床治疗尿路感染上,以清热解毒为总纲,灵活变通,有独到心法,效验颇丰。现将李教授辨治尿路感染的经验总结如下。

1. 辨治思想

1.1 以膀胱湿热为主,湿热相互转化而生变

尿路感染属中医学"淋证"范畴,病位在膀胱。李教授认为膀胱湿热为本病的病机关键,尤其是疾病早期,如《景岳全书·淋浊》所言:"淋之初病,则无不由乎热剧,无容辨矣。"湿热之源,或因外阴不洁,热毒窜入溺窍,直犯膀胱,或因饮食不节、嗜食辛辣厚味而内生湿热,无论外感还是内伤,湿热之邪皆侵犯下焦,蕴结膀胱而发病。湿热互结,有半阴半阳之称,二者可以相互转化,其与中气的盛衰密切相关,即如薛生白所云:"中气实则病在阳明,中气虚则病在太阴。"若阳盛之体,则热重于湿,以尿热、尿痛、尿急、尿短少为主要表现,甚则湿热燥化,伤及血络或煎熬阴液,出现尿血、结石,而为血淋、石淋;若阴盛之体,则湿重于热,以尿液混浊为主要表现,可转化为膏淋;久则湿盛寒化,而伤阳气,可见小便不利,时作时止,尿后下阴部隐痛,少气懒言,则为劳淋。可见,淋证以膀胱湿热为主线,初起热重于湿,围绕着湿热的相互转化而生变,可存在多种表现及证型,正如尤在泾在《金匮翼·诸淋》中所说:"初则热淋、血淋,久则煎熬水液,稠

浊如膏、如沙、如石也。"

1.2 从败精瘀浊论治

败精瘀浊男子源于精巢，女子起于胞宫，与精血同源，易阻窍不通。叶天士在《临证指南医案·淋浊》中指出：每溺尿管窒痛，溺后混浊，败精阻窍，湿热内蒸。李教授发前人之微，认为男子源于精巢之败精和女子起于胞宫的经带血之瘀浊是尿路感染缠绵难愈的重要原因。现代解剖学也表明，对女子来说，尿道紧邻排经血带浊之阴道，对男性而言，尿道既是尿液排泄通道，也是精液（包括前列腺液）的排泄通道（精道）。若湿热之邪蕴结膀胱，败精瘀浊停留，易与湿热之邪胶结，而致淋证病情复杂，迁延难愈。

1.3 以肾虚为本，从奇经论治

淋证病位在膀胱，肾与膀胱相表里，肾藏精，精化气，肾又为冲任之本、气血之根，因此肾精足则肾气充，肾气充则膀胱气化正常、固摄有权、冲任通盛。膀胱在下属前阴，前阴为宗筋所聚，尤其与冲、任、督、带脉联系密切，因冲、任、督脉皆起于中极之下，在男子起于精巢，在女子起于胞宫，一源而三歧；冲任之本在于肾，督脉为"阳脉之海"并与肾相通，三脉沟通阴阳，调摄气血。肾阴亏虚，或肾气不足，则膀胱开阖失常、冲任不固，出现尿频、尿急、精带滑泄等现象，湿热邪气乘虚而入，直犯膀胱，形成膀胱湿热；若湿热潴留，胶着滑泄精带，则反复发作，患病日久则伤肾与奇经，缠绵难愈。肾虚为本，淋证日久易伤奇经，奇经病亦致淋证，互为因果，因此从奇经论治，追本溯源。正如《临证指南医案·淋浊》中所云：败精宿于精关，宿腐因溺强出，新者又瘀在里，经年累月，精与血并皆枯槁，势必竭绝成劳不治。医药当以任督冲带调理，亦如女人之崩漏带下。

1.4 注重脾胃功能

湿热病的病变中心在中焦脾胃，因湿为土之气，胃为戊土属阳，脾为己土属阴，湿土之气同类相召，故湿热之邪始虽外受，终归脾胃。淋证病邪性质为湿热之邪，病在下焦膀胱，但湿热间的相互转化却与中焦脾胃密切相关。因此，李教授在治疗过程中，亦十分注重脾胃功能的调护。

2. 用药特色

2.1 以清热解毒为总纲

针对淋证以膀胱湿热为主、热重于湿的病机,治疗初起以清热解毒为主,兼以化湿。"治湿不利小便,非其治也",尤其下焦湿热,尿液不畅,故必佐以通利,如萹蓄、瞿麦、萆薢、车前草、白茅根等。清热解毒之方,李教授喜用五味消毒饮或黄连解毒汤加减化裁。因五味消毒饮功力专一,但恐其清热太过、苦寒碍脾而助湿化,故仅取其法,以金银花、蒲公英清热解毒、泻下焦湿热,并配伍轻宣通降、兼有利尿之功的连翘;黄连解毒汤主治三焦火毒,效专力宏,方中黄柏、黄芩、黄连,三黄苦寒燥湿清热,除中、下焦之湿热毒邪,李教授以苍术易栀子,取其辛温能散表里之湿,健脾祛湿而不生,并与黄柏配伍组成二妙丸增强祛下焦湿热之功,故针对淋证初起膀胱湿热、热重于湿多选五味消毒饮、黄连解毒汤为主方。而对于湿热并重或湿重于热者,李教授善以五味消毒饮合用以祛湿见长的二妙丸和赤小豆当归散,赤小豆当归散常用于治疗肠痈便脓,清肠道湿热,李教授认为湿热浊邪既可下迫大肠并发后阴之热利,也可下迫膀胱并发前阴之热淋,故取其渗湿清热、解毒活血之法增强清热利湿之功,多方合用,清流洁源。

2.2 巧化败精瘀浊

男子若房劳强忍精血之伤,精关之间,必有有形败精凝阻其窍,清湿热、利小便无用者,以溺与精同门异路耳,故久饵不效;女子若经血色深、淋漓不尽,为瘀,带黄量多,为浊。败精瘀浊乃精巢胞宫所生病理产物,其本质与精血同源,李教授化败精瘀浊之法,巧以丹参入络通血,活血祛瘀,赤芍散瘀止痛,清热凉血,两药常相须为用。李教授喜用川牛膝、炒山楂等增强活血化瘀之功。方中诸药清热利湿以通淋,活血祛瘀以开通血中败浊。

2.3 益肾固本,兼顾奇经,注重脾胃

肾虚为本,湿热缠绵,易于反复,久则迁延不愈,与肾虚密切相关。李教授在治疗上,注重虚实,若兼有虚证,尤其对于中后期的治疗,强调益肾固本。肾阴虚者善用六味地黄丸治之,肾阳虚者喜用仙灵脾、仙茅、益智仁等补虚扶正而

固本。淋证病程日久，病伤奇经，李教授常以当归、枸杞子、菟丝子、覆盆子、补骨脂、仙灵脾、仙茅、茯苓等入奇经，涵阴精不漏，升固八脉之气。此外，湿热的形成及转化与脾胃密切相关，对脾功能的调护亦至关重要。若热重，多配以竹茹降逆和胃，清热化痰；若湿重则用厚朴苦温化湿、半夏辛温运湿，陈皮、枳壳理气和胃、气行则湿化，并常佐以炒山楂、砂仁、炒二芽、炒神曲等醒脾助运。

2.4 病证兼夹，圆机活法

《丹溪心法·淋》曰："淋有五，皆属乎热。"治以湿热为总纲，但随着湿热的相互转化，热淋也可演变为其他淋证，或者几种淋证同时存在。李教授常根据临床表现，灵活运用。如较难治的有慢性尿路感染，可见尿频、尿急、尿热、尿痛，小便不利，时作时止，遇劳或房事不洁而发，此为热淋合并劳淋，治以清热为主，更兼以补益脾气或益肾固本，常用五味消毒饮合四君子汤、六味地黄丸等；若遇情志变化而发，则兼气淋，加乌药、延胡索等理气止痛；若见小便混浊，则兼膏淋，配以萆薢、石菖蒲、车前子等利湿化浊；若见尿中砂石，则以三金汤（金钱草、海金沙、鸡内金）、萹蓄、瞿麦等排石通淋；若见血尿，则兼血淋，加小蓟、墨旱莲、仙鹤草、茜草等清热通淋，凉血止血。对于多种淋证合并的复杂证型，分清主证与次证，治疗先以主证为主，并急则治其标，标本兼顾。

3. 医案举隅

案1：患者，男，70岁。2016年1月28日初诊。主诉：小便混浊近1个月。2015年11月4日因输尿管梗阻在某医院行输尿管吻合术。约1个月前，患者发现小便混浊，伴尿频、尿急、尿痛、排尿困难等，尿常规示白细胞（＋＋＋），亚硝酸盐（＋），经西医抗感染治疗后，患者症状和尿常规（白细胞（＋＋＋））无明显改善，遂求中医诊治。刻下症：小便混浊，尿频、尿急、尿痛、排尿困难等，纳寐可，大便调，舌质红，苔略黄腻有裂纹，脉弦。既往有窦性心律增快病史约10年，目前服用美托洛尔，控制心率尚可，有前列腺炎病史。西医诊断：尿路感染。中医诊断：淋证。辨证为湿热蕴结中、下焦，膀胱气化失司。拟清热燥湿，利尿通淋治法。处方：夏枯草20 g，金银花30 g，连翘15 g，蒲公英20 g，黄柏15 g，黄芩 10 g,黄连 10 g,苍术 20 g,威灵仙 15 g,金钱草 30 g,丹参 20 g,赤芍 30 g,黄芪 15 g,败酱草 20 g,炒山楂 15 g,萆薢 15 g,益智仁 10 g,炒鸡内金 15 g,车前草 15 g,白茅根 20 g,生甘草 10 g。7 剂,日 1 剂,水煎服。

2016 年 2 月 4 日二诊:患者小便渐变清利,唯偶感胃中不适,时嗳气,舌质红,苔薄黄有裂纹,脉弦。续上方加延胡索 10 g、生地黄 10 g、砂仁 6 g、萹蓄 10 g。14 剂,日 1 剂,水煎服。患者服药后病情不断改善,守上方随证加减继服 20 余剂。2016 年 4 月 14 日复诊,患者小便清利,诸症皆去,尿常规基本正常。为巩固疗效,原方酌加补肾固本之品——仙灵脾、枸杞子等化裁数月,随访半年未复发。

案 2:患者,女,30 岁。2016 年 9 月 8 日初诊。主诉:尿频、小便不利反复发作近 1 年。刻下症:尿频,尿等待,尿不畅,有余沥,伴少腹胀,夜尿 2~3 次,时口干,便秘,1~2 日 1 行,纳食减少,易醒。舌质红,苔黄略厚,脉弦细。尿常规示白细胞(+)。西医诊断:尿路感染。中医诊断:淋证。辨证为湿热留恋,脾肾亏虚,气化无权。拟清热利湿,补脾益肾治法。处方:金银花 20 g,连翘 15 g,蒲公英 20 g,黄柏 15 g,苍术 20 g,生地黄 15 g,牡丹皮 10 g,山药 10 g,山茱萸 10 g,茯苓 15 g,车前草 15 g,黄芪 15 g,当归 5 g,赤小豆 10 g,白茅根 20 g,乌药 10 g,炒山楂 15 g,砂仁 6 g,生甘草 10 g。7 剂,日 1 剂,水煎服。

2016 年 9 月 22 日二诊,患者尿频好转,舌质红,苔白黄,脉弦细。续 9 月 8 日方加猪苓 10 g、仙灵脾 15 g,7 剂,日 1 剂,水煎服。2016 年 9 月 29 日三诊,患者一般可,唯偶尿频,脘胀,舌质红,苔黄,脉弦细。续 9 月 8 日方加仙灵脾 20 g、枸杞子 20 g、猪苓 15 g、仙茅 10 g,7 剂,日 1 剂,水煎服。服药后患者诸症尽去,守方调理善后,追访未再发。

按:以上两则尿路感染案例,中医诊断均为淋证,虚实夹杂,膀胱湿热,治疗均以清热解毒方之五味消毒饮化裁,但根据病机偏重及兼证亦有不同。

案 1 为老年男性,症状以小便混浊为主,伴有尿频、尿急、尿痛,因湿热下注,蕴结膀胱而发热淋、膏淋为主证;另有排尿困难,此前因输尿管梗阻而手术,考虑有砂石梗阻尿道之石淋证;患者年老体衰,术后体质虚弱,既往有前列腺炎病史,病久而不愈,此为瘀浊与湿热胶结、日久脾肾亏虚而发为劳淋;结合舌质红，苔略黄腻有裂纹可见热重于湿之证，故案1以热淋、膏淋、石淋、劳淋合病，实证为主，热重于湿，迁延难愈为特点。在治疗上，李教授以膀胱湿热与瘀浊为标，肾虚为本，标本兼顾，治以清热燥湿，利尿通淋，活血祛瘀，兼以益肾固本；方寓五味消毒饮合黄连解毒汤、八正散之意。初诊方中夏枯草、金银花、连翘、蒲公英、败酱草清热解毒；黄柏、黄芩、黄连、苍术清热解毒燥湿，金钱草与炒鸡内金配伍，运脾利尿通淋，兼以化湿助运；威灵仙入膀胱经，除湿利尿、止痛；草薢、车前草、白茅根利尿通淋；丹参、赤芍、炒山楂入血分，活血祛瘀，以通瘀而助通淋；恐清热利湿太过易伤正，黄芪、益智仁补虚扶正而固本，炒山楂、甘草顾护脾胃；故全方清热燥湿泻内热，利尿通淋、活血祛瘀以祛邪，此乃治标，兼顾肾与脾即为固本。二诊加用延胡索行气止痛，生地黄清热养阴，砂仁行气调中、和胃醒脾，萹蓄加强利尿通淋之功。后期湿热渐祛，瘀浊得通，守原方酌加升固八脉之品——仙灵脾、枸杞子巩固疗效，效亦宏矣。

案2为青年女性，症状以尿频、小便不利反复发作为主，因生理特性，尿路感染反复发作以女性多见，秽浊之邪从下侵入机体，上犯膀胱，发为热淋；湿热留恋，脾肾两虚，水道不畅，膀胱气化无权，故而病程反复缠绵，病伤奇经，则为劳淋；因疾病时作时止，气机郁结伴有少腹胀，发为气淋；时口干、便秘、夜尿频，舌质红，苔黄略厚，脉弦细，一派阴虚内热之象。因此，案2以热淋、劳淋、气淋并见，虚证明显，湿热并重，反复发作为特征。案2病位在膀胱，亦与脾、肾相关，故治以清热利湿，补脾益肾，兼顾奇经，方用五味消毒饮合二妙丸、赤小豆当归散以及六味地黄丸。初诊方中金银花、连翘、蒲公英清热解毒；黄柏、苍术相配伍善祛下焦之湿热；赤小豆、当归增强清热利湿之功；白茅根、车前草利尿通淋，此为祛邪实；生地黄、牡丹皮、山药、山茱萸、茯苓为六味地黄丸的组成方药，滋阴补肾；酌选有温补之功的乌药针对气淋入肾、膀胱经，理气止痛；黄芪补气健脾，炒山楂、砂仁、生甘草醒脾助运，兼顾脾胃，此乃补虚；故全方寓清于补，祛邪扶正兼施。二诊、三诊加猪苓利水渗湿，考虑久病反复，病伤奇经八脉，尿频症状缓解后遂加入奇经之药如仙灵脾、枸杞子、仙茅，如此守方调理善后，效如桴鼓。

（原载于《中华中医药杂志》2018,33（5）:1968-1970）

李家庚辨治胸痹的临床经验

1.对胸痹病因病机的认识

1.1　对病因的认识

李家庚教授认为胸痹发生的主要病因与禀赋不足、感受外邪、饮食不节、情志失调、年老劳倦等因素有关。本虚不足是胸痹发病的基础,内伤七情、外感六淫是重要的影响因素。痰饮、瘀血等病理产物是不可忽视的重要条件。

1.1.1　禀赋不足　禀赋不足,素体虚弱,胸阳不振或心气不足,气血运化无力,胸阳无以敷布,阴乘阳位,可发为胸痹。

1.1.2　感受外邪　寒邪侵袭,阻碍胸阳舒畅,郁闭心脉,可致胸痹。《素问·调经论》云:"寒气积于胸中而不泻,不泻则温气去,寒独留,则血凝泣,凝则脉不通。"或暑热太过,耗伤心气,致气血亏损,血脉不畅,发为胸痹。

1.1.3　饮食不节　《素问·经脉别论》云:"食气入胃,浊气归心,淫精于脉。"饮食水谷经脾胃消化运化后,浓厚滋腻部分化归心血,充养血脉。嗜食肥甘厚味,脾胃运化失调,可致痰湿内蕴。痰浊上犯,可阻塞经络,郁遏血脉,痹阻胸阳,致气机失畅,发为胸痹。

1.1.4　情志失调　情志失调,除损伤对应脏腑外,亦可耗伤心神。《灵枢·口问》云:"心者,五脏六腑之主也……故悲哀愁忧则心动。"肝气郁结日久,气机失畅,血行瘀滞,可致心脉不通,发为胸痹。《杂病源流犀烛·心病源流》云:"总之七情之由作心痛,七情失调可致气血耗逆,心脉失畅,痹阻不通而发心痛。"

1.1.5　年老劳倦　年老体虚,肾气虚衰。或劳伤元气,积劳日久,耗伤气阴,气虚不能运血,致血脉瘀滞,发为胸痹。《玉机微义·心痛》云:"然亦有病久气血虚损及素作劳羸弱之人患心痛者。"

1.2　病机特点

李教授认为,临床运用经方治疗胸痹,当审慎参详《伤寒杂病论》原文与临床辨治的结合。《金匮要略》正式提出"胸痹"一词,并论述了多证治法,如胸痹表现轻者仅有"气结、气痞"等表现,治疗上以宽胸理气为要,即"胸痹……气结在胸……胁下逆抢心,枳实薤白桂枝汤主之,人参汤亦主之"。胸痹表现重者,当以温阳救逆为要,即"心痛彻背,背痛彻心,乌头赤石脂丸主之"。临床辨治中,胸痹发作,亦可与现代医学认为的心力衰竭、肺心病等并见,然追本溯源,病机不离"阳微阴弦",为胸阳不足、浊邪上乘、痹阻所致。治疗以宣痹通阳、豁痰开结为大法,即"胸痹之病,喘息咳唾,胸背痛,短气,寸口脉沉而迟,关上小紧数,栝蒌(瓜蒌)薤白白酒汤主之","胸痹不得卧,心痛彻背者,栝蒌薤白半夏汤主之"等。

1.2.1　五脏虚损是胸痹发病的基础　李教授在长期临床辨治中总结提出,胸痹一证,病位在心,而与五脏相关。心主血脉,心血化源不足,或心阳不足,温煦、推动作用不足,或心阴滋润濡养血脉功能失常,均可使心血运行不畅,脉道不通,影响胸阳的敷布而发为胸痹。

肝主疏泄,可促进机体气血运行,肝气久郁,气机失调,可影响心气宣畅,郁滞气机,郁遏胸阳。肺主宣降,一方面调节脾胃运化的水谷精微上濡于心脉,另一方面,水谷之气与呼吸之气在肺中生成宗气,贯心脉而司呼吸,外邪犯肺,或悲愁伤肺,致肺失宣降,心脉失濡,胸阳不振,发为胸痹。脾主运化。脾运化失调,一方面影响水谷精微摄纳,影响心血生成之源;另一方面又可致气血津液运行失调,内生痰饮、瘀血,阻滞气机,闭阻心脉。肾藏精,为先天之本,阴阳之源。肾阳虚衰,温煦鼓舞五脏之阳气乏源,可致心阳不振,血脉失于温运;肾阴亏虚,不能凉润濡养五脏之阴,使心脉失于濡养。肾中精气亏耗,无以上达,心肾不交,一可致心气乏源,气机失畅;二可致精神失用,心神失养,心脉不通,发为胸痹。

1.2.2　邪实是胸痹发病的重要影响因素　内伤七情一方面可损伤对应的脏腑,如郁结肝气,或耗伤肺气等,另一方面又可影响心神,阻滞心血运行,致心脉不通,发为胸痹。外感寒邪,可阻碍胸阳舒畅,郁闭心脉。或外感暑热,耗伤心气,亦可致气血亏损,血脉不畅,发为胸痹。

痰饮、瘀血等为胸痹演变的必然产物,它们可在脏腑虚损的基础上,进一步损伤气机,影响津液敷布,阻滞血液运行,痹阻心脉,加重胸痹症状。

2. 实证为主的胸痹辨治特色

李教授临证辨治实证为主的胸痹,注重通阳宣痹、活血化瘀之法。对于气滞血瘀郁遏而致胸痹者,注重活血化瘀。对于痰浊困阻、郁结胸脘、胸阳之气不能布散而致胸痹者,注重祛湿化痰,通阳宣痹。

2.1 气滞血瘀型

此类患者常症见心悸气短,心前区、胸骨后闷痛,或引背内侧痛及痛引肩背,亦有致牙齿疼痛者,痛如针刺,病位固定。常伴唇面青紫,舌质暗紫,舌边有瘀点瘀斑,脉细涩或结代。治以行气活血、宽胸宣痹。常用方以失笑散、血府逐瘀汤、四逆散等化裁,因寒凝滞阻、心络不通而疼痛剧者,加薤白、红花、延胡索;心脉瘀阻严重、痹阻难通者,加炒水蛭、全蝎、蜈蚣;气郁化火,临床伴见烦躁易怒、胸脘痞闷、口苦咽干者,辅龙胆泻肝汤化裁;病程辗转、内生痰热者,可佐加黄连温胆汤变通。

2.1.1 心血瘀阻型 胸痹一证中,以心血瘀阻一型,临床最为普遍,并最为危急。临证处方,西医多以硝酸甘油一类扩张冠状动脉(简称冠脉),阿司匹林、氯吡格雷等抗血小板药物以改善冠脉堵塞,恢复冠脉供血为主,配合营养支持以挽救心肌细胞。临床上亦多兼以丹参川芎嗪、丹参多酚酸、红花黄色素、血塞通、血栓通、葛根素等中药提取物针剂,以及新型药物如速效救心丸、丹参酮胶囊、复方丹参滴丸内服以充分改善循环灌注。急性冠脉综合征患者考虑溶栓、介入支架、心脏搭桥等进一步治疗,治则总不离活血通瘀一类。此类疾病,急性者当采用现代医学手段,急则治其标,以迅速恢复冠脉供血,挽救缺血坏死的心肌细胞。但此类疾病,西医治疗药物繁多,需长期服用、经济负担重、副作用大等弊端逐渐广为人知。而溶栓的不可预测性,介入支架只能打通大血管、未能恢复小血管的供血等局限性，也成为西医治疗手段的瓶颈。此谨介绍业师治疗此证中，两例西医治疗效果不显医案，以飨同道。

案1：患者，男，67岁，2014年11月6日初诊。胸闷、心慌2年，以胸骨后、剑突下刺痛感不适为主，时伴胸背部持续性疼痛，多方诊治效差，2014年10月于某医院诊断为"冠心病"并住院予扩冠等治疗，症状无明显好转。纳食欠佳，泛酸呃逆，伴心前区烧灼感，以晨起为甚，寐差，寐梦。汗出，时口渴，偶有便秘，大便2日1行，小便正常，舌质红苔黄腻脉弦。2014年10月20日行辅助检查，CT平扫：两肺少许条索，两肺小结节。左侧局部胸膜增厚粘连，冠脉钙化，升主动脉略增宽。钡餐：胃-食管反流病，胃炎，胃下垂，十二指肠水平部憩室，小肠功能紊乱，蠕动过缓。心脏彩超：升主动脉增宽，主动脉瓣关闭不全，左心室壁增厚，多瓣膜反流，左心室舒张功能减退。处方：葛根15 g，钩藤10 g，决明子6 g，炒枳实10 g，炒山楂15 g，薤白10 g，法半夏10 g，黄连6 g，丹参20 g，赤芍30 g，桃仁6 g，红花10 g，炒水蛭6 g，全蝎6 g，制香附10 g，茯神20 g，炙远志10 g，延胡索15 g，生甘草10 g，当归6 g，7剂。

2015年1月8日二诊：患者疼痛缓解，纳食增进，唯偶感心前区烧灼感，日睡眠5～6 h，舌质红苔薄黄脉弦。处方：续上方加制乳没各6 g，苦参10 g，紫苏叶10 g，薄荷6 g，7剂。

按：此型病例，李教授诊断为血行瘀滞，进而阻遏胸阳，致心脉失于畅达，发为胸痹。虽后续有消化系统、呼吸系统等不适，然提纲挈领，当温通心阳、活血化瘀为首要。故方以炒枳实、制香附通行气机，启枢机而斡旋权衡。丹参、赤芍、当归养血和血，桃仁、红花、炒水蛭活血化瘀，延胡索化瘀止痛，易小陷胸汤瓜蒌为薤白，增宽胸之效，全蝎、茯神、炙远志安神定志。炒山楂、生甘草调和诸药，顾护中焦。辨病与辨证结合，酌加葛根、钩藤、决明子改善冠脉供血。此方与西医治疗冠心病的"调脂、抗血小板、抗凝，恢复心肌供血，改善循环"治则有异曲同工之意。然患者年老体衰，多系统功能受损，西药因其副作用及适应证等，临床用药多方受限，故患者多方诊治效差。而此方中行气活血、温阳除痹、宽胸化痰之机理，更是遣方要点所在。故临床疗效对比截然不同。患者因就诊不便,一诊后自行按方服药月余,诸症好转,二诊继进制乳没增化瘀止痛之效,苦参、紫苏叶、薄荷增宽胸理气之功以巩固。

案2:患者,男,69岁,2015年5月28日初诊。胸闷、胸痛时发7年余,2008年心肌梗死植入支架后仍时发上症,偶有手麻,劳则腰胀,纳食可,大便调,时有夜尿,两足水肿,颈下可见红色皮疹,舌质红有瘀点,苔黄腻脉弦。既往有高血压、冠心病及高脂血症病史。2015年5月20日尿检:尿蛋白(＋＋),尿素氮13.03 mmol/L(成人正常值3.2～7.1 mmol/L),肌酐317.2 μmol/L(正常值53～106 μmol/L),尿酸581.9 μmol/L(正常值150～416 μmol/L),甘油三酯2.1 mmol/L(正常值0.56～1.70 mmol/L)。处方:夏枯草20 g,葛根15 g,黄芪15 g,钩藤15 g,红花10 g,决明子6 g,制香附10 g,法半夏10 g,薤白10 g,丹参20 g,赤芍30 g,桃仁6 g,炒水蛭6 g,仙灵脾20 g,茯苓、茯神各20 g,泽泻15 g,炒枳实10 g,炒山楂15 g,白茅根15 g,砂仁6 g,紫苏叶6 g,7剂。

2015年6月11日二诊:患者诸症缓解,唯大便每日2～3次,舌质红苔黄脉弦。处方:续上方加川黄连6 g,黄芩10 g,7剂。

2015年6月25日三诊:患者胸闷疼痛缓解,唯大便次数偏多,舌质红苔黄脉弦。处方:续5月28日方去决明子、桃仁、炒枳实,加炒枳壳10 g、黄连10 g、黄芩10 g、川芎15 g,7剂。

按:急性冠脉综合征(ACS)患者,西医多根据患者病情,必要时采取介入治疗,进一步植入支架。然植入支架往往只能恢复主要的大血管供血,未能恢复小分支供血,造成部分患者植入支架后仍有胸闷、胸痛不适,并且后期需长期服用抗血小板药物、抗凝药物,这往往给患者造成一定的经济负担。故其有一定的局限性。本例患者植入支架后,仍有胸闷、胸痛时发,血脉瘀滞,血行不畅,发为手麻、颈下红疹,舌边有瘀点等症。患者有夜尿频、双足水肿等症,既往有高血压、冠心病,当考虑患者心功能不全、慢性心力衰竭可能。辅助检查提示患者肾功能损伤,肾功能衰竭失代偿期。总体病证复杂,治疗原则互相掣肘,然病机总则为血脉瘀阻所致胸痹。故方以炒枳实、制香附、砂仁通调气机,丹参、赤芍养血和血,桃仁、红花、炒水蛭破血化瘀。酌加葛根、钩藤、决明子改善冠脉供血,共行活血化瘀、理气复脉之效。夏枯草化瘀散结,法半夏、薤白、紫苏叶豁痰宽胸,仙灵脾、茯苓、茯神、黄芪健益脾肾,利湿通达,白茅根、泽泻利湿下达,寓补于通,补而不滞。全方围绕活血化瘀这一要点,辅以宽胸散结、健益脾肾、利湿通达等法,突出重点,标本兼顾,效果满意。二诊、三诊时患者诸症缓解,根据症状去润肠类药,予葛根芩连汤化裁调理收功。

2.1.2 气滞心胸型 此型患者,发病通常与情志有关,猝然暴怒、情绪长期遭到压抑不能得到抒发等都是直接诱因。除自觉胸口闷痛不适外,亦有可能随着情绪的波动而出现心慌、眩晕等症状,心电图检查示心律不齐等。临证时李教授喜用四逆散化裁,以疏肝解郁。四逆散出自《伤寒论》318条:"少阴病,四逆,其人或咳,或悸,或小便不利,或腹中痛,或泄利下重者,四逆散主之。"柯韵伯所著《伤寒来苏集》中提出,少阴经为六经的枢机,病无主证,所以"多或然之证",为枢机升降失调所导致。四逆散中柴胡升发阳气,疏达脾滞。白芍合里涵阴,疏调小便。枳实行气化结。甘草补中,斡旋诸药。四逆散疏肝解郁,又寓升补脾土之功。

四逆散用于气滞心胸型胸痹患者,其可宣通气机以佐补气温阳之功,亦能散邪疏利,复枢机以泻浊。四逆散为通调三阴枢机的主要方剂,除疏肝理气外,尚能调节阴阳平衡,宣畅真阳气机。刘渡舟认为,四逆散能疏畅阳气郁结,又能使气血通和调畅,进而舒展阳气,敷布四末。患者久郁不畅,肝气不能舒达,亦易致阳郁气滞,而致"四逆"。故当疏肝健脾,行气通郁,宣散气机,以舒胸阳之痹。

案1:患者,女,55岁,2015年7月30日初诊。诉胸闷月余,情绪激动时即感胸口憋闷疼痛,胃脘部时有嘈杂感,进食后更甚,嗳气,易神疲乏力,停经7年。纳寐差,口中乏味,二便正常,舌质红苔黄,脉弦。辅助检查:①2015年6月15日某医院超声心动图:左心室舒张功能减弱。②2015年7月6日某医院CT:前降支近段粥样硬化。处方:葛根15 g,薤白10 g,钩藤10 g,炒枳壳10 g,柴胡10 g,法半夏10 g,黄连6 g,丹参20 g,制香附10 g,赤芍、白芍各20 g,全蝎6 g,陈皮15 g,佛手10 g,香橼皮10 g,藿香15 g,炒山楂15 g,炒二芽各10 g,

生甘草 10 g,川芎 15 g,郁金 10 g,紫苏叶 10 g,7 剂。

2015 年 8 月 6 日二诊:患者诉服药后胸口闷痛缓解,夜寐好转,舌质红苔薄黄,脉弦细。处方:续上方加延胡索 15 g,红花 6 g,茯苓、茯神各 10 g,7 剂。

2015 年 8 月 13 日三诊:患者一般可,唯时右耳耳鸣,舌质红苔薄黄,脉弦细。处方:续 7 月 30 日方加女贞子 10 g,延胡索 15 g,茯苓、茯神各 15 g,红花 10 g,7 剂。

按:本例之病机,在肝失疏泄,肝郁气滞,致脾胃损伤,水液运化失调,聚而内生痰湿。气机阻滞,痰饮结聚,阻遏心阳,发为胸痹。治宜疏肝和胃,化痰散结。方以四逆散合小陷胸汤、藿香正气散化裁。柴胡、郁金、炒枳壳、制香附疏肝行气,葛根、钩藤、全蝎平肝息风,藿香、陈皮、佛手、紫苏叶、香橼皮行气理中,共奏疏肝和胃之功。法半夏、薤白、黄连宽胸化痰,清热散结,辅丹参、赤芍、白芍、川芎养血和血,加强散结之功。诸药标本并治,有的放矢,故效果显著。患者以此方临证加减服用 21 剂,诸症悉除,继进 7 剂巩固后要求丸剂调理。

案 2:患者,女,51 岁,2015 年 5 月 14 日初诊。胸闷气短,疲劳乏力 3 年余。平素心小烦热,口干喜饮,头昏胀,双目干涩,肩髃关节酸胀,纳寐可,大便每日 1 次,不成形,有不尽感,小便黄,尿道灼热感,停经年余,舌质红苔白腻而干,脉弦细。处方:炒枳壳 10 g,制香附 10 g,黄芪 15 g,柴胡 10 g,炒白术 10 g,茯苓 15 g,炒山楂 15 g,乌药 10 g,法半夏 6 g,太子参 10 g,生地黄 15 g,牡丹皮 10 g,黄芩 6 g,菊花 10 g,郁金 10 g,厚朴 10 g,仙灵脾 20 g,白芷 15 g,丹参 20 g,赤芍、白芍各 15 g,川芎 15 g,生甘草 10 g,7 剂。

2015 年 5 月 28 日二诊:患者上症部分有减,唯精神疲乏,气短,时头及眼肿胀,舌质红苔黄,脉弦细。处方:续上方太子参加至 15 g,加全蝎 6 g、泽泻 10 g,7 剂。

2015 年 6 月 11 日三诊:患者上症缓解,唯近日感头痛,舌质红苔薄黄,脉弦细。处方:续 5 月 14 日方,太子参加至 15 g,加全蝎 6 g、紫苏叶 10 g,7 剂。

按:患者处于围绝经期,气血紊乱。四诊合参,诊断为肝失疏泄,气郁化火,血络不达,气血壅阻,心脉痹滞而致胸痹。气郁化火,灼伤阴血,心气不足,而见气短乏力、语声低微等症。疾病迁延日久，气郁化火，津液耗损，五心烦热，上焦见头昏、双目干涩，下焦见小便黄、尿道灼热等不适。舌脉佐之。治当益气通脉，凉血和血。治以四逆散合补中益气汤化裁。黄芪、太子参补中益气，炒白术、茯苓、仙灵脾、炒山楂、生甘草运化中焦气机。丹参、赤芍、白芍、川芎养血通脉，柴胡、郁金疏解肝郁，佐以炒枳壳、制香附、乌药行气散结，厚朴行气降逆，行气活血，宣通胸阳以治标。生地黄、牡丹皮、菊花滋阴凉血，法半夏、黄芩清热燥湿，共清肝郁之火；白芷芳香辛散，宣散全身气机。方中益气疏肝并行，凉血通脉同调，切中病机。调理21剂临床痊愈。

2.2　痰浊困阻型

无论外感六淫、内伤七情，还是年老体衰、术后体虚等，但凡导致肺失通调、脾失转枢、肾失开阖等，皆能引起水液敷布失和，化生痰饮水湿之邪。痰饮郁结胸脘，致心阳郁结不舒，发为胸痹。而痰湿为患，缠绵黏腻，又可壅遏气机，影响血脉，进一步导致病情发展。此类病证，患者就诊时往往病情复杂，表现多样，虚实夹杂。故临床当细辨虚实表里，寒热主次。又因疾病往往日久缠绵难愈，正气亏耗，患者常伴纳差、神疲、四肢倦怠、恶心欲吐等症。李教授临证时尤重斡旋中焦，复后天脾胃运化之功，清中焦脾胃痰湿之邪，或芳香化湿，或淡渗利湿，或苦温燥湿，或分利湿热，或清热利湿，俟枢机调，水道通，痰饮祛，则胸阳自舒，胸痹自随之迎刃而解。

此类患者临床症见胸脘痞闷、心悸气短、纳差神疲、四肢倦怠、恶心欲吐等。舌质红苔白腻或黄腻，脉濡或沉。治以祛湿化痰，通阳宣痹。常用方以瓜蒌薤白半夏汤、小陷胸汤、温胆汤等化裁，湿邪盛者，加藿香、佩兰、紫苏叶、白芷；瘀血滞涩明显者，加桃仁、红花、丹参；胸痹心痛甚者，加延胡索、制乳没；胸闷气塞者，加陈皮、薄荷；心气虚者，予生脉散化裁；食欲不振者，加炒山楂、炒鸡内金、炒二芽等；大便秘结者，加火麻仁、牛膝、当归，以润肠通便。

案1：患者，女，60岁，2014年12月4日初诊，患者诉其父亲离世半年来，自己一直情绪低落，现夜间胸闷心悸，易焦虑，寐差，白日神疲，胁下隐痛，嗳气，唇色暗紫，面色暗黄，纳可，二便尚可，舌质紫红苔黄厚腻，脉弦。处方：陈胆星

6 g,玄参 15 g,法半夏 10 g,黄连 6 g,炒枳壳 10 g,制香附 10 g,茯神 20 g,炙远志 10 g,全蝎 8 g,制僵蚕 6 g,砂仁 6 g,蜈蚣 1 条,竹茹 10 g,百合 10 g,丹参 20 g,生地黄 15 g,煅龙牡各 20 g,炒山楂 15 g,白茅根 20 g,石菖蒲 10 g,生甘草 10 g,7 剂。

2014 年 12 月 11 日二诊:患者诉服药后身体轻松,睡眠有所改善,唯嗳气较频,晨起 6 点左右,少腹隐痛即欲大便,舌质红苔薄黄略腻,脉弦。处方:续上方加陈皮 15 g,延胡索 15 g,郁金 10 g,6 剂。

按:患者因丧父后忧思难遂,损伤脾气,致脾健运功能失常,津液不能正常布达,聚而为痰。痰浊盘踞中焦,胸阳失展,脉络阻滞,故夜间胸闷心悸。心藏神,主血脉。思虑过度,耗伤营血,兼痰浊搏结,扰乱心神,故见焦虑寐差,白日神疲。痰浊闭阻,气机失畅,而致胁下隐痛、嗳气等不适。心脉不畅,血行瘀滞,而见唇色暗紫、舌质紫红等症。治宜涤痰通络,安神定志。方以温胆汤加百合地黄汤化裁。方中陈胆星、法半夏、黄连、竹茹理气化痰,茯神、炙远志、石菖蒲清热化痰,全蝎、制僵蚕、蜈蚣通络安神,丹参、煅龙牡养心安神定志,百合、生地黄、玄参、白茅根滋阴清热,炒枳壳、制香附疏肝利胆解郁,炒山楂、生甘草调和诸药。方中抓住痰浊盘踞中焦之主要病机,涤痰通络,辅以滋阴养血、安神定志等法,使心阳得舒,营血得调,心神得安。故二诊时患者身体轻松,睡眠改善。视嗳气较频等症,以临证加陈皮、延胡索等加强行气止痛之功。

案 2:患者,女,66 岁,2014 年 2 月 27 日初诊。患者诉 3 个月前行左肺癌手术,术后自觉胸闷反复发作,伴呃逆、头昏、腿软无力等不适。平素畏冷,纳差,大便难,小便尚调,夜寐尚安,舌质红苔黄白腻,脉弦细。辅助检查:2013 年 11 月于某医院诊断为左肺癌并行手术治疗,术后行两个疗程化疗。处方:藿香 15 g,佩兰 10 g,法半夏 8 g,竹茹 10 g,紫苏梗 10 g,白芷 10 g,紫苏叶 10 g,炒山楂 15 g,丹参 20 g,赤芍 30 g,当归 6 g,陈皮 15 g,白花蛇舌草 20 g,重楼 15 g,太子参 10 g,炒枳实 15 g,炒神曲 15 g,炒二芽各 10 g,砂仁 8 g,生甘草 8 g,炒鸡内金 10 g,7 剂。

2014 年 3 月 6 日二诊:患者上症明显减轻,精神好转,可以进食少许,唯胸闷明显,舌质红苔黄,脉弦细。处方:续上方加薤白10 g,当归加至10 g,加红花6 g,14剂。

2014年4月3日三诊:化疗3期结束后周余,患者乏力,欲呕,胸闷,头昏,纳呆,舌质红苔黄,脉弦细。处方:续2月27日方加葛根15 g,薤白10 g,当归加至10 g,炒鸡内金加至15 g,加厚朴12 g,14剂。

2014年4月17日四诊:患者纳食增进,精神渐振,稍有头昏,舌质红苔薄黄,脉弦细。处方:续2月27日方加厚朴15 g,当归加至10 g,加薤白10 g、葛根15 g、川芎15 g,炒鸡内金加至15 g,20剂。

按:患者年迈体虚,肺癌手术并化疗后,肺脏受损。肺主行水,肺脏受损,宣发肃降功能失调,水饮停聚,化生湿邪。湿聚胸脘,郁遏心阳,故胸闷反复发作。湿蒙清窍,而导致眩晕。湿性重浊,见腿软无力不适。肺朝百脉,主治节。肺气受损,肃降失调,发为呃逆。营卫不谐,故平素畏冷。舌质红苔黄白腻,脉弦细,佐证此为正虚兼湿邪相搏结而致。肺主行水,脾主运化水液,当肺脾双调,治宜化湿行气,通阳健脾。方以藿香正气散之意,藿香、佩兰、白芷、法半夏、紫苏叶芳香化湿,陈皮、炒枳实、砂仁、竹茹、紫苏梗理气止呃,丹参、赤芍、当归养血和血、温通心阳,炒山楂、炒神曲、炒二芽、炒鸡内金健运脾胃。临证病证结合加白花蛇舌草、重楼以抗肿瘤。此例为中西医结合诊治肺癌术后胸痹不适一例。余如膀胱癌、乳腺癌、直肠癌、肝癌等,李教授临证治疗后达五年生存期者不胜枚举,亦有调理10余年仍维持较高生活质量者,此不予赘述。

3. 虚证为主的胸痹辨治特色

李教授临证辨治气阴亏虚证为主的胸痹,注重益气养阴之法。补养气血,活血通络。此类患者,临床多见心悸怔忡,胸脘隐痛,倦怠乏力,神疲少气,虚烦失眠,口干喜饮,舌质红,少苔或无苔,脉细弱或缓或结代。常用方以生脉散、四物汤、百合地黄汤、黄连阿胶汤加减。兼虚烦失眠者,辅酸枣仁汤;肾阴不足、腰酸耳鸣如蝉者,佐六味地黄汤;气机郁滞、胸闷窒息感明显者,参合瓜蒌薤白白酒汤之法;胸闷刺痛、舌边瘀点者,加桃仁、红花、延胡索。

对于心肾亏虚型病证,李教授临证时细辨心肾阴阳偏重,谨《素问·阴阳应象大论》所言"形不足者,温之以气;精不足者,补之以味"之则,或温阳化气,或滋阴补液,沟通心肾,令君相之火充沛安守,心肾条达,龙虎回环,则胸痹得舒。

3.1　气阴两虚型

此型患者,多因未经系统治疗,失治误治,或年老久病,气阴耗损,心血乏源,心主血脉功能不足,温煦乏力,发为胸痹。心脏彩超通常可见心功能减退,若不及时行系统治疗,可导致心功能进一步恶化,甚至引起下肢水肿、肝颈静脉反流征阳性、夜间不能平卧等心力衰竭症状。西医多以"利尿、扩血管、强心"三法治疗,然"强心"一类,如洋地黄类正性肌力药用于此时无异于饮鸩止渴,近年来指南已不将此作为一线用药。而二氢吡啶类(米力农、氨力农)、钙增敏剂(左西孟旦)、重组人脑利钠肽(新活素)等因副作用与临床治疗成本高等,给患者的临床治疗造成一定的不利影响。中医药在补虚方面的效果得到了广泛的肯定,如"生脉散"类经典方剂经成分提取,制成灯盏生脉胶囊、生脉注射液、参麦注射液等药物制剂,在增强心肌氧供、恢复心肌血供等方面有着广泛应用。李教授治疗此类病证,注重益气养阴,而不拘泥于一方一法,灵活辨证处方,补中寓通,和调气血。

案1:患者,女,60岁,2014年11月20日初诊。患者诉胸闷、心慌、气短20余年,加重半年。平素神疲乏力,口干口渴,时有腰痛不适。纳可,寐差,夜尿频数,大便正常,舌质红苔薄黄,脉弦细。处方:葛根15 g,钩藤10 g,决明子6 g,麦冬10 g,炒枳实10 g,制香附10 g,丹参20 g,赤芍20 g,川芎15 g,薤白10 g,法半夏6 g,茯神20 g,苦参10 g,五味子10 g,全蝎6 g,炙远志10 g,炒杜仲15 g,延胡索12 g,炒山楂15 g,太子参10 g,生甘草10 g,7剂。

2014年12月18日二诊:服药后患者上症有所缓解,唯日前感不适,舌质红苔薄黄,脉弦细。处方:续上方加紫苏叶10 g,羌活10 g,7剂。

按:患者就诊时,眼神倦怠,少气懒言,又因胸闷心慌持续日久,耗气伤阴。四诊合参当断为气阴两虚证。营阴乏源,阳气不足,温煦、推动无力,心阳不布,发为胸痹。治当理气和血,益气养阴。方以炒枳实、制香附调理气机,丹参、赤芍、川芎养血和血，薤白、法半夏宽胸理气，合生脉散、炙远志益气养阴，炒山楂、生甘草益气和中。葛根、钩藤、决明子改善冠脉供血。《神农本草经》云：苦参可缓心腹间结气不适，又可疗癥瘕积聚诸症。诸药配伍苦参，以增强散结通瘀之效。又考虑患者素有腰痛不适，视症酌加炒杜仲、延胡索以强腰止痛。方中益气养阴、宽胸顺气并行，寓通于补，通补兼施，考虑周全，故病情向愈。

案2：患者，女，37岁，2013年9月5日初诊。患者诉胸闷乏力数月，伴口干唇燥，双目干涩不适。平素易疲劳，纳可，寐差，舌质红苔薄黄，脉弦细。彩超：主动脉瓣退行性变，左心室顺应性减低。处方：生地黄15 g，牡丹皮10 g，赤芍、白芍各15 g，玄参15 g，麦冬10 g，沙参10 g，知母10 g，连翘15 g，炒枳实12 g，茯神15 g，炙远志10 g，石菖蒲6 g，炒山楂15 g，菊花10 g，丹参20 g，生甘草6 g，白芷12 g，7剂。

2013年9月26日二诊：患者寐可，口干唇燥稍有缓解，舌质红苔薄黄，脉弦细。处方：续上方加全蝎6 g，制僵蚕6 g，乌梅6 g，7剂。

2013年10月4日三诊：患者上症有所改善，舌质红苔薄黄，脉弦细。续9月5日方加乌梅8 g，全蝎6 g，夜交藤15 g，7剂。

按：患者就诊时，面色倦怠，语声低微，切脉弦细，辨证断为气阴两虚证。肾阴不足，津液不济，心肾不交，兼心阳不足，心气无源以舒展，而发为胸痹。阳气不足，温煦、推动无力，致平素易疲劳不适。张景岳所著《景岳全书》指出，夜寐本乎阴，人体之神是主导，若神安则夜间可安寐，神不安是夜间不能入寐之因。而心神不安的原因，一是受邪气困扰，二是营气不足。营阴不足，神无所安，故平素寐差。视患者舌质红苔薄黄，口干唇燥，双目干涩，当思津液不足而生虚火之患。治以滋阴益气，和血宁神。方中生地黄、牡丹皮滋阴凉血，玄参、麦冬、沙参、知母、菊花滋阴清润。炒枳实通调气机，丹参、茯神、炙远志、石菖蒲养心安神。稍佐连翘、白芷清虚热。炒山楂、生甘草补益中气，调和诸药。二诊临证加全蝎、制僵蚕以增通络之力，乌梅生津以加强生津之功。三诊时患者诸症明显好转，继予7剂巩固收功。

3.2 心肾两虚型

临床上,胸痹原因待查的中老年人或PCI确诊冠心病的患者通常合并兼夹病证,如糖尿病、高血压、肾功能减退等。年老体衰,心阳耗损,肾气衰惫,化源不足,气血亏虚,可致胸痹。或肾阳衰竭,寒水上逆凌心,或肾阴耗伤,不能荣养心血,或肾阳衰惫,心中君火失调等,均可阻遏心脉,使胸阳失旷,不能温煦,进而发为胸痹。以下谨分别以李教授治疗心肾阳虚、心肾阴虚的病例进行介绍,以期就正于方家。

3.2.1 心肾阳虚型

案1:患者,女,78岁,2015年4月30日初诊。患者诉胸闷心慌5年余,时感头昏,气候变化时加重,自汗盗汗,神疲乏力,少气懒言,腰膝酸软而痛,颈肩背拘紧而痛,恶风,头胀痛,口干不欲饮,喜温热饮,纳食尚可,大便1~2日行1次,干涩难出,小便数,夜深失眠易醒多梦,偶双目胀痛,视物模糊,舌质黄苔白而腻,脉弦细而结。2015年2月某医院诊断:风湿性心脏病,心功能2级;高血压2级,极高危;心律失常,频发室上性期前收缩,短暂室上速;双侧颈动脉粥样硬化斑块形成,颈椎病。辨证:胸痹心肾阳虚证。治法:温阳通络,补益心肾。处方:葛根15 g,钩藤15 g,炒山楂15 g,决明子6 g,炒枳实10 g,制香附10 g,丹参20 g,赤芍、白芍各20 g,川芎15 g,当归6 g,薤白10 g,炒瓜蒌皮3 g,浮小麦30 g,黄连6 g,苦参10 g,太子参10 g,仙灵脾20 g,生甘草10 g,全蝎6 g,7剂。

2015年5月21日二诊:患者诉头昏心慌缓解,唯时脘胀,舌质红苔薄白,脉弦,便秘。处方:续上方加厚朴15 g、火麻仁15 g,当归加至10 g,7剂。

按:患者为老年女性,心肾失养,气血不足。心的生理功能,一为主血脉,二为主藏神。心失温养而发为胸痹,失眠多梦。肾阳亏虚,温煦、推动功能减退,故见神疲乏力,少气懒言,腰膝酸软。气化不力,而大便难出。营卫失和,而见自汗盗汗、颈肩背痛、恶风、舌质黄苔白腻、脉弦细而结等症。疾病迁延日久,肾主津液功能失调,化生湿邪。湿邪重浊缠绵,肝失条达,上亢而致双目胀痛,视物模糊。病证虽杂,病机总为心肾阳虚。治不在于一味补益,而在于通阳。治当以温阳通络、补益心肾为本,化湿疏肝为标。方以瓜蒌薤白白酒汤中瓜蒌皮、薤白通阳散结,宽胸理气,兼佐炒枳实、制香附调畅气机,全蝎通络,增温通之功。丹参、赤芍、白芍、川芎、当归养血温阳,太子参、仙灵脾补益肾精。葛根、钩藤、决明子生津升清,平肝息风。黄连、苦参清热燥湿,炒山楂、生甘草健脾益气,视症状加浮小麦以治标。诸药理法严谨,配伍精当,疗效显著。

案2:患者,女,52岁,2014年10月9日初诊。胸闷气短半年余。患者诉2014年5月17日于某医院行冠脉、肾动脉造影术,术后反复胸闷气短,腰部酸痛。近1个月来神疲乏力。平素难以入睡,纳食可,二便调。舌质淡红苔薄黄,脉弦细。既往史:"冠心病心绞痛二支病变PCI后""慢性心功能不全,心功能2级"。处方:葛根15 g,钩藤10 g,炒枳实10 g,制香附10 g,薤白10 g,五味子10 g,法半夏6 g,炒杜仲15 g,丹参20 g,赤芍30 g,桃仁6 g,炒山楂15 g,红花6 g,太子参10 g,仙灵脾20 g,茯苓、茯神各15 g,炙远志10 g,全蝎6 g,紫苏叶10 g,生甘草10 g,7剂。

2014年10月16日二诊:患者胸闷明显缓解,腰痛减轻,精神渐振,唯今早活动时肛门矢气溢出极少量白褐色分泌物,舌质红苔薄黄,脉弦细。处方:续上方去桃仁、红花,加白头翁15 g,白及20 g,黄芪15 g,7剂。

按:患者胸闷气短半年余,经冠脉造影术提示心功能受损,四诊合参,中医辨证当为心肾阳虚之证。心主血脉,心阳不足,温煦、推动功能失调,脉道不利,心血失养而发胸痹。心藏神,心血不足,神无所藏,而入睡困难。肾阳不足,温煦乏源,故腰部酸痛,神疲乏力。舌脉佐之。治当温通心阳,补肾益气。方以炒枳实、制香附疏理气机,丹参、赤芍、桃仁、红花养血通络,法半夏、薤白、紫苏叶宽胸除痹,太子参、五味子、茯苓、茯神、炙远志、全蝎安神定志,炒杜仲、仙灵脾补肾温阳,炒山楂、生甘草健脾和中,调和诸药。酌加钩藤、葛根改善冠脉供血。诸药遣药精准,方证对应,7剂而获显效。

3.2.2　心肾阴虚型

案1:患者,女,58岁,2014年8月28日初诊。患者诉反复胸闷乏力1年余,头昏,口苦,易疲乏。时汗出,口渴,纳食一般,小便黄,四肢酸胀疼痛,舌质红苔薄黄,脉弦细。处方:夏枯草 20 g、菊花 10 g、葛根 15 g、钩藤 10 g、炒枳实 10 g、制香附 15 g、生地黄 15 g、牡丹皮 10 g、丹参 20 g、赤芍、白芍各 30 g、川芎 15 g、浮小麦 30 g、白芷 10 g、藿香 15 g、炒杜仲 15 g、枸杞子 15 g、炒山楂 15 g、延胡索 15 g、威灵仙 15 g、生甘草 10 g,7 剂。

2014 年 9 月 25 日二诊:患者诉上症减轻,唯近日易感乏力,汗出,右下肢外侧痛,时咳嗽,痰多白稠,舌质红苔黄,脉浮。处方:续 8 月 28 日方加太子参 10 g、茯神 20 g、白芷加至 15 g、加紫苏叶 10 g、法半夏 6 g、黄芪 10 g,14 剂。

按:患者为中老年妇女,肝肾阴亏,肾阴无以上濡,心血失荣,心脉痹阻而发胸痹。迁延日久,伤阴耗液,症见乏力、口渴、小便黄等不适。肾阴不足,水不涵木,肝阳上亢,故见头昏、四肢酸胀疼痛等不适。心阴虚损,而汗出乏收摄之源。治宜滋养心肾为本,平肝息风为标。方以菊花、枸杞子平补以滋肾阴,生地黄、牡丹皮滋阴清热,丹参、赤芍、白芍、川芎和养心血。兼以夏枯草、葛根、钩藤平肝息风,白芷、藿香祛风辛散,炒枳实、制香附调理一身气机。张景岳云:"善补阴者,必于阳中求阴,则阴得阳升而泉源不竭。"故本方稍佐炒杜仲温补肾阳。视兼证加延胡索、威灵仙、浮小麦之属。诸药合用,心肾得养,而心脉得荣,诸症缓解。1 个月后随访,患者告知诸症已基本消失。

案 2:患者,男,69 岁,2014 年 9 月 25 日初诊。患者诉反复胸闷伴视物模糊 2 个月余。平素易疲乏,自觉口干,双下肢酸软不适。纳食可,寐梦。夜尿 2～3 次,大便调。舌质红苔薄黄略腻,脉弦滑。2014 年 9 月于某专科医院诊断:2 型糖尿病并糖尿病肾病Ⅲ期,糖尿病眼病;冠心病;脂肪肝并肝功能受损。处方:夏枯草 20 g、葛根 15 g、钩藤 10 g、决明子 6 g、炒枳壳 10 g、制香附 10 g、丹参 20 g、赤芍 30 g、川芎 15 g、菊花 10 g、枸杞子 15 g、黄连 10 g、黄芩 10 g、乌梅 10 g、桑叶 20 g、太子参 10 g、茯苓 15 g、泽泻 15 g、炒山楂 15 g、砂仁 8 g、生甘草 10 g,7 剂。

2014 年 10 月 23 日二诊:患者诉服药后诸症减轻,餐前血糖 7.8 mmol/L,舌质红苔薄黄,脉弦。大便稍有不畅。处方:续上方加金银花 15 g、火麻仁 15 g,14 剂。

2014 年 11 月 27 日三诊：患者前症改善，舌质红苔黄，脉弦。处方：续 9 月 25 日方加火麻仁 15 g、金银花 20 g、连翘 15 g，14 剂。

2014 年 12 月 25 日四诊：患者一般可，唯近日喉中有痰感，舌质红苔薄黄，脉弦。处方：续 9 月 25 日方加金银花 20 g、火麻仁 15 g、竹茹 10 g，14 剂。

按：患者心、肝、肾三脏受损，兼夹为病，然视其临床表现，四诊合参当断为心肾阴虚，心阴耗伤，水不济火，虚热内灼，心脉失于濡养，而发胸痹。又兼肾阴亏虚，五脏之阴濡养乏源，而发为口干、下肢酸软、易疲乏等症。水不涵木，肝阳上亢而视物模糊。疾病日久，肝气疏泄失调，郁遏气机，复使脉络不利，加重胸痹。肾阴不足，久病及阳，而收纳无权，夜尿频繁。治则当以滋阴清火，和调气血为要。方中枸杞子、太子参平补肝肾，少佐乌梅滋阴生津，伍黄连、黄芩清热降火，茯苓、泽泻利湿泄浊而助清热，炒枳壳、砂仁、制香附调畅气机。丹参、川芎、赤芍和血调营，濡养血分。葛根、钩藤、决明子柔肝通脉，夏枯草、桑叶、菊花疏风清肝明目。本方集补、清、和于一体，补因和而调气血，和因清而不留邪，清因补而不伤正，诸药共奏滋阴清火、和调气血之功。权衡得当，效果满意。

（摘自硕士毕业论文《李家庚教授辨治胸痹的临床经验研究》2016：3-20）

李家庚运用清上化瘀汤治疗口腔疑难杂病摭拾

　　口腔疾病是临床常见病及多发病,包括复发性阿弗他溃疡、单纯疱疹性口炎、唇炎、舌痛证、牙龈炎等。其发病部位不定,种类繁多,多见于两侧口腔黏膜,或者舌部,以及牙龈、上腭等部位。由于其缠绵难愈,反复发作,常为患者所苦。此外,口腔扁平苔藓、复发性阿弗他溃疡等疾病还存在恶变可能,治疗十分棘手,西医多采用抑菌、抗炎、提高免疫力等方法,但容易反复,而中医具有独特优势,其不仅针对溃疡本身,更在于"治人"的层面,以"整体观"调节患者体质,从而大大降低复发率。李家庚教授认为口腔疾病大多病程长,日久耗伤正气,热、湿、瘀是其病机关键,热瘀互结、湿热胶结是其缠绵难愈的根本原因,故立清上化瘀汤,标本兼顾,亦注重扶助正气,在临床上疗效显著,现将李教授治疗口腔疾病的经验总结如下,以供参考。

1. 理论与立方

1.1　病在口腔,尤与心、脾相关

　　口腔疾病的病位虽在口腔,但与脏腑功能不调息息相关。《诸病源候论》就对此病有所论述:"手少阴,心之经也,心气通于舌;足太阴,脾之经也,脾气通于口;腑脏热盛,热乘心脾,气冲于口与舌,故令口舌生疮也。"可见,口腔与心、脾关系甚为密切。因舌与心经相系,口与脾胃相通,心与脾胃有邪热可上炎于口,故发为口腔疾病。若脾虚湿滞,清气困顿难以升阳,更可致中焦阴霾笼罩,积热上蒸,浊聚口之清窍,故此病易于湿热为患。此外,李教授认为口腔与五脏六腑均有关系,肝气不舒,郁而化热;肾气衰惫,肾水不能上荣;肺热积聚,清肃失常,湿热浊邪肃降不利而上扰等都可为其发病之因。

1.2　病机为火热伏邪、瘀热在里

　　李教授结合多年临床实践,观察到口腔疾病无论虚实,常伴有局部的灼热

疼痛等表现，总结出口腔疾病的发病规律，遵伤寒与温病的辨证方法，概括出口腔疾病的病机一般为两种。其一，火热实邪伏于血分，口腔疾病的发生多因心脾积热所致。心处上焦，心之实火循经上炎，发于口腔；脾处中焦，中焦积热则可上蒸口腔。其二，瘀热在里。偏食辛辣、油腻食物，或情志失调，易使中焦脾胃感邪。脾为湿土，胃为燥土，外邪入胃易化热而伤津；热邪煎熬津液，日久伤阴，继而脉道通利受阻，造成局部络脉不通，形成瘀血。因患者体质不同，主要发为虚实二证，亦有兼夹其他病理因素所致者，临床上当细谨虚实，辨证处方。

1.3　清上化瘀汤方解及运用

清上化瘀汤是李教授治疗口腔疾病的常用方，此方是遵清营汤、麻黄连翘赤小豆汤等方义，宗温病、伤寒法而不拘温病、伤寒方，结合经验用药化裁而成。其组方如下：金银花、连翘、生地黄、牡丹皮、丹参、芍药、黄连、炒山楂、白茅根、生甘草。清上化瘀汤具有清热透邪、化瘀凉血、养阴和中之功。清营汤原为温病热入营分证而设，有清营解毒、透热养阴的功效，李教授去犀角，结合口腔疾病基本病机，以辛凉而质轻清的金银花、连翘"轻以去实"，顺应火热上炎的病势，因势利导，使在里之邪由外由上而解，此二药可透热转气，是为清上；加少量黄连清热解毒，泻心火，除脾胃湿热，切中病机；以牡丹皮、丹参凉血活血，尤其是在清热解毒凉血药中加用牡丹皮，可去火热伏邪，防凉遏太过，又能配合芍药、生地黄等养阴之品，辛散调气活血，使阴药宣行而不滞；芍药需辨证选择，正虚阴液有伤者用白芍，邪盛兼血热有瘀者用赤芍；生地黄甘寒，以滋为泻，有壮水之主以制阳光，以防邪热传变下焦，以及先安未受邪之地之意。炒山楂行气活血祛瘀，配合生甘草健脾和胃，可健运中焦，使全身气畅血行；白茅根凉血清热利尿，使邪在下有出路，从小便而去。

李教授通熟寒温，本方亦崇仲景经方麻黄连翘赤小豆汤组方思路，仿制经方，取其灵魂，灵活遣药加减化裁。如本方用白茅根代赤小豆、梓白皮渗利走下以祛邪，用清热活血散瘀之品加重连翘清透邪热之力，以金银花、连翘代麻黄，辛散解表、宣肺祛邪，是以辛凉易辛温，寒温异而其神合。全方配伍精当，效专力宏，可用于一般口腔热性疾病，尤其是实热性质的口腔溃疡、舌痛证、齿痛证等。如口舌生疮溃烂,则加用黄芩、竹叶、白鲜皮、地肤子等清热之品,有保护皮肤黏膜之功;若有虚火伤津,则加用乌梅、麦冬等;若伏火不出,口疮口燥、口臭烦渴等长期反复发作,则加用升麻、柴胡之类透邪外出。

2. 验案举隅

2.1 口腔扁平苔藓案

患者,女,45岁。初诊时间:2016年6月30日。主诉:口腔右侧面颊内以及下唇内侧有块状白色苔藓3个月,周围轻度充血。现病史:口腔有异物感,牙齿酸胀不适,有灼热感。舌质红,苔薄黄,脉弦细。用过中西药未果。西医诊断:口腔扁平苔藓。中医诊断:口癣。辨证:湿热毒遏,郁于口腔。立法:清热解毒,祛湿化瘀。处方:乌梅6 g,黄连6 g,黄芩6 g,连翘15 g,金银花15 g,荆芥10 g,防风15 g,白鲜皮15 g,苦参10 g,蛇床子6 g,地肤子6 g,紫草6 g,生地黄15 g,牡丹皮10 g,丹参15 g,赤芍15 g,白茅根15 g,生甘草10 g。7剂,日1剂,水煎服,嘱:用棉签蘸药汁擦拭患处。

二诊(2016年7月7日):患者口腔灼热有减,唯寐差,夜尿稍频,舌质红,苔薄黄,脉弦细。续上方加乌梅至10 g,加全蝎6 g,茯苓、茯神各15 g。7剂,日1剂,水煎服。

三诊(2016年7月14日):患者上症明显缓解,唯近日感腰骶部酸胀,下肢乏力,寐差,舌质红,苔薄黄,脉弦细。续上方加蛇床子至10 g,加地肤子至10 g,加炒杜仲15 g、黄芪15 g,加黄连至10 g。7剂,日1剂,水煎服。

四诊(2016年7月21日):患者一般可,唯偶感心中悸动,舌质红,苔薄黄,脉弦细。续6月30日方加黄芪15 g,加蛇床子至10 g,加地肤子至10 g,加黄连至10 g,加茯苓、茯神各15 g。12剂,日1剂,水煎服。

后续根据具体情况加减月余,疼痛已除,随访半年,苔藓基本痊愈。

按:口腔扁平苔藓是一种慢性炎性疾病,因其长期糜烂病损,有恶变倾向,WHO将其列入癌前状态。西医认为其病因不明,与免疫因素、精神因素、内分泌因素、感染因素等有关,目前,西医治疗口腔扁平苔藓的常用药物包括糖皮质激素、免疫增强剂、维 A 酸类等，但是复发率较高。李教授认为此病多由热瘀而致，与心脾之热关系密切，强调治疗口腔内皮损。此案患者有口腔异物感，牙齿酸胀灼热，是湿浊化热蕴藏所致，因病程较长，有热邪伤阴之势。其口腔黏膜充血，是气血失和局部瘀滞。因此，李教授处以清上化瘀汤对证施治，清热化瘀透邪外出，因势利导，使热从外从上而解。因其发作于口腔内侧皮肤，李教授宗内外皮肤治法相通之处，加皮肤病专药，整体以清热祛湿、活血化瘀、祛除在肌表之邪为法则。在清上化瘀汤的基础上加白鲜皮、苦参、蛇床子、地肤子、紫草，增清热燥湿祛风之功，助颊内皮肤恢复，又加乌梅等养阴润燥，二诊时阴虚之象显，遂加大乌梅用量以养阴生津，加茯苓、茯神养心安神助夜眠，全蝎一味不仅能通络安神，而且李教授认为其有补益之功，可助患者恢复。后期用黄芪、炒杜仲补气益肾，增强正气，因而取得良效。

2.2 复发性阿弗他溃疡案

患者，女，59 岁。初诊时间：2015 年 2 月 5 日。主诉：反复口腔溃疡 30 余年。现病史：口腔溃疡食咸辣后加重，纳可，寐梦，小便可，便秘，大便成形偏干，1～2 日 1 行，视物模糊，舌质红，苔薄黄，脉弦细。既往史：高血压 10 余年；高脂血症；彩超示心脏二尖瓣、三尖瓣关闭不全。西医诊断：复发性阿弗他溃疡。中医诊断：口疮。辨证：脾胃瘀热。治法：清热化湿，清胃凉血。处方：金银花 20 g，连翘 15 g，生地黄 15，牡丹皮 10 g，竹叶 10 g，黄连 6 g，升麻 8 g，丹参 15 g，赤芍、白芍各 15 g，川芎 10 g，当归 6 g，炒山楂 15 g，白茅根 15 g，生甘草 10 g。7 剂，日 1 剂，水煎服。

二诊（2015 年 3 月 5 日）：患者口腔溃疡缓解，纳可，大便时有秘结，1 日 1～2 次，寐可，舌质红，苔薄黄。有高血压，心脏二尖瓣、三尖瓣关闭不全。处方：续上方去白芍、川芎，加炒杜仲 15 g、火麻仁 15 g、制何首乌 10 g。7 剂，日 1 剂，水煎服。

三诊（2015 年 3 月 19 日）：患者服药后口腔溃疡有减，发作次数渐少，大便较前通利，舌质红，苔薄黄，脉弦细。处方：续 3 月 5 日方继进，7 剂，日 1 剂，水煎服。

四诊(2015 年 4 月 2 日):患者一般可,唯停药后近日舌边稍有溃疡,舌质红,苔薄黄,脉弦细。处方:续 3 月 5 日方加玄参 10 g,薄荷 6 g。7 剂,日 1 剂,水煎服。

后经由其夫代述,口腔溃疡已愈,随访半年未发。

按:复发性阿弗他溃疡又称复发性口腔溃疡、复发性口疮等,具有周期性、复发性及自限性的特点。由于病因尚不明确,故临床疗效不很理想。李教授认为,对复发性口腔溃疡的认识应结合伏邪理论,注重培育患者正气。在治疗过程中应灵活运用清热凉血、通畅气机之品,若有便秘、小便黄等症状,须加清热通下之品,如火麻仁、制何首乌、竹叶、白茅根等;若反复发作,迁延难愈,要注意调理脾肾,加用炒山楂、炒枳实、黄芪、白术、仙灵脾等以固先后天之本。本案患者口腔溃疡伴有大便秘结,是胃肠热盛明显,灼伤津液而便秘,又素有心脏疾病,是心脉瘀阻,血行不畅,伏火蕴内,热邪煎熬津液,总体虚实夹杂。故李教授选用清上化瘀汤,清热活血,透邪外出,又遵循"火郁发之"的原则,结合患者胃肠热盛的特点,取清胃散意,以升麻发越清阳,加竹叶配黄连清心泄热,用川芎、当归配合牡丹皮、赤芍等通利血脉,切中病机,用药精准。二诊叫溃疡缓解,但患者近花甲之年,脾肾不足,所以李教授用炒杜仲、火麻仁、制何首乌培补脾肾,滋润通下。三诊时症状基本缓解,大便通利,后又根据具体症状辨证加减,用玄参清热滋阴,薄荷宣散风热。终使顽疾得愈。

2.3 灼口综合征案

患者,女,83 岁。初诊时间:2016 年 5 月 19 日。主诉:舌体疼痛 2 个月,咳嗽。现病史:患者舌体疼痛难忍 2 个月,伴有整个口腔痛,食后舌痛更甚,察其舌根处有微微凸起小包,神情痛苦;咳嗽 20 余年,又发月余,现咳白色痰,量少,质黏。纳少,小便可,大便稀。舌质红,苔几乎无,中有裂纹。脉弦细。西医诊断:灼口综合征。中医诊断:舌痛证。辨证:湿热阻中,痰壅气滞,阴液耗伤。治法:清热解毒,理气化痰,养阴润燥。处方:乌梅 6 g,黄连 6 g,黄芩 6 g,生地黄 15 g,牡丹皮 10 g,玄参 15 g,麦冬 10 g,丹参 15 g,赤芍、白芍各 15 g,白芷 10 g,紫苏叶 10 g,杏仁 6 g,连翘 15 g,金银花 20 g,桑叶 15 g,沙参 10 g,延胡索 15 g,

藿香 10 g,炒山楂 15 g,炒二芽(炒麦芽、炒谷芽)各 10 g,生甘草 10 g。7 剂,日 1 剂,水煎服。

二诊(2016 年 5 月 27 日):患者舌体疼痛大减,精神好转,咳嗽减,纳食较前好转,偶尔双小腿麻,走路疼,口干常发。舌质红,苔少、中有裂纹。处方:加乌梅至 10 g,加威灵仙 15 g。7 剂,日 1 剂,水煎服。服药后病情不断改善,遂守方加减月余,基本痊愈。

按:灼口综合征是以舌为主要发病部位,以烧灼样疼痛为主要表现,不伴有明显临床损害体征及组织病理变化的一组综合征,又称舌痛证、舌感觉异常、舌异感症等。该病病因不清,其发病因素较多,如局部因素、全身疾病因素及精神神经因素等。《素问·阴阳应象大论》记载:"心主舌……在窍为舌。"《诸病源候论》言:"脾脉络胃,夹咽,连舌本,散舌下,心之别脉系舌本。"李教授认为,舌体疼痛常与心火亢盛、肝胆郁热、肝肾不足、脾胃不和、气滞血瘀等因素有关,但是以心和脾胃关系较为密切,因此,在临床中常以苦寒清热、养阴润燥为大法治疗舌痛证。当患者有舌体或者其他部位出血时,要注意辨别寒热虚实,加以活血止血;对于舌面苔少的患者还要注意顾护胃阴;舌边或舌下有瘀点的患者要注意活血化瘀;另老年人肝肾亏损,后期要注意补益肝肾。

本例患者年事已高,肝肾不足,虚火内生,阴亏血少,加之心火旺盛,肝气不舒,脾胃不和而生舌痛,又有咳喘宿疾,其痰少色白质黏是肺阴不足、燥痰凝滞之象。治疗立足中焦,健运脾胃,养阴活血养血,并兼顾咳嗽宿疾。因此,李教授根据患者体质,在清上化瘀汤的基础上又取乌梅丸、桑杏汤之意化裁,清上缓中,止咳平喘,滋阴泄热。方加黄芩直清里热,乌梅生津,配合前药养阴润燥,延胡索活血理气止痛,桑叶、杏仁、沙参、紫苏叶等清燥润肺,藿香更增理气和中、辟秽祛湿之功。根据李教授多年经验,藿香和乌梅有抗过敏的作用,对肠胃易受刺激体质的患者有所帮助。

3. 小结

清上化瘀汤是李教授结合时方、验方并举而立之法,它的具体运用体现了异病同治的原则,在临床实践中紧扣病机,灵活审慎使用此方常能够取得良好的效果。口腔扁平苔藓、复发性阿弗他溃疡、灼口综合征都是临床常见的疑难口腔疾病,热、湿、瘀多为其共同病理环节,且又多病久伤正,故李教授通用清上化瘀汤加减化裁,但因其表现各有侧重,故临证需辨病与辨证结合。一般情况下,口腔扁平苔藓常具有显著的颊内局部皮肤气血失和、热邪偏轻的特点,故用药要助颊内皮肤恢复,酌加白鲜皮、紫草之类;而复发性阿弗他溃疡多见正虚而伏火不发,用药需注意培育正气,酌加黄芪、太子参等类;灼口综合征的表现一般是疼痛明显,邪热偏重,临床中应适量增加清热药物用量。总而言之,李教授基于多年临床经验,以辨证论治、审证求因、标本兼顾为宗旨,结合口腔疾病的一般病因病机,从瘀、热的主要病理因素入手,以清热、化瘀、活血、护中为主要治疗原则。此外,治疗口腔疾病还需注意地域、气候、生活习惯、工作环境等方面的因素,除药物外还需注意饮食、精神调护等。

(原载于《中华中医药杂志》2019,34(2):657-660)

小柴胡汤加味治疗急性热病的临床体会

小柴胡汤出自《伤寒论》，由柴胡、黄芩、人参、半夏、炙甘草、生姜、大枣 7 味药组成，能和解少阳，疏利三焦，宣通内外，运行气血，攻补兼施。主治邪入少阳，枢机不利，正邪相争，胆火上炎之往来寒热，胸胁苦满，默默不欲饮食，心烦喜呕，以及口苦、咽干、目眩等症。笔者用此方灵活加减，治疗某些外感高热症每获良效，兹择要介绍如下。

1. 流感

吴某某，男，62 岁。1983 年 5 月 26 日诊。

发热、头痛 5 天，时有恶寒，全身肌肉酸痛，鼻塞流涕，口干口苦，咽痛咳嗽，痰少黏稠，经用中药银翘片、感冒冲剂及注射西药青霉素等，发热不退，体温在 38.5～39.2 ℃。舌质红，苔薄黄，脉浮数。查体：肺部可闻及少许湿啰音。X 线检查：肺部可见散在斑片阴影。西医诊断为流感肺炎型。此乃邪热入侵表里之间，肺失清肃。治以清热解毒，和解枢机，方用小柴胡汤加味：柴胡 10 g，黄芩 12 g，法半夏 10 g，党参 10 g，连翘 12 g，金银花 12 g，川贝母 10 g，石膏 30 g，炙甘草 9 g，生姜 6 g，大枣 12 枚。

上药连服 3 剂，热势渐退，咽痛、咳嗽减轻，服至 6 剂，热除身凉，头痛身疼诸症消失。X 线复查：肺部未见斑点阴影。

按：本例患者年逾花甲，外感病毒，并发肺炎，西药抗生素无显效。投用小柴胡汤和解退热，扶正抗邪，加入连翘、金银花、石膏、川贝母等品，既有清热解毒之功，又有宣肺止咳之能，协同运用，使邪外解而热自去，肺气清而咳自平，病自愈矣。

2. 疟疾

徐某某，女，29 岁。1979 年 9 月 20 日诊。

高热寒战 3 天，一般先发寒战，继而高热，休作有时，头痛面赤，终则遍身汗出，热退身凉。舌苔薄白，中根部略黄腻，脉弦滑。血常规示单核细胞计数增加，原虫检查有疟原虫。因患者妊娠 7 个月，拒用西药，延请中医诊治。此乃疟邪侵入人体，伏于半表半里，与营卫相搏，正邪抗争。治以和解退热，达邪截疟，用小柴胡汤加味：柴胡 10 g，黄芩 12 g，法半夏 10 g，青蒿 10 g，炒常山 6 g，党参 12 g，藿香 10 g，砂仁 6 g，炙甘草 6 g，生姜 6 g，大枣 12 枚。

服上药 3 剂，高热已退，已不恶寒。服至 6 剂，诸症消失，查血找疟原虫阴性。

按：疟疾一证，西医常规应用磷酸氯喹等药。唯此患者身怀六甲，疟邪潜伏半表半里，出入于营卫之间，故以小柴胡汤和解达邪，加入青蒿、炒常山截疟祛邪。用藿香、砂仁，一则取其和中安胎，二则防止炒常山致吐的副作用，相辅相成，使病邪去而不伤正，而获捷效。

3. 肺炎

邹某某，男，55 岁。1988 年 4 月 4 日诊。

恶寒发热，咳嗽胸痛 10 余天，予服感冒片、螺旋霉素等，症状无缓解且咳嗽加剧，呈阵发性呛咳，有少许白黏痰，咳时右下胸痛明显。查体：右下肺闻及细湿啰音。全胸片及断层扫描：右下肺背段处有直径为 2.5 cm 的球形影，密度均匀，边缘模糊，有少许毛刺。计算机断层扫描（CT）：右下肺癌伴纵隔淋巴结转移可能。西医诊断为右下肺炎、右下周围型肺癌并感染。先后运用西药青霉素、链霉素、头孢菌素及中药清热解毒、宣肺止咳等，无显效。延余诊治。症见发热（39.2 ℃），恶寒，汗出，口干口苦，渴喜凉饮，咳嗽痰少，痰稠白黄相间，不易咳出，右胸疼痛，肢体乏力，小便短黄，舌质红，苔黄略腻，脉弦数。此乃邪入少阳，三焦壅滞，肺热失宣，方用小柴胡汤合麻杏甘石汤加减：柴胡 10 g，黄芩 12 g，法半夏 10 g，麻黄 6 g，杏仁 10 g，石膏 30 g，连翘 15 g，板蓝根 15 g，芦根 20 g，滑石 10 g，炙甘草 10 g，西洋参 10 g（另包切片，分数次用开水泡服）。

服上药 3 剂，热势渐退，咳嗽、胸痛减轻，小便通利。效不更方，服至 11 剂，体温恢复正常，诸症缓解。胸片检查：两肺清晰，未见特殊异常。

按：本例患者始疑及肺癌，后确诊为右下肺炎、肺部感染，西医运用多种抗菌药物罔效。投用小柴胡汤和解退热，麻杏甘石汤宣肺泄热，酌加连翘、板蓝根、芦根、滑石清热解毒，通利小便，使邪从内外而解，病竟痊愈。

4. 风湿热

李某某，男，21 岁。1982 年 1 月 1 日诊。

咽痛咳嗽 20 余天，发热恶寒，双下肢关节红肿热痛 10 余天。口干口苦，汗出，夜间汗出明显。胸胁满闷，心悸烦躁，舌质红，苔白微黄，脉结代。既往有小儿麻痹症病史，体素弱。查体：心尖区二级粗糙全收缩期杂音，心率 102 次/分，频发期前收缩。查抗链球菌溶血素"O"1280 U/mL，红细胞沉降率 109 mm/h，咽拭子培养有甲型溶血性链球菌生长。心电图：窦性心律＋多发室性期前收缩。西医诊断为风湿热。曾用抗感染、抗风湿药物及中药清热利湿、通络止痛等，仍高热不退，其他症存在。此乃邪热侵犯少阳，弥漫三焦，风湿痹阻，气血不利，正虚邪实，方用小柴胡汤合四藤汤加减：柴胡 10 g，黄芩 10 g，人参 9 g（切片另包，分次含化），桂枝 6 g，海风藤 15 g，鸡血藤 15 g，络石藤 15 g，老鹳草 15 g，赤芍、白芍各 12 g，忍冬藤 18 g，生姜 6 g，大枣 10 枚。

服上药 3 剂，热势下降，关节疼痛减轻，唯心悸等症不解，上方去桂枝、生姜、大枣，加麦冬 10 g，五味子 10 g，当归 12 g；并以生脉注射液（本院生产）20 mL 合 10% 葡萄糖溶液 500 mL 静脉滴注，每日 1 次。服至 10 剂，发热已退，关节疼痛、心悸汗出等症缓解，后以益气生津、养心安神、祛风活血之法调治收功。

按：此例医案，与风湿热邪痹阻经络有关，关键是正虚邪入。气血虚弱，腠理疏松，邪乘虚入，留着经内，影响少阳，三焦壅滞，气血不畅，成为本证。故投用小柴胡汤和解枢机，扶正祛邪，酌加海风藤、鸡血藤、络石藤、忍冬藤等祛风通络，活血止痛。因心悸不除，则去桂枝而用麦冬、五味子益气养心，当归养血活血。现代药理研究证明，当归煎剂所含挥发油具有抗心律失常、扩张冠脉、增加血流量等作用。诸药合用，和解退热，祛风通络，活血止痛、益气养心之功昭然，故病告愈。

（原载于《光明中医》1999（4）：36-37）

黄连温胆汤治验三则

黄连温胆汤出自《六因条辨》,方由黄连、半夏、陈皮、茯苓、生姜、竹茹、枳实组成,功在清热化痰,和胃降逆,主治痰热内扰之证。余于临证中,每以此方加减治疗一些痰热怪病,颇多效验。谨略举数端于次,以期见教于同道。

1. 癫狂

舒某,女,42岁。患者在1983年5月出国考察期间,因突然遭受意外事件刺激,致精神创伤,行为冲动,躁动不宁,高声呼喊,当时即在当地某医院就诊,诊断为精神分裂症,住院治疗1个月余,略有好转。回国后曾在某院精神病专科治疗,诊断同前,予服氯丙嗪、奋乃静、地西泮等药,病情未见明显好转。邀余往视,时见两目直视,言语重复,喋喋不休,情绪激动,时而发怒,两拳握固,在房间往来走动而无歇止,彻夜不眠,大便微结,小便黄赤,唇舌干燥,舌苔黄腻,脉滑数。证属痰热内郁,扰乱心神无疑。处方:黄连、法半夏各10 g,炒枳实、竹茹各12 g,陈胆星、制僵蚕、全蝎、炙远志、石菖蒲各10 g,蜈蚣2条,朱砂拌茯苓15 g。5剂。

二诊:服药5剂后,家属偕患者至吾寓所,见其问答清晰,眼球转动灵活,神态较前安定,夜间已能入睡4~6 h,但仍有恐惧感,口唇发干,舌质红,苔黄腻,脉滑数。处方:上方加琥珀(研末冲服)10 g、知母10 g,续服5剂,病竟侥幸告愈。

按:《医家四要》云:"狂之为病,多因痰火结聚而得。"本例患者身居异国,突受惊恐,肝郁化火,横逆犯胃,灼津成痰,痰火上扰,心神逆乱,故发癫狂,而有骂詈不休、躁狂不安等症。治宜清热化痰,安神定志。方用黄连温胆汤化裁。以黄连、竹茹、陈胆星、法半夏清热化痰;炒枳实理气和胃;茯苓健脾渗湿;朱砂、制僵蚕、全蝎、蜈蚣、炙远志、石菖蒲镇惊除痰,清神醒脑,初而见效。后患者唇舌干燥,且惊恐症在,故加琥珀以加强镇惊安神之功,用知母清热和胃生津而收效。

2. 大汗

潘某,男,29 岁。1981 年 11 月因"支气管扩张并咯血"收入我院内科病房,经用中药凉血止血之剂,咯血已见好转,但咳嗽阵作,痰黄黏稠,大汗淋漓不止,每天更换内衣 4～5 次,神情疲惫,肢体乏力。医用固表止汗、育阴敛汗等法,仍不分昼夜,汗出有加。余往视之,见其汗出如水,精神不振,咳嗽痰黄,少带血迹,心胸烦闷,纳食不馨,小便略黄,舌苔黄腻,脉滑数,直断为痰热壅肺,开合失司。处方:黄连、法半夏、炒黄芩、炒枳壳各 10 g,陈皮、青黛、竹茹各 12 g,茯苓、仙鹤草、海蛤粉各 15 g,白茅根 18 g。3 剂汗出霍然而止。

按:黄连温胆汤治疗痰热内扰咳嗽、呕吐之证,人所易知;治疗昼夜汗出、淋漓不断之证,则令人匪夷所思也。"皮毛者,肺之合也,皮毛先受邪气,邪气以从其合也。"(《素问·咳论》)盖肺与皮毛有表里络属关系,外感邪气虽可从口鼻入肺,然亦可由皮毛而入。邪热壅肺,肺失开合,腠理不密,卫表不固,故可见汗出不止。痰热内阻,肺失宣肃,络脉损伤,则见咳嗽、咯血等症。虽患者咯血在前,汗出在后,而痰热未清,余邪未尽,治疗之法,则不在养阴,而在清除余邪。故方以黄连、炒黄芩、竹茹清热化痰;茯苓健脾渗湿;炒枳壳、陈皮宽胸理气;青黛、海蛤粉、白茅根、仙鹤草清热祛痰,凉血止血;法半夏降逆止咳。诸药合用,痰热清,咳自平,血自去,汗自止矣。

3. 长期低热

史某,男,25 岁。患者低热 1 年有余,体温 38 ℃左右,伴有头晕乏力、食欲不振等症,各项检查均无明显异常,治或益气补中,或疏肝解郁,或活血化瘀,或调和营卫,或滋阴清热,均无显效。延余诊治,时见体温 38 ℃,精神疲惫,胸脘胀闷,纳食欠佳,时有恶心,口干口苦,渴不多饮,小便带黄,舌质红,苔黄,脉弦细。沉思良久,胸中臆断,以为痰湿内停,郁而化热,脾胃受损。处方:黄连 6 g,法半夏、炒二芽、炒枳壳、白术、黄芩各 10 g,竹茹、陈皮、玉竹、焦山楂、党参各

12 g,茯苓 15 g。5 剂。患者服药后复诊,体温 37.8 ℃,纳食稍佳,精神渐振。效不更方,宗上法前后共服药 20 余剂而收效。

按:张景岳云:"内生之热,则有因饮食而致者,有因劳倦而致者,有因酒色而致者,有因七情而致者,有因药饵而致者,有因过暖而致者,有因阴虚而致者,有偶感而致者,有积累而致者……"(《景岳全书》)。本案患者低热有 1 年之久,医用补中益气、调和营卫、滋阴清热等法罔效,可知患者痰湿内聚,化而生热,且湿邪未去,故缠绵难愈。治拟黄连温胆汤加减:以黄连、竹茹清热化痰,加黄芩清除邪热;茯苓、法半夏健脾燥湿;"内伤低烧,脾胃已弱"(蒲辅周先生语),故加党参、白术、焦山楂、炒二芽健脾和胃;炒枳壳、陈皮理气和中;低热日久,口见渴,胃阴已伤,则加玉竹滋养胃阴,其性平而不害胃,虽养胃阴然不妨脾阳也。药中肯綮,故病自瘳矣。

(原载于《湖北中医杂志》1988(4):48-49)

帕-杰(Peutz-Jeghers)二氏综合征 1 例报告

患者,王某某,男,51 岁,工人。30 岁左右渐见口周(即上下唇)与足趾间出现圆形、不规则形的大小不一的棕黑色色素沉着斑,并发左中上腹疼痛,纳差,肢软乏力。曾在某医院就诊,认为系皮肤疾病。1977 年 6 月因全身皮肤散在紫斑、纳差、乏力、腹痛等症明显,而到某医学院附属医院就诊,经检查考虑为原发性血小板减少性紫癜、帕-杰二氏综合征(又称黑斑息肉综合征)。1982 年以后,多次因腹痛、纳差、乏力等症而到本院就诊。既往有结核性心包炎、结核性胸膜炎病史。患者家中父、母、兄弟均未发现此证。其 6 岁孙子口唇、全身皮肤亦有不典型棕色色素沉着斑。

检查:慢性病容,血压 110/70 mmHg,全身皮肤有散在出血斑。口唇周围有棕黑色色素沉着斑,黏膜轻度溃疡,舌边多处瘀点。心率 78 次/分,心律齐,心音较低钝。左肺呼吸音稍低。腹软,肝肋下 1.5 cm,脾未触及。全腹无明显压痛。肾区无叩击痛。双下肢轻度水肿,右下肢为甚。足趾间有棕黑色色素沉着斑。胸部透视:心影呈主动脉型,肺纹理增多,余未见明显异常。尿蛋白(＋),镜检白细胞(－)。Hb 9.1 g/dL,RBC $3.23\times10^6/mm^3$,WBC $5400/mm^3$,N 78％,L 22％,PLT $6\times10^4/mm^3$。X 线胃肠钡餐检查:胃形态轮廓尚正常,于胃体部见 2 个钱币样大龛影。口服钡餐后分别于 0.5 h、1 h、2 h、4 h 复查,回肠末端正常,盲肠充盈好,亦未见龛影。意见:上消化道多发性息肉,结合临床表现判断为帕-杰二氏综合征。治疗:一直服中药如归脾汤之类,随证选用活血化瘀、清热解毒之品,配合西药维生素 B_6、硫糖铝及对症处理,病情有所改善。

(原载于《武汉医学杂志》1984(4):275)

李家庚变通运用乌梅丸法治疗慢性难治性肠胃病举隅

乌梅丸一方,载于《伤寒论》厥阴病篇,主治蛔厥,多获殊效,而为后世奉为治蛔之祖方。然此方又主久利,故亦有柯韵伯《伤寒来苏集》发张仲景之精微,谓其方融酸敛、苦寒、辛温、补气、养血于一体,寒温并投、补泻兼施,实非为蛔厥之独设。李家庚教授遵张仲景乌梅丸组方之立意,谨柯韵伯之训旨,以慢性难治性肠胃病中多兼湿热相互转化病机特点为立论,变通运用乌梅丸,对指导临床实践极具价值。

1. 理论依据

慢性难治性肠胃病多见于溃疡性结肠炎和克罗恩病,以及少数胃肠肿瘤手术后患者。本病具有慢性迁延、反复发作的特点,临床多表现为腹痛、腹泻、里急后重、便下脓血等消化道症状。由于发病机制不明,现代医学治疗亦颇为棘手,因此其为临床重点研究的消化系统疾病之一。

中医理论认为,慢性难治性肠胃病临床表现以下利为主,病机多寒热错杂、本虚标实兼见,但多见肠腑湿热瘀结贯穿始终,并围绕湿热转化而表现各异。湿热证以脾胃为病变中心,脾为湿土,胃为燥土。故重于湿者,病位主责太阴脾,病机以脾虚为主,临床症状以腹泻为主要表现,兼见脾气虚等证;湿热并重者,病位在脾胃,肠腑湿热俱重,症见大便夹有黏液、腹部隐痛等;热重于湿者,病位偏于阳明,阳明为多气多血之经,胃肠之湿热易于燥化入血,临床症状多表现为便下脓血。

乌梅丸原方集酸苦、寒温、补泻为一体。乌梅之酸涩、黄连之苦寒,既酸敛柔肝,又清热燥湿,此乃酸苦合法;干姜、附子、细辛、桂枝、蜀椒辛温助阳,为久利中寒所设,黄连、黄柏苦寒清热,此为寒温并用;人参、当归补气调血配于祛邪消导之药中,又寓泻于补。此方乃酸苦甘辛复法所成,以酸为主,参以苦辛甘,寒温并用,补泻兼施,气血两顾,扶正泄邪,配合巧妙,颇有章法,为厥阴"本阴而标热"之复杂证情而设。后世慢性难治性肠胃病虽具有寒热错杂、本虚标实的病机特点,但中寒少而湿热多。故李教授灵活变通,以乌梅丸为基础,结合本病常见湿热胶结、以中焦脾胃(肠)为病变中心的特点加减用药,有其独到的变化规律。

2. 医案举隅

案 1:患者,男,36 岁。初诊时间:2013 年 10 月 10 日。主诉:便溏 10 余年。2013 年 7 月 2 日因腹痛、发热于武汉某医院就诊,诊断为克罗恩病,并行微创手术,术后仍大便溏。刻诊所见:大便溏,每日 2～3 次,精神疲惫,纳食可,小便调,夜寐尚安,舌质红,苔白微腻,脉弦。西医诊断:克罗恩病。中医诊断:泄泻。辨证:脾虚湿遏。拟化湿健脾,清热止泻为法。处方:藿香 15 g,佩兰 10 g,炒白术 10 g,茯苓 15 g,黄连 6 g,黄芩 10 g,乌梅 6 g,防风 15 g,山药 15 g,马齿苋 30 g,荆芥 10 g,太子参 10 g,白芷 12 g,紫苏叶 6 g,炒山楂 10 g,炙甘草 6 g。7 剂,日 1 剂,水煎服。

二诊(2013 年 10 月 17 日):患者大便溏,每日 2～3 次,精神疲惫,舌质红,苔薄黄,脉弦细。续上方加葛根 12 g,黄柏 10 g,黄芪 20 g,乌贼骨 15 g,茜草 20 g。7 剂,日 1 剂,水煎服。

三诊(2013 年 11 月 21 日):患者一般可,大便稀软,每日 1～2 次,舌质红,苔薄黄,脉弦细。续 10 月 10 日方加黄芪 20 g,黄柏 10 g,白头翁 15 g,乌贼骨 15 g,茜草 20 g,葛根 15 g。7 剂,日 1 剂,水煎服。

患者服药后病情不断改善,守方调养,半年后大便成形,日 1～2 次。

案 2:患者,女,46 岁。初诊时间:2014 年 10 月 30 日。主诉:右下腹阵痛 2 年,大便有白色黏液 1 年。患者于 2012 年突发左下腹阵痛,每次大便前疼痛明显,肠镜检查示乙状结肠-直肠炎,从 2012 年至今间断用中西医治疗无明显好转。半年前大便不成形并伴白色黏液,经中西医治疗后大便更溏。现已停药。刻见:大便成形,仍有白色黏液,心前区偶有刺痛,纳可,寐差,口苦,脱肛,小便可,舌质暗,苔少薄黄,脉细。西医诊断:乙状结肠-直肠炎。中医诊断:腹痛。辨证:肠腑湿热。既往史:胃窦炎,腰椎病。拟清热燥湿,补中益气为法。处方:乌梅6 g,黄连6 g,黄芩6 g,马齿苋20 g,赤芍、白芍各20 g,川芎12 g,白头翁15 g,全蝎6 g,延胡索15 g,黄芪15 g,炒白术10 g,防风15 g,柴胡10 g,升麻6 g,炒山楂15 g,炒二芽各10 g,白芷10 g,藿香15 g,乌贼骨15 g,生甘草10 g。7剂,日1剂,水煎服。

二诊(2014年11月6日):患者服上方后腹痛缓解,大便每日1~2次,成形,唯睡眠不足,舌质红,苔薄黄,脉弦细。处方:续上方加茯神15 g,炙远志10 g。12剂,日1剂,水煎服。

患者服药后病情不断改善,以上方加减,调养半年,诸症缓解,唯午后仍略脱肛,遂守方调养,巩固疗效。

案3:患者,女,45岁。初诊:2013年10月31日。主诉:便血7个月余。2013年3月于某医院检查示"溃疡性结肠炎""内痔"。刻诊所见:大便带鲜血,每日3~4次,大便时有不成形,色偏深褐,伴有肠鸣、腹胀,食后作甚,无嗳气,无反酸等症状。纳可,饮少,月经长期提前7~10日而至,睡梦,古质红,苔薄黄,脉数。西医诊断:溃疡性结肠炎。中医诊断:便血。辨证:热盛动血。拟清热化湿,凉血止血为法。处方:乌梅10 g,黄连6 g,黄芩10 g,黄柏10 g,秦皮10 g,白头翁15 g,乌贼骨15 g,茜草20 g,白及15 g,侧柏炭15 g,地榆炭10 g,槐花10 g,陈皮12 g,炒二芽各10 g,柴胡10 g,黄芪15 g,升麻6 g,砂仁6 g,生甘草8 g。7剂,日1剂,水煎服。

二诊(2013年11月7日):患者服药后血止,舌质红,苔薄黄,脉弦细。续上方加炒山楂10 g,炒神曲12 g。7剂,日1剂,水煎服。为巩固疗效,原方化裁数月,随访1年未复发。

按:以上3则案例均为慢性难治性肠胃病,均为迁延久利、虚实并见,故均以乌梅丸变通治疗,又根据病机偏重及兼夹不同而随证化裁。

案1为湿重于热,症状以腹泻为主,舌苔白而微腻,病位偏于脾,故治宜芳香化湿、补气健脾,方用乌梅丸法合雷氏芳香化浊法,藿香、佩兰辛温芳香,辛散则湿开；炒白术、茯苓、太子参、山药补气健脾，脾运则湿化；紫苏叶、荆芥辛温理气，气行则湿动；防风升清止泻，炒山楂醒胃助运，故全方重在健脾化湿，升已而降。

案 2 为湿热并重，症状以腹痛为主，兼腹泻，热象已显，病在脾胃，脾虚胃热，故治宜清热化湿，健运脾胃，方用乌梅丸法合痛泻要方、补中益气汤之意，藿香芳香化湿，配以黄连、黄芩辛开苦降，炒山楂、炒二芽健脾助运，白头翁、马齿苋清胃肠湿热，此为治本；赤芍、白芍、川芎、延胡索、全蝎平调气血、通络以止腹痛，防风、炒白术、白芍寓痛泻要方以止久泻，乌梅、乌贼骨收涩止利，黄芪、炒白术、柴胡、升麻、生甘草寓补中益气汤健脾升阳之意，以提肛脱，此为治标，故全方标本兼顾，共调脾胃。

案 3 为热重于湿，症状以便血为主，病位偏于胃肠，故治宜凉血止血，清热调气，方用乌梅丸合槐花散、白头翁汤之法，白头翁、秦皮、黄柏清热解毒、坚肠胃；以槐花、侧柏炭寓槐花散之意，领乌贼骨、茜草、白及、地榆炭大队血药凉血止血；陈皮、炒二芽、柴胡、黄芪、升麻、砂仁健脾调气，气行则血行，故全方重在凉血调气，清胃肠之湿热。

3. 结语

本病病机特点多湿热相杂，虽可以湿为主，但"在阳旺之躯，胃湿恒多；在阴盛之体，脾湿亦不少，然其化热则一"，因其主要表现为肠胃的病变，更易于热化，甚至燥化入血。故李教授在临证时，无一例外去附子、桂枝、细辛、干姜等大热之品，根据湿热比例，而变化温阳的药物和用量；此外，在养血活血方面，由于当归甘温，故李教授易当归为生地黄、阿胶、赤芍、白芍，热盛偏重时，用茜草、槐花、紫草等凉血止血。这些都与慢性难治性肠胃病湿热互化的病机相关，恐其用药过于辛温，助其热化和燥化，而行加减变通之法。至于苦味药的变化，李教授首选黄连、黄芩，这是由于湿热证与中焦脾胃关系密切，酌情可加入黄柏。此外，若热象已显，则佐用生甘草助以清热，反之则用炙甘草顾护中气。

慢性难治性肠胃病病程长，缠绵难愈，可能既有遗传免疫因素，又有肠道炎性感染因素,其发病机制尚不明确,故并非某一种单独疗法所能奏效。寒温诸论,源流相承,一体两面。李教授学兼寒温,强调用方务当紧扣病机,法因证易,方证相应,知守善变,寒温并举,务以灵活机变为要。

(原载于《中华中医药杂志》2016,31(2):524-526)

李家庚教授运用清肺利咽方治疗咽喉疾病经验举隅

　　清肺利咽方是李家庚教授治疗咽喉疾病的常用方。此方由经方甘桔汤加味而来。甘桔汤由桔梗、甘草两味中药组成，本为仲景治疗少阴咽痛所设，被奉为治疗咽喉疾病的基本方，如《医学心悟》云"凡咽痛，通用甘桔汤"。后世医家治疗咽喉诸病的时方也多由此方化裁。故李教授遵《素问·阴阳别论》"一阴一阳结，谓之喉痹"之意，宗仲景制方之旨，又取时方玄麦甘桔汤之用，而立验方清肺利咽方（金银花、连翘、玄参、麦冬、桔梗、生甘草、山豆根）治疗咽喉红肿疼痛、吞咽不爽、发干、暗哑等"喉痹"症状。此方具有清肺解毒、养阴利咽之功，既有金银花、连翘轻可去实之能，又含玄参、麦冬以护其虚，桔梗、生甘草甘缓升提，山豆根解毒利咽，用药专良，配方精妙。李教授用此方化裁，广泛运用于多种咽喉疾病的治疗，每获良效，现介绍于下。

　　1. 咽痛

　　患者，女，47 岁，2013 年 7 月 18 日初诊。主诉反复咽痛数年，近期因外感后复发。纳差，反酸，胃部嘈杂，曾做胃镜检查示胃溃疡，二便调，舌质红，苔薄黄脉弦。有子宫肌瘤病史。西医诊断：慢性咽炎急性发作期。中医诊断：喉痹。辨证为风热外袭，肺胃郁热上攻于咽。治宜清热解毒，宣肺利咽，方用清肺利咽方加减。处方：金银花 30 g，连翘 15 g，蒲公英 30 g，玄参 15 g，麦冬 10 g，桔梗 10 g，生甘草 8 g，山豆根 10 g，青果 10 g，木蝴蝶 10 g，胖大海 5 g，黄连 6 g，黄芩 10 g，乌贼骨 15 g，当归 6 g，炒枳壳 15 g，制乳没各 10 g。7 剂，日 1 剂，水煎服。

　　二诊（2013 年 7 月 25 日）：患者咽痛有所好转，唯胃脘嘈杂反酸。舌质红，苔薄黄，脉弦细，下颌淋巴结稍大。续上方加夏枯草 20 g，丹参 20 g，炒牛蒡子 6 g。7 剂，日 1 剂，水煎服。服药后患者病愈。

　　按：慢性咽炎是咽部黏膜、黏膜下组织及淋巴组织的弥漫性炎症，属中医学

"喉痹"范畴,病情缠绵,易于反复,顽固难愈。本案患者素有肺胃阴虚,又感风热邪毒经口鼻而入,内外合邪,上冲咽喉,攻于会厌,毒热壅滞,而成是证。治宜疏解风热,清热解毒,宣肺利咽。方用清肺利咽方加减,清热泻火,开畅肺气。又考虑患者素有子宫肌瘤病史,故加乌贼骨化血中之气,专治血闭癥瘕,当归、炒枳壳、制乳没活血散瘀,行气止痛。由于用药认真,标本兼顾,从单味药到配合应用逐一推敲,考虑周全,故病情向愈。

2. 咽部异物感

患者,男,28岁,2014年9月18日初诊。主诉咽部异物感,咽之不爽4年,咽干,时有恶心,自觉有黏痰咳之不出,纳食可,二便调,夜寐安,咽红,舌质红略有芒刺,苔白微腻,脉弦细略数。查咽部示舌面滤泡状,咽喉充血(++)。西医诊断:慢性咽炎慢性期。中医诊断:喉痹。辨证为肺气不畅,痰涎凝滞。治宜清宣肺气,化痰散结,方用清肺利咽方加减。处方:金银花20 g,连翘15 g,玄参15 g,麦冬10 g,桔梗10 g,生甘草10 g,山豆根10 g,炒枳壳10 g,制香附10 g,郁金10 g,合欢皮10 g,威灵仙15 g,丹参20 g,竹茹10 g,炒山楂15 g,藿香15 g。7剂,日1剂,水煎服。

二诊(2014年9月25日):患者用药后诸症减轻,舌质红,苔薄黄,脉弦细。续上方加木蝴蝶6 g,蒲公英15 g。7剂,日1剂,水煎服。

三诊(2014年10月9日):患者咽部异物感基本缓解,无特殊不适,舌质红,苔薄黄,脉弦细,续上方加青果6 g。7剂,日1剂,水煎服。服药后患者病愈。

按:咽部异物感是患者常见的症状之一,可见于多种咽部疾病,也可见于有咽部表现的全身疾病,多与慢性咽炎、咽异感症、慢性扁桃体炎等相关。本案患者咽喉检查示咽喉充血阳性,西医诊断为慢性咽炎,但自觉咽部如有痰核黏之不出、咽之不下、吐之不出,类似于中医学之梅核气。治宜清宣肺气、化痰散结,配以行气宽郁之品。方用清肺利咽方加减,清宣肺气,解毒利咽,养肺阴清虚热,加威灵仙清热解毒以助药力,诸药配合以治其病;炒枳壳、制香附、郁金、丹参、合欢皮行气解郁、定志宁心,以治其证;更有桔梗、炒枳壳一升一降,清宣肺气，兼以藿香之芳化、竹茹之清化、炒山楂之燥化，肺气得宣，痰涎自清。由于用药审慎，病证结合，故多年之证，1个月而愈。

3. 喑哑

患者，男，36岁，2014年4月10日初诊。声低嘶哑半年，咽干、咽痒，易咳，发音嘶哑无力。纳食可，二便调，咽喉镜检查示左侧声带麻痹。西医诊断：声带麻痹。中医诊断：喉喑。辨证为肺气失宣，阴液不足。治宜宣肺利咽，滋阴润肺，方用清肺利咽方加减。处方：夏枯草20 g，金银花20 g，连翘15 g，玄参15 g，麦冬10 g，青果10 g，木蝴蝶10 g，炒牛蒡子6 g，炙麻黄5 g，山豆根10 g，炒山楂15 g，桔梗10 g，生甘草10 g，杏仁6 g。7剂，日1剂，水煎服。

二诊（2014年5月15日）：患者用药后声音开朗，诸症改善。唯偶感咽部不适，舌质红，苔薄黄，脉弦细。处方：续上方加沙参10 g。7剂，日1剂，水煎服。用药后患者病愈。

按：喑哑属于中医学"喉喑"范畴。古人云：肺如金钟，撞即鸣，"肺为声音之门"，并立有"金实不鸣""金破不鸣"之论。"金实不鸣"为实证，多因风寒、风热、痰热犯肺所致肺气不宣，邪滞喉窍，声门开合不利；"金破不鸣"为虚证，多因阴精损耗所致喉窍失养。李教授认为喑哑之病，病位在肺，肺为清虚之脏，其受病，宣发肃降功能失于正常，治疗重在宣畅肺之气机，药用微苦微辛之味，如吴鞠通所言"微苦则降，辛凉则平"。本案患者初为暴喑，病程迁延难愈久至半年，以实为主，兼夹肺阴不足之证。故治宜宣肺利咽，滋阴润肺。方用清肺利咽方为主，清肺开肺润肺，载药达肺，再加夏枯草清热解毒，青果、炒牛蒡子、木蝴蝶清润利咽，濡养咽喉；炒山楂行气，醒胃助运；炙麻黄味辛性温，既可助以调畅肺气，又可防制寒凉太过，配以杏仁，一升一降，肺气宣降相济。诸药配合，寒温并施，清热又不凉遏，滋阴又无滋腻之弊，共奏清热宣肺、养阴利咽之功。二诊时，患者喑哑之证明显好转，咳嗽减轻，舌质、脉象均提示疾病向愈，为稳固疗效，继以清润宣肺之品，并加入沙参，与麦冬同用，增强滋阴润肺生津之功效。

4. 结语

清肺利咽方是李教授宗仲景制方之意，将经方、时方、验方合为一体，广泛用于治疗咽喉急慢性疾病,甚至危重病的有效实例。在临床实践中,李教授标本兼顾、病证结合、各有侧重。如咽痛者多偏于清热解毒利咽;有咽部异物感者,则以行气化痰为重;喑哑者则重以宣肺养阴。病机相同,病证各异,均在清肺利咽方的基础上,灵活加减,体现了"异病同治"的原则,也可见李教授精于辨证、承古治新之经验。

（原载于《湖北中医药大学学报》2015,17(4):93-94)

荆楚中医药继承与创新出版工程·

荆楚医学流派名家系列（第一辑）

李家庚

医案精选

丹　毒　案

温某,男,59 岁。

初诊:2012 年 10 月 25 日。

主诉:左下肢丹毒频发 3 年,右下肢丹毒发作月余。

现病史:左下肢丹毒去年发作 7～8 次,今年发作 2 次,近来又发右下肢丹毒,发作时红肿痛,甚则高热,常用抗生素治疗。现见右下肢红肿甚,左下肢色暗。舌质红,苔薄黄,脉弦。

辨证:湿热内蕴,热毒郁蒸于下肢。

治法:清热解毒,活血化瘀,杀虫止痒。

处方:金银花 30 g,连翘 15 g,蒲公英 30 g,生地黄 15 g,牡丹皮 10 g,赤芍 30 g,当归 10 g,川芎 15 g,鸡血藤 15 g,夏枯草 20 g,黄柏 15 g,苍术 30 g,土茯苓 20 g,桃仁 10 g,红花 10 g,黄芪 20 g,车前子 10 g,泽泻 10 g,白茅根 20 g,生甘草 10 g。7 剂,日 1 剂,水煎服。

二诊:患者右下肢红肿明显减轻,纳可,舌质红,苔黄,脉弦。处方:黄柏 15 g,苍术 50 g,薏苡仁 20 g,威灵仙 15 g,金银花 30 g,连翘 15 g,蒲公英 20 g,丹参 20 g,赤芍 30 g,当归 10 g,川芎 15 g,鸡血藤 15 g,土茯苓 20 g,生地黄 15 g,牡丹皮 10 g,苦参 10 g,紫草 6 g,白鲜皮 15 g,黄芪 30 g,炒山楂 15 g,夏枯草 20 g,白茅根 20 g,茯苓 20 g,生甘草 10 g,木瓜 12 g。7 剂,日 1 剂,水煎服。

三诊:患者右下肢踝关节处红肿有减,舌质红,苔薄黄,脉弦。继用上方化裁,前后服用 50 余剂,诸症缓解。3 个月后电话随访,患者诉诸症消失,血常规、血沉等检查正常。

按:本案例患者曾采用抗生素治疗,效果不明显,反复发作。分析原因如下:患者是四川成都人,地处湿热之地,湿为阴邪,易袭下部,故此人丹毒发于下肢,而此人又嗜食辛辣、喜饮酒,体内蕴热,又感湿热之邪,是以病情反复。李家庚教授采用辨病与辨证相结合的方法,虚实兼顾,标本同治,灵活遣方用药,抓住湿、热、毒、瘀这一病机特点；以清热、凉血、泻火、解毒为治疗原则，用药不拘于方，以"急则治其标，内外兼治"为准则，先以消患者之痛苦为要，故方中先以金银花、连翘、蒲公英清热解毒，夏枯草清泄郁火，消患处之红肿热痛；方中重用苍术，最大用量可至 50 g，因其味辛、苦，性温，归脾、胃、肝经，具有燥湿健脾之功，与黄柏配伍可清饮酒所致之脾胃蕴热；生地黄、牡丹皮清热凉血养阴；当归、赤芍、川芎、鸡血藤活血和营；桃仁、红花活血祛瘀；土茯苓、苦参、紫草、白鲜皮杀虫、解毒、止痒；薏苡仁、车前子、泽泻利水渗湿；佐以黄芪益气，托毒外出。现代研究表明，黄芪有增强免疫功能、促进机体代谢、抗菌及抑制病毒的作用；生地黄、赤芍、当归、川芎对多种杆菌、球菌有较强的抑制作用；夏枯草对溶血性链球菌有抑制作用；苍术的有效成分 β-桉叶醇、茅术醇有显著的药理活性，对胃肠运动功能有双向调节作用，同时还具有抗溃疡、抗菌、抗炎等作用。诸药配伍，具有抗菌、消炎、退热、镇痛等作用，促进并改善血液微循环，增强免疫功能。本病治疗以内外兼顾，注意饮食为重，除以上药内服外，嘱患者禁辛辣、酒热之品，下肢伤处时有瘙痒，嘱其用碘伏擦拭，或用中药（金银花、连翘、蒲公英、紫草、土茯苓、苦参、白鲜皮）煎水清洗患处，切勿用手挠，以防伤处感染。如此则有利于病情康复。本案例从侧面表明，中医药治疗丹毒具有方法多样、疗效确切等特点，尤其是中药内服与中药外敷外洗相结合，充分体现了中医外治之理即内治之理、外治之药即内治之药的辨证精神。

肥 胖 案

肖某,男,16 岁。

初诊:2009 年 3 月 12 日。

主诉:肥胖,皮肤变黑 5 年余。

现病史:患者从 2003 年起身体逐渐肥胖,现身高 190 cm,体重 110 kg,身体皮肤变黑,食欲明显增加。近 3 个月遇热或运动,心烦燥热不能忍受,头、胸、背起红斑疹,瘙痒刺痛,影响学习及生活。患者曾到某大医院门诊多次就诊,2 次住院治疗。诊断如下:肥胖原因待查,单纯性肥胖? 代谢综合征? 脂肪肝。服用西药双环醇片、多烯磷脂酰胆碱胶囊等无效,今求中医诊治。刻诊所见:患者身材高大,体形肥胖,虽初春时节,着单衣,全身皮肤发黑,颈部色黑明显,躯干及上臂等处有紫暗疹块,舌质红,苔微黄腻,脉弦。

实验室检查:生化检查发现,尿皮质醇水平升高;血皮质醇分泌异常;B 超示脂肪肝;肝功能检查示 GPT 153 U/L;CT 示右侧肾上腺分叉处饱满。

辨证:脾虚湿盛,郁久化热,病久血瘀。

治法:清热解毒,祛风除湿,凉血活血。

处方:何首乌 12 g,生地黄 15 g,牡丹皮 10 g,川芎 15 g,赤芍、白芍各 15 g,金银花 20 g,连翘 15 g,蒲公英 20 g,全蝎 10 g,荆芥 10 g,防风 15 g,蝉蜕 15 g,白鲜皮 10 g,苦参 12 g,炒栀子 10 g,龙胆草 10 g,炒山楂 15 g,白茅根 20 g,薏苡仁 20 g,生甘草 8 g。14 剂,日 1 剂,水煎服。

二诊:上方连服 14 剂,患者燥热减轻,饮食减少,大便 2～3 次/日,面、颈部红疹减少,瘙痒刺痛,皮肤黑色,睡眠差,舌质红,苔微黄腻,脉弦。分析:患者燥热减轻,饮食减少,大便 2～3 次/日,说明药已中病。在原方的基础上酌加活血止痛、通腑泄浊之品。处方:用 3 月 12 日方去薏苡仁,加当归 10 g,制乳没各 6 g,知母 15 g,火麻仁 15 g,苦参加至 15 g。日 1 剂,水煎服。

三诊：上方用至 60 余剂，患者心烦燥热、皮肤红疹瘙痒刺痛消失，皮肤颜色、食欲恢复正常，体重下降 10 余千克，已能正常生活、学习。复查肝功能正常。嘱患者加强体育锻炼，节制饮食，继续上方巩固疗效。

按：肥胖是由多种原因导致体内膏脂堆积过多，体重异常增加，或伴有头晕乏力、神疲懒言、少动多气等症状的一类疾病。历代医籍对肥胖的论述颇多，如《素问·阴阳应象大论》有"肥贵人"及"年五十，体重，耳目不聪明"的描述；《景岳全书》认为肥人多气虚；《丹溪心法》认为肥人多痰湿。肥胖多因年老体弱、过食肥甘、缺乏运动、先天禀赋等致气虚阳衰、痰湿瘀滞而成。治疗以补虚泻实为原则：健脾益气，祛湿化痰，结合消导、通腑、化瘀等法，以祛除体内痰浊、瘀血、膏脂等。临证时根据病情的偏重而有所侧重。李家庚教授谓此患者体形肥胖，全身皮肤发黑，遇热心烦燥热，乃多食肥甘、脾虚湿盛、郁久化热、病久血瘀所致；需清热解毒，祛风除湿，凉血活血。故方用炒栀子、龙胆草、苦参、白茅根清热利湿以除燥热；生地黄、牡丹皮、川芎、赤芍、白芍、当归、制乳没活血止痛；金银花、连翘、蒲公英、知母清热解毒；全蝎、荆芥、防风、蝉蜕、白鲜皮祛风止痒；何首乌、火麻仁通腑泄浊使膏脂去有出路；炒山楂、薏苡仁健脾和胃；生甘草调和诸药。全方共奏清热利湿、活血止痛、祛风止痒之功。

间质性肺炎案

吴某,女,45 岁。

初诊:2009 年 6 月 4 日。

主诉:咳喘反复发作 5 年余。

现病史:动则咳嗽、气喘,丧失劳动力,饮食起居均需人照顾。每日口服激素维持,中西药服用无数均不能控制。稍有不慎便发热、咳喘加重,每月均需住院治疗 1～2 次,5 月 31 日再发热、咳喘,行西药输液治疗罔效,特请中医诊治。刻诊所见:咽痒,咳嗽,气喘甚而不能平卧,面色苍白,舌质红偏暗,苔微黄腻,脉弦细滑。

既往史:既往有鼻炎病史 10 余年。

实验室检查:2005 年在武汉某医院做 CT 检查示间质性肺炎。

辨证:病程日久,肺脾气虚,痰浊壅肺,肺失宣肃。

治法:清热化痰,止咳平喘,益气固卫。

处方:桑叶 15 g,杏仁 10 g,法半夏 10 g,陈皮、橘络各 10 g,荆芥 10 g,防风 15 g,款冬花 15 g,蒸百部 15 g,蝉蜕 10 g,炒地龙 10 g,麻黄 10 g,藿香 15 g,乌梅 10 g,五味子 10 g,丹参 20 g,炒牛蒡子 10 g,桔梗 10 g,黄芩 12 g,黄芪 15 g,炒白术 12 g,鱼腥草 20 g,生甘草 10 g。7 剂,日 1 剂,水煎服。

二诊:患者用药后无发热,咳喘明显减轻,痰多色白黏稠,舌质红,苔薄黄,脉弦细滑。效不更方,继用上方加玄参 15 g,再服 14 剂。

三诊:患者症状大为好转,偶有咳嗽,痰少色白,不喘,可自行上下楼梯,生活完全自理,面色红润。后宗此方加减服用 3 个月以善其后,随访未见复发,未再发热,亦未再住院。

按:间质性肺炎以弥漫性肺实质炎症和间质纤维化为基本病理改变,临床表现为干咳、活动性呼吸困难、心悸、发热等。西医传统治疗以糖皮质激素为主,也仅在疾病早期或纤维化活动期方可收到一定的效果,但毒副作用明显。从中医学的角度探求治疗特发性间质性肺炎的研究已引起学术界普遍关注。中医学中并无间质性肺炎这一病名,其临床表现、病理变化及预后情况散见于咳嗽、哮病、喘证、肺痿等证范畴。病机以气阴两虚为本,瘀毒互结为标,瘀血闭阻肺络贯穿于疾病的始终,治以益气养阴、化瘀解毒、活血通络。李家庚教授谓患者平素咳喘多年,痰浊壅肺,肺脾气虚,此次外感风热,牵动宿疾,肺失宣肃,致使咳喘加重。治宜清热化痰,止咳平喘,益气固卫。故用黄芪、炒白术、五味子、乌梅补肺健脾,益气固卫以治本;桑叶、杏仁、法半夏、陈皮、橘络、款冬花、蒸百部、鱼腥草、桔梗、黄芩润肺止咳,清热化痰;炒牛蒡子、蝉蜕、荆芥、防风、桔梗、藿香外散表邪;炒地龙、麻黄止咳平喘;丹参活血通络逐瘀;生甘草调和诸药,止咳化痰。全方共奏止咳平喘之功。李教授认为,临证立方遣药,主要在于契合病机,抓住重点,结合患者实际情况,才能药到病除。

更年期综合征案

患者,女,58岁。

初诊:2007年6月26日。

主诉:左耳耳鸣反复发作8年,加重2个月余。

现病史:自述50岁停经后,出现左耳耳鸣,近2个月加重。在当地医院检查未见异常。自服杞菊地黄丸未见好转,遂来就诊。刻诊所见:无明显诱因出现阵发性烘热,耳鸣不断,胸闷,心烦不眠,盗汗,大便干结,日行1次,舌质红,苔白腻,脉弦。

辨证:湿热蕴结,肝肾阴虚。

治法:清热除湿,补益肝肾。

处方:夏枯草15 g,菊花10 g,葛根15 g,钩藤12 g,丹参20 g,赤芍、白芍各15 g,桃仁10 g,红花10 g,瓜蒌皮6 g,薤白10 g,女贞子10 g,金银花30 g,连翘15 g,茯神20 g,煅龙牡各15 g,制香附15 g,山楂15 g。7剂,日1剂,水煎服。

二诊:患者服上方后睡眠及大便情况改善,但仍有耳鸣,易出汗,舌质红,苔薄黄,脉弦。守上方加浮小麦30 g,磁石20 g,天麻10 g,再服7剂。后随证加减继服14剂。复诊时患者自述诸症明显好转,耳鸣、胸闷感消失,唯偶有盗汗。效不更方,守6月26日方加炒栀子10 g,天麻10 g,磁石20 g,生地黄15 g,7剂。用药后患者诸症尽去,随访至今未见再发。

按:更年期综合征,中医称为"经断前后诸症"或"绝经前后诸症"。中医认为,本病的发生主要与肝肾不足有关。本病患者所出现的烘热、耳鸣、心烦不眠、夜间盗汗为绝经后肝肾阴虚之象。又因夹杂湿热之邪,故而胸闷、大便干结。故治疗以清热除湿、补益肝肾为主。药用女贞子、白芍养血平肝,补益肝肾;夏枯草、菊花、葛根、钩藤、天麻、金银花、连翘、炒栀子清热平肝;红花、赤芍、丹参、桃仁、生地黄凉血活血；制香附疏肝理气；瓜蒌皮、薤白清热除湿，宽胸散结；茯神利水渗湿，配以煅龙牡、磁石平肝安神，山楂健脾安神，浮小麦敛汗除热。全方标本同治，在补益肝肾的同时，配伍清热祛湿和宽胸行气之品以防留寇。由于药物中的，故疗效明显。

顽固性荨麻疹案

患者,女,25岁。

初诊:2006年10月16日。

主诉:无明显诱因出现全身皮肤瘙痒,反复发作5年。

现病史:曾在多家医院就诊,诊断为荨麻疹。某医院查过敏原甚众,稻米、黄豆亦在过敏原之列。曾服用氯雷他定、葡萄糖酸钙等西药,服药时症状减轻,然停药后即复发。刻诊所见:全身皮肤有红色小丘疹,自觉瘙痒难耐,烦躁不安,面部稍水肿,常打喷嚏,纳食、二便尚可。皮肤划痕试验(+)。舌质红,苔微黄,脉弦细。

辨证:气血不足,风毒侵袭。

治法:补益气血,祛风止痒。

处方:制何首乌12 g,生地黄15 g,牡丹皮10 g,当归8 g,赤芍、白芍各15 g,川芎15 g,全蝎8 g,金银花30 g,苦参12 g,白鲜皮15 g,蝉蜕10 g,荆芥10 g,防风15 g,蛇床子10 g,黄芪15 g,炒白术10 g,炒山楂15 g,茯苓15 g,白茅根15 g,炙甘草8 g。7剂,日1剂,水煎服。

二诊:患者服上方后丘疹消失,水肿及瘙痒症状明显减轻,自觉轻松很多,偶在劳累后发作。守原方继服半个月,患者诸症尽去。后随访至今未再发。

按:慢性荨麻疹属中医学"瘾疹"范畴。中医认为,荨麻疹的发病多因禀赋不足,以饮食、外邪或情志为诱因;或因平素体虚卫表不固复感风热、风寒之邪,郁于皮毛肌腠之间而发病;或因情志不遂、肝郁不舒、气机壅滞不畅、郁而化火、灼伤阴血、感受风邪而诱发。本病与五脏中的肺、脾、肾的关系尤为密切。本例患者发病日久又兼有气血不足之象。故以治本为主,标本兼治。药用黄芪、防风、荆芥益气固表；苦参、蛇床子、白鲜皮、蝉蜕、全蝎祛风止痒；炒白术、茯苓、炒山楂健脾益气；制何首乌、当归、生地黄、赤芍、白芍养血滋阴；牡丹皮、金银花、白茅根、川芎清热凉血，活血散瘀，取"治风先养血，血旺风自灭"之意；炙甘草调和诸药。

慢性萎缩性胃炎案

患者,男,55 岁。

初诊:2007 年 7 月 3 日。

主诉:胃脘胀痛反复发作 8 年余。

现病史:发作时胃脘部有烧灼感,食后有饱胀感,常自服三九胃泰颗粒、胃炎康胶囊等,服药后症状可稍缓解,但停药后复发。刻诊所见:大便溏,每日 2~3 次,舌质红暗,苔黄微腻,脉弦细。

实验室检查:曾在当地医院行胃镜检查提示慢性萎缩性胃炎(重度)。查幽门螺杆菌(HP)阳性。组织细胞学检查:有淋巴细胞和浆细胞浸润,肠上皮化生,胃腺体减少不少于 2/3。

辨证:脾胃失和,湿浊中阻。

治法:调和脾胃,行气化湿。

处方:法半夏 10 g,黄连 8 g,黄芩 10 g,乌贼骨 15 g,枳实 15 g,厚朴 12 g,陈皮、橘络各 10 g,佛手 10 g,香橼皮 10 g,山楂 15 g,鸡内金 15 g,砂仁 10 g,丹参 15 g,赤芍、白芍各 15 g,藿香 15 g,炙甘草 8 g。7 剂,日 1 剂,水煎服。

二诊:患者服药后症状明显减轻,但大便次数仍较多,舌质红偏暗,脉弦细。守上方加马齿苋 30 g、大腹皮 15 g,7 剂,日 1 剂,水煎服。后守原方随证加减继服 2 个月,诸症消失。胃镜复查示慢性浅表萎缩性胃炎;查 HP 阴性。组织细胞学检查示轻度肠上皮化生,胃腺体减少小于 1/3。嘱停药观察,随访至今未再发。

按:本病属中医学"胃痛"的范畴。多为饮食不节,情志不遂,劳倦内伤,以致脾胃虚寒,脾虚失运,六淫七情之致病因子乘虚侵犯中土,或为寒热互结,或为湿热内蕴,或为肝木克土,导致脾气不升,胃气不降,中焦运化失司。复因病情缠绵,经久难愈,久病入络,胃络瘀滞而发展为本病。治疗以和中降逆、益气养胃为主。本案所拟方中，以法半夏辛苦为君，散寒消痞和阴，协调脾胃升降；黄芩、黄连苦寒为辅，苦寒泻热和阳；佛手、香橼皮、藿香、砂仁理气和中，化湿行气；乌贼骨制酸止痛；枳实、厚朴、陈皮、橘络行气消痞；山楂、鸡内金健脾消食；丹参、赤芍、白芍养血活血；炙甘草调和诸药。综观全方，辛开苦降，寒热并用，故用于本病疗效显著。

Evans 综合征案

杨某,男,17 岁,学生。

初诊:2012 年 8 月 10 日。

主诉:Evans 综合征表现年余。

现病史:胸背、四肢皮肤散在大小不一的斑块,瘙痒。曾因头昏、乏力、膝关节痛先后在深圳、武汉等地三级甲等医院住院诊治,用糖皮质激素治疗。现精神疲乏,皮肤、目睛黄染。纳食较差,小便带黄,舌质红,苔薄白,脉弦。

辨证:血虚正耗,湿热内生。

治法:清热退湿,气血同补。

处方:太子参 10 g,炒白术 15 g,茯苓 15 g,当归 6 g,赤芍、白芍各 15 g,川芎 12 g,鸡血藤 15 g,生地黄 15 g,牡丹皮 10 g,黄芪 15 g,防风 12 g,白鲜皮 15 g,白花蛇舌草 20 g,仙灵脾 20 g,金银花 20 g,柴胡 15 g,白茅根 20 g,茵陈蒿 20 g,生甘草 6 g。7 剂,日 1 剂,水煎服,分 3 次温服。

二诊:复诊时患者皮肤黄染色泽较之前要浅,查目睛亦有好转,唯全身乏力,易头晕,遂续用原方加葛根 12 g、钩藤 10 g,14 剂,继续服用。

三诊:患者较前头晕昏眩减少,全身乏力亦有所好转,唯大小便灼热依旧,续二诊方加车前子 10 g、紫草 15 g、泽泻 10 g、黄柏 12 g。

上方化裁服用 2 个月后,患者病情趋向稳定、好转,遂延余师作处方膏药丸剂,以巩固调养。

按:Evans 综合征是指温抗体型自身免疫性溶血性贫血(AIHA)伴血小板减少的一类特发性血小板减少性紫癜,溶血与血小板减少发病可先后不一。病因可分为原发性和继发性两种。继发性 Evans 综合征可继发于结缔组织病,其与系统性红斑狼疮密切相关。临床表现为出血、贫血、黄疸、肝脾肿大,少数患者可有血尿、血红蛋白尿、肾脏功能受损及腹痛等。抗人球蛋白试验(Coombs

试验）阳性。若患者 Coombs 试验阴性，考虑可能与下列因素有关：红细胞表面结合 IgG 和（或）补体分子过少，未达到 Coombs 试验所能检测的阈值范围；或由 IgA 介导的溶血，用常规的直接抗人球蛋白试验（DAT）检测多为阴性，且比被 IgG 包被的红细胞更容易发生溶血；溶血有时更严重；亦或自身抗体的解离常数高，在常规洗涤过程中抗体已脱落。

　　李家庚教授认为，目前西医针对 Evans 综合征所采用的疗法，无论是注射激素还是行切脾手术，对患者身体功能都有不同程度的影响；而中医对于 Evans 综合征的辨证施治有较好的疗效，毒副作用也较小。从中医角度而言，Evans 综合征多属血虚正耗，阴虚内热，治宜扶正固本，益气养血；加之患者伴有黄疸，故亦应清热解毒，渗湿退黄。肝主藏血，脾主统血，故用药尤宜以入肝、脾两经为主，以达增强摄血、减少出血之功。气随血脱，故养血的同时亦应益气；血虚内热，则更易耗伤津液，亦应兼顾清热养阴。出血致瘀点、瘀斑结于皮下，血瘀易致饮停而生湿，湿热互结则易致黄疸，辨治的同时更应顾及清热退黄，渗湿利水，统筹兼顾，综合调理。方中太子参、炒白术、茯苓补益正气；当归、黄芪气血双补，相辅相成；赤芍、白芍、川芎、鸡血藤、生地黄、牡丹皮滋阴补血；葛根、钩藤、防风、白鲜皮祛风解毒；白花蛇舌草、仙灵脾、金银花、连翘、白茅根清热解毒，渗湿利水，其中金银花、连翘还能增强机体抗病毒能力；茵陈蒿利湿退黄；生甘草调和诸药，缓中补虚。全方用药针对性强，寓泻于补，攻补兼施，扶正而祛邪，顾及周全。

黄 褐 斑 案

王某,女,44 岁。

初诊:2014 年 5 月 15 日。

主诉:面部色素沉着斑 4 年。

现病史:颜面颜色逐渐加深,遍及额、颊、鼻及口周等,呈点片状,无鳞屑,不痛不痒。经湖北某医院诊断为黄褐斑。每次月经前 2 天出现小腹疼痛,月经后消失,月经量逐渐减少,夹有血块,纳食一般,干咳,二便尚可,舌质红,苔薄黄,脉弦滑。

辨证:气滞血瘀,痰湿蕴热,外感风邪。

治法:理气活血,健脾祛湿,祛风消斑。

处方:金银花 20 g,连翘 15 g,炒枳壳 15 g,制香附 15 g,柴胡 10 g,炒白术 12 g,茯苓 15 g,茯神 15 g,炙远志 10 g,石菖蒲 8 g,丹参 20 g,赤芍、白芍各 20 g,薏苡仁 20 g,威灵仙 15 g,紫苏叶 10 g,杏仁 6 g,延胡索 12 g,白芷 15 g,炒山楂 15 g,生甘草 8 g。10 剂,日 1 剂,水煎服。

二诊:患者服上方 10 剂,面部黑斑减退,唯饮冷后干咳未去,舌质红,苔薄白,脉弦细。续上方加炙麻黄 5 g,玄参 10 g。14 剂,日 1 剂,水煎服。

三诊:患者服上方 14 剂后,面部黑斑消退 80% 以上,月经逐渐正常。舌质红,苔薄黄,脉弦细。续 5 月 15 日方加玄参 12 g,制僵蚕 6 g,炙麻黄 6 g。又服药 1 个月,色素斑基本消退。

按:黄褐斑是常见的难治损容性皮肤病,相当于中医学"黧黑斑""面尘""面色黧黑""肝斑"等疾病。《外科正宗》曰:黧黑斑者,水亏不能制火,血弱不能华肉,以致火燥结成斑黑,色枯不泽,朝服肾气丸以滋化源,早晚以玉容丸洗面斑上,日久渐退,兼戒忧思、动火、劳伤。《诸病源候论》曰:"面黑皯者,或脏腑有痰饮,或皮肤受风邪,皆令血气不调,致生黑皯。五脏六腑,十二经血,皆上于面,夫血之行,俱荣表里。人或痰饮渍脏,或腠理受风,致血气不和,或涩或浊,不能荣于皮肤,故变生黑皯。若皮肤受风,水治则瘥。腑脏有饮,内疗方愈也。"清代王清任曰:元气既虚,必不能达于血管,血管无气,必停留而瘀。血为气之母,气为血之帅;气行则血行,气滞则血瘀。李家庚教授根据上述理论指出,黄褐斑发病的原因主要有三个方面:①其发病与肝、脾、肾三脏有关,或由肝郁气滞、气血失和、不能上荣于面而成斑。或由饮食不节、忧思过度、损伤脾胃、脾虚失运、气血生化无权、痰湿凝聚,晦浊之气循经上熏于面、凝滞肌肤而成斑。或由房事不节、病久失治、肝肾阴虚、冲任失调、水火不济、虚火上炎以致肌肤失常。②风邪客于营卫、肌肤气血失和是导致黄褐斑形成的原因。③慢性疾病日久,气血运行不畅,气滞血瘀,久病必有瘀而形成色素沉着。故治疗以疏肝、健脾、滋肾、祛风、活血化瘀为基本原则。

本案患者因气滞血瘀、痰湿蕴热及外感风邪客于营卫、肌肤气血失和所致,治宜理气活血,调理冲任,健脾祛湿,祛风消斑。方中重用丹参、赤芍活血化瘀,且"女子以肝为先天",故配以柴胡、炒枳壳、白芍疏肝柔肝解郁,制香附、延胡索、白芷理气解郁而调经止痛,冀肝气得舒,肝体得养,肝热得泄,经脉通利。另用金银花、连翘清热祛风,紫苏叶、杏仁宣肺止咳。《太平圣惠方》云:"夫面黄褐色者,由脏腑有痰饮。"脾气不足,运化失司,气血无以化生,水湿内蕴,以致气血失荣于面,而水湿之气上返于面,故加炒白术、茯苓、薏苡仁健脾祛湿。并用威灵仙祛湿通络,《本草正义》载"威灵仙,以走窜消克为能事,积湿停痰,血凝气滞,诸实宜之"。炒山楂健胃消食,且有活血化瘀之疗效。另李教授根据既往经验认为本病多伴有精神不畅,寐差,故加茯神、炙远志、石菖蒲宁心益智安神,促进睡眠。

黄褐斑并发白癜风案

李某,女,52岁。

初诊:2014年6月12日。

主诉:面部色斑反复发作10年。

现病史:自诉10年前逐渐发现面部起黑斑,以两颊部为重,并伴有散在白斑,双颈、腹股沟处亦有成片白斑,经武汉某医院诊断为黄褐斑并发白癜风。纳食一般,二便尚可,舌质红,苔薄黄,脉弦细。

辨证:肝肾不足,气滞血瘀,风邪袭腠。

治法:滋补肝肾,活血化瘀,散风消斑。

处方:制何首乌12 g,生地黄10 g,熟地黄10 g,当归8 g,赤芍20 g,川芎15 g,鸡血藤15 g,丹参20 g,荆芥10 g,防风15 g,白鲜皮15 g,全蝎10 g,僵蚕10 g,白芷15 g,炒山楂15 g,白茅根20 g,生甘草8 g。14剂,日1剂,水煎服。

二诊:服上方14剂,皮肤较前润泽,面部黑斑逐渐减退,续上方加白蒺藜12 g,黄芪20 g,炒白术12 g。续服1个月后,色素斑明显变淡,色素脱失斑明显缩小。

守二诊方继服1个月,面部皮肤基本恢复正常,临床治愈。

按:李家庚教授认为黄褐斑是一种慢性皮肤疾病,根据临床表现,多数患者与气滞血瘀有关,尤其是某些慢性病患者,由于久病夹瘀、气血运行不畅、脉络瘀阻或冲任失调、气血失和而导致气滞血瘀、脉络瘀阻、面部肌肤失养。本病因肝肾不足、久病成瘀并风邪袭腠而致,肾为水火之脏,久病伤肾或房劳过度损伤肾精,使水亏火旺,虚火上炎,郁结不散,致色素沉着或脱失。故加用制何首乌、生地黄、熟地黄滋补肝肾。因此病病程过久,久病必有瘀,故用当归、赤芍、川芎、鸡血藤、丹参、白芷活血化瘀,又因久病入络,故用全蝎、僵蚕走血分,通络息风散结。白茅根益气除瘀,《神农本草经》载其"主劳伤虚羸,补中益气,除瘀血,血闭寒热,利小便"。另用荆芥、防风、白鲜皮共奏扶正祛邪疏风之功。

双下肢紫癜案

王某,男,22 岁。

初诊:2012 年 3 月 15 日。

主诉:双下肢紫癜 5 年余。

现病史:曾多次到全国各大医院等处诊治,查肝肾功能、三大常规无明显异常。经湖北某医院诊断为"毛细血管扩张性环形紫癜",用过维生素 C、酚磺乙胺、复方丹参片等中西药,疗效一直欠佳。刻诊所见:患者双下肢散在紫红斑,压之不褪色,呈环形,部分溃疡,现已累及膝关节下部。舌质红,苔薄黄,脉细数。

实验室检查:皮肤组织病理检查示皮肤轻度角化过度,部分棘细胞间水肿,真皮浅层血管扩张,红细胞外溢等。

辨证:脾肾不足,血热互结。

治法:益气养阴,清热凉血。

处方:生地黄 15 g,牡丹皮 10 g,赤芍、白芍各 15 g,当归 6 g,川芎 10 g,鸡血藤 15 g,黄芩 10 g,女贞子 10 g,墨旱莲 30 g,乌贼骨 15 g,茜草 20 g,金银花 20 g,连翘 15 g,蒲公英 20 g,仙灵脾 15 g,黄芪 15 g,生甘草 8 g。7 剂,日 1 剂,水煎服。

二诊:患者右下肢踝关节处略肿胀痛,活动后明显,舌质红,苔薄黄,脉细数。仍宗上法,加薏苡仁 20 g、茯苓 20 g、炒枳实 12 g。14 剂,日 1 剂,水煎服。

三诊:患者下肢肿胀明显减轻,但溃疡未尽,舌质红,苔薄黄,脉细数。守原方加黄柏 12 g、苍术 15 g,黄芪加至 20 g,加茯苓 20 g。7 剂,日 1 剂,水煎服。

四诊:患者左下肢外踝皮肤暗紫,睡眠中擦破溃疡疼痛,舌质红,苔薄黄,脉细数。守原方加薏苡仁 15 g,黄柏 15 g,苍术 20 g,白花蛇舌草 20 g,丹参 20 g。7 剂,日 1 剂,水煎服。后连服 14 剂,紫癜、溃疡均痊愈。随访至今未复发。

按：血管性紫癜属中医学"血证""斑疹""葡萄疫"的范畴。李家庚教授认为本病与饮食不节、四时不正之气及肝脾肾不足有关，为本虚标实之证，治疗当标本兼顾。早期以实证为主，临床可辨证为风热伤络、血热妄行，而后期反复迁延，多辨证为肝肾阴虚、脾肾两虚等。

李用粹所著《证治汇补》曰，"热极沸腾发为斑"，"热则伤血，血热不散，里实表虚，出于皮肤而为斑"。清热解毒凉血是紫癜的基本治法，也正如叶天士所说"入营犹可透热转气"，"入血就恐耗血动血，直须凉血散血"。药用生地黄、牡丹皮、赤芍、茜草清热凉血，金银花、连翘、蒲公英、黄芩清热解毒，同时取金银花、连翘透热转气之功。紫癜为离经之血，皆属瘀血。《血证论》曰："故凡血证，总以祛瘀为要。"旧血不去，新血不生，故活血化瘀法亦须贯穿疾病的整个治疗过程。用当归、川芎、鸡血藤、丹参养血活血而祛瘀。李教授认为本病迁延难愈，反复发作，当从根本顾护正气，益气养阴，予白芍、女贞子、墨旱莲滋补肝肾，黄芪、生甘草、仙灵脾益气通阳，气血得调，诸症得除。可随证加减黄柏、苍术、薏苡仁、茯苓等利湿，加减海螵蛸等敛疮。

舌 尖 麻 案

李某,女,55 岁。

初诊:2012 年 4 月 12 日。

主诉:舌尖麻 2 个月。

现病史:患者舌尖如针刺,食不知五味。有颈肩关节痛。平素烦躁易怒,饮食尚可,大便干结,2～3 日 1 行,舌面粗糙、裂感,舌尖红,苔薄黄,脉弦滑。

实验室检查:查血示白细胞计数 3.29×10^9/L。彩超示左侧椎动脉走行迂曲,流速偏慢,椎动脉内径不对称(左侧狭窄)。

辨证:肝郁化火,伤津灼络,舌失濡养。

治法:清肝泻火,养阴活血通络。

处方:夏枯草 15 g,葛根 15 g,钩藤 10 g,决明子 10 g,炒枳实 15 g,制香附 15 g,藿香 15 g,佩兰 10 g,丹参 20 g,赤芍、白芍各 15 g,当归 10 g,川芎 15 g,鸡血藤 15 g,黄芪 15 g,茯神 20 g,炒栀子 10 g,全蝎 10 g,玄参 15 g,生地黄 15 g,牡丹皮 10 g,生甘草 6 g,白芷 12 g,炒水蛭 6 g,白花蛇舌草 20 g。7 剂,日 1 剂,水煎服。

二诊:患者咽干,舌尖时麻,余症有减,舌尖红,苔薄黄,脉弦滑。守上方去夏枯草、钩藤,加金银花 20 g、沙参 15 g、黄连 6 g、乌梅 6 g。7 剂。

三诊:患者舌尖麻明显缓解,舌尖红,苔薄黄,脉弦滑。原方去夏枯草、钩藤,加金银花 20 g、沙参 15 g、黄连 6 g、乌梅 6 g。7 剂。后复诊患者吃过多柿子而又舌尖不适,仍宗上法酌情加减,坚持服 14 剂,舌尖麻消失。随访至今未复发。

按:舌尖麻属中医学“舌痹”的范畴,早见于《赤水玄珠》,又名麻舌、舌自痹等,可分为虚、实两大类型。实证多由七情郁结、心火灼痰、滞涩经络所致,症见舌肿大或麻木不仁,食不知五味,刺之不知痛痒,或见舌麻如针刺,舌紫暗或有瘀斑瘀点。如《辨舌指南·辨舌证治》中所说，"舌痹者，强而麻也，乃心绪烦扰、忧思暴怒、气凝痰火而成"。而虚证多无故自痹，舌体麻木不仁，脉多虚无力。如《赤水玄珠》卷三曰，"舌无故自痹者，不可作风热治，由心血不足，用理中汤合四物汤治之"。

本案患者平素烦躁易怒，肝郁化火，木火相生，伤津灼络致舌失濡养而见舌尖麻证。方用制香附疏肝理气，夏枯草、葛根、炒栀子清泻肝火，茯神、钩藤、全蝎平肝息风，白芍、当归养血补血，滋养肝体。诸药合用，清热兼能息风，泻肝而不伤肝。舌面粗糙、裂感乃化燥伤津之故，急需通便消积，气运而津液自回。用决明子、炒枳实通便泻实。阴津不足，以玄参、生地黄、沙参养阴生津。中医认为气虚则麻，血虚则木，因此对于麻木一证，从根本上要调理气血，气血和则血脉通。黄芪、川芎、赤芍、鸡血藤、丹参、炒水蛭益气而活血。气行则血行，颈肩关节痛亦可止。黄芪、茯神健脾益气，也取仲景"见肝之病，知肝传脾，当先实脾"之意。

经期延长案

操某,女,39 岁。

初诊:2014 年 4 月 17 日。

主诉:经期延长半个月余。

现病史:患者末次月经 4 月 2 日至,延长 15 日仍未净,量少色暗,乏力腰酸,舌质红,苔黄,脉弦细。1 月 25 日在武汉某医院行宫糜术,超声示子宫肌瘤、子宫内膜增厚。

辨证:阴虚内热,冲任不固。

治法:补肾养肝,养血止血。

处方:侧柏叶 10 g,阿胶 15 g(另包烊化),生地黄 15 g,牡丹皮 10 g,白芍 15 g,川芎 10 g,当归 6 g,乌贼骨 15 g,茜草 20 g,女贞子 10 g,墨旱莲 30 g,小蓟 15 g,炒杜仲 15 g,续断 15 g,黄芪 20 g,连翘 15,砂仁 6 g,蒲公英 15 g,甘草 6 g。7 剂,日 1 剂,水煎服。

二诊:患者用药后月经干净,唯偶有少腹隐痛,舌质红,苔薄黄,脉弦细,续上方加延胡索 10 g、赤芍 15 g。10 剂,日 1 剂,水煎服,服药后痊愈。

按:经期延长是指每次行经时间超过 7 天,甚或淋漓半个月方净者。虚证多与气虚冲任失约有关,实证多与热扰冲任、血海不宁或瘀阻冲任、血不循经有关。脏腑则多与肝、肾有关。本案患者因冲任失约,血海空虚,则经期长达半个月余,量少而经色偏暗,又舌质红苔黄而脉弦,为肝肾阴虚而有虚热之象,乃本虚标实之证,故本案以经方胶艾汤为基础进行加减。

胶艾汤出自《金匮要略·妇人妊娠》:"师曰:妇人有漏下者,有半产后因续下血都不绝者,有妊娠下血者,假令妊娠腹中痛,为胞阻,胶艾汤主之。"其主治为冲任脉虚,阴血不能内守所致的妇人下血证。原文中所言漏下,即为经水淋漓不止,病机为冲任脉虚,阴气不能内守。冲为血海,任主胞胎,冲任虚损,不能约制经血,故漏下不止。本案患者症状为漏下,与原方所治病证相同,病机均为冲任失约,故以胶艾汤为主方。方中炒杜仲、续断、砂仁有补益肝肾、健脾祛湿、调补冲任之功。然本证尚有虚热,故李家庚教授妙移炒艾叶为侧柏叶,后者性寒而凉血止血,配以阿胶养血止血,生地黄、白芍、当归、川芎养血和血,甘草调和诸药。为化生气血之源,李教授又配以二至丸、乌贼骨,以及黄芪、茜草以奏补气摄血、收敛止血之功。其中,黄芪补气健脾,气旺则血充,统摄有权,患者不至于月经量少色暗,漏下不止,皆为治本。方中又有小蓟、牡丹皮、蒲公英、连翘清热凉血止血,此为治标。故本方标本兼顾,共奏气血双补、先后天并进之效。二诊时疗效明显,因患者少腹偶有隐痛,故在原方的基础上加延胡索、赤芍活血止痛,养血柔肝,以巩固疗效。

月经先期案

孙某,女,43 岁。

初诊:2013 年 7 月 18 日。

主诉:月经先期半年余。

现病史:月经周期为 15～20 天,经行少腹痛,伴有目胀,寐差,神疲乏力,手心热,纳食一般,二便尚可,胸背部、上肢、下肢见散在白斑,舌质红,苔薄黄,脉弦细。

辨证:肝脾不和,肝郁血虚。

治法:疏肝理气,调肝养血。

处方:炒枳实 12 g,制香附 10 g,郁金 10 g,柴胡 10 g,茯苓、茯神各 15 g,炒白术 12 g,白芷 15 g,刺蒺藜 15 g,菊花 10 g,枸杞子 15 g,黄芩 10 g,益母草 10 g,丹参 15 g,赤芍、白芍各 15 g,当归 6 g,太子参 10 g,地骨皮 20 g,生地黄 15 g,牡丹皮 10 g,白茅根 10 g,生甘草 8 g。7 剂,日 1 剂,水煎服。

二诊:患者复诊时上症部分减轻,唯易烦躁,腰酸胀,舌质红,苔薄黄,脉弦细,续上方加全蝎 6 g、炒栀子 10 g、炒杜仲 20 g。7 剂,日 1 剂,水煎服,服药后痊愈。

按:月经先期是指以月经周期比正常提前 7 天以上为主要表现的月经病,多因气虚冲任不固,或热扰冲任、血海不宁所致。本案患者由于肝郁血热,肝气郁结,郁久化热,热扰冲任,迫血下行,故月经提前而至。血热伤阴,则口燥咽干;肝郁克脾,脾失健运,则神疲;脉弦则为肝郁之象。李家庚教授以经方四逆散加减化裁治疗患者肝脾不和、肝郁血虚之证。

四逆散出自《伤寒论》318 条,原文:"少阴病,四逆,其人或咳,或悸,或小便不利,或腹中痛,或泄利下重者,四逆散主之。"原文中诸症的病机皆为气郁阳遏不得伸达。肝气郁结是少阴阳郁的一个重要组成部分。故四逆散主治病机为肝气郁结,谨其病机,本方常用于妇科疾病的治疗。本案患者月经先期乃肝气郁结、郁而化热所致,虽经文中未提及其证,但病机相同,故治以四逆散为主方,疏肝和脾、理气解郁。方中柴胡疏肝解郁,使肝气条达,以复肝用,白芍敛阴养血,与当归合用,相得益彰,共治血虚。佐以炒枳实既助柴胡调畅气机,又合白芍调理气血。木郁则土壅,肝病易传脾,即仲景所言"见肝之病,知肝传脾,当先实脾。"故又以炒白术、茯苓、生甘草健脾益气,非但扶土以抑木,且使营血生化有源,以增当归、白芍养血之功。又因患者神疲乏力,加入太子参补气益脾,配炒白术治劳倦乏力,加之患者月经不调,时有痛经,加制香附、郁金、益母草、白芷疏肝理气,行气活血化瘀,调经止痛。气血同治,诸药合用,共奏疏肝理气、调肝养血之功。

经行头痛案

徐某,女,36 岁。

初诊:2014 年 1 月 9 日。

主诉:经前 1 周颠顶两侧疼痛,右侧为甚 10 余年。

现病史:痛甚则感眩而致上吐下泻,夏秋之交时易流清涕、打喷嚏,鼻部堵塞不通,咽痛,睡眠一般,梦多易醒,纳可,二便调,月经每月提前 4～5 天而至,有血块,末次月经 2013 年 12 月 12 日,本次月经 2014 年 1 月 8 日,未净。舌质红,苔薄黄,脉弦细。

辨证:气滞血瘀,肝木乘脾,脾虚湿盛。

治法:疏肝理气,活血化瘀,祛风除湿。

处方:藿香 15 g,佩兰 10 g,法半夏 6 g,炒白术 12 g,白芍 15 g,炒枳壳 10 g,制香附 15 g,荆芥 10 g,防风 15 g,白芷 12 g,紫苏叶 10 g,川芎 10 g,延胡索 12 g,全蝎 6 g,砂仁 6 g,生甘草 8 g。7 剂,日 1 剂,水煎服。

二诊:患者头痛缓解,经净,舌质红,苔薄白,脉弦细,加全蝎至 8 g,加羌活 10 g、玄参 12 g。7 剂,日 1 剂,水煎服,服药后痊愈。

按:经行头痛,中医学属于经行前后诸证的范畴,在临床上有肝火证、血瘀证、血虚证,多采用行气活血、化瘀止痛等治法。本案患者由于肝失血养、肝经易郁、气机失畅、郁而化火、循足厥阴肝经上扰脑络而致颠顶疼痛;气滞痰阻于鼻咽部,造成鼻塞不通、咽痛;肝气郁滞,郁久化热,热伤冲任,迫血妄行,遂致月经提前。李家庚教授诊断其为气滞血瘀证,以经方枳实芍药散加减来治疗。

在《金匮要略·妇人产后》中枳实芍药散用来治疗妇人产后腹痛,"产后腹痛,烦满不得卧,枳实芍药散主之"。该案患者虽非腹痛,但皆为妇人痛证,且病机相同,均为气滞血瘀,故以枳实芍药散治之。又因枳壳性缓而治高,高者主气,枳实性速而治下,下者治血,故李教授巧易枳实为枳壳,取枳实芍药散行气散结、和血止痛之意。又配制香附、川芎、延胡索、全蝎、砂仁加强行气活血、通络止痛之功,藿香、佩兰、法半夏、炒白术、荆芥、防风、白芷、紫苏叶祛风散寒除湿。其中,防风既入气分,止痛效果较好,用于偏正头痛有良效,如《本草经疏》谓其"主大风头眩痛",又入脾经,能升脾阳而胜湿止泻,可用于治疗肝郁脾虚之泄泻,可见,防风用之甚妙,实乃一举多得。二诊时疗效明显,患者头痛缓解,李教授在原方基础上加强通络止痛之功,灵活用方,故数药而愈。

慢性湿疹案 1

患者,女,20 岁。

初诊:2014 年 10 月 23 日。

主诉:全身反复湿疹、皮损近 20 年。

现病史:双手皮肤纹理增粗、肥厚,瘙痒明显,曾辗转于多所医院,予中西药物治疗皆罔效,反复发作,缠绵难愈。纳食一般,二便正常。舌质红,苔薄黄,脉弦细。西医诊断为慢性湿疹。

辨证:血虚风燥。

治法:养血润肤,祛风止痒。

处方:金银花 20 g,连翘 15 g,蒲公英 20 g,生地黄 15 g,牡丹皮 10 g,当归 6 g,赤芍、白芍各 40 g,川芎 15 g,制何首乌 10 g,荆芥 10 g,防风 15 g,白鲜皮 15 g,蛇床子 10 g,地肤子 10 g,紫草 6 g,全蝎 10 g,黄芪 15 g,炒山楂 15 g,白茅根 20 g,生甘草 10 g。7 剂,日 1 剂,水煎服。

二诊:患者用药后上症改善,查体见右颈部淋巴结稍肿大,舌质红,苔薄黄,脉弦细。处方:续上方加威灵仙 15 g。7 剂,日 1 剂,水煎服。

三诊:患者病情稳定,舌质红,苔薄黄,脉弦细。处方:续初诊方加红藤 10 g,威灵仙 15 g。7 剂,日 1 剂,水煎服。

四诊:患者皮损结痂,痒感减轻,舌质红,苔薄黄,脉弦细。处方:续初诊方加威灵仙 15 g,红藤 15 g,败酱草 15 g。7 剂,日 1 剂,水煎服。

五诊:患者上症明显好转,舌质红,苔黄,脉弦细。处方:续初诊方加败酱草 20 g,威灵仙 15 g,红藤 15 g。6 剂,日 1 剂,水煎服。

按:慢性湿疹属于中医学"痛疖疮痍"的范畴,主要临床表现为剧烈瘙痒,皮肤有呈对称性、局限性、多形性的暗红色斑块,浸润肥厚却表面粗糙,病程长,易反复发作,难根治。治疗上,西医常用抗生素、激素、抗组胺药,见效虽快,但毒副作用大且易复发,而中药内服外治效果佳且毒副作用小、复发少。本病的发生多由禀赋不足,或饮食不节、伤及脾胃所致。脾失健运,致湿从内生。蕴久化热,湿与热相合困脾,又兼外受风邪,内外之邪相搏,壅聚体表肌肤,发为湿疹。本例湿疹之顽固,实属罕见,且病程较长,日久耗伤阴血,血虚生风,肌肤失去濡养。风盛则痒,故见皮肤粗糙肥厚,瘙痒难耐。治当在养血润燥的同时,佐以凉血祛风,除湿扶正。

明代李中梓所著《医宗必读》云:"治风先治血,血行风自灭也。"方以当归饮子养血润燥以治其本,辅以牡丹皮、紫草入血分以凉血。白鲜皮、蛇床子、地肤子祛风止痒,全蝎通络,搜内外表里之风以治其标。患者多方治疗罔效,迁延日久,可知湿邪为患,缠绵难愈。壅于肌肤内在湿邪,一以金银花、连翘辛凉解表,透湿外达;二以白茅根利湿,从小便而出,而分风、湿二邪于殊途而解之。炒山楂、生甘草和胃兼调和诸药。更为缜密者,本方以玉屏风散一以祛风固表,二则考虑患者禀赋不足,湿疹迁延难愈,正气耗损,故兼以扶正祛邪。全方养血润燥、祛风除湿并行,标本兼顾,故效果显著。

此后 直以初诊方加减治疗,除基础药为金银花、连翘、蒲公英、生地黄、牡丹皮、当归、赤芍、白芍、川芎、制何首乌、荆芥、防风、白鲜皮、蛇床子、地肤子、紫草、全蝎、黄芪、炒山楂、白茅根、生甘草外,还随证加减运用过败酱草、威灵仙、红藤、薏苡仁、玄参、黄柏、沙参、麦冬等。至 2015 年 4 月,患者一般情况尚可,湿疹无新发,原有湿疹明显好转。

慢性湿疹案 2

丁某,女,50 岁。

初诊:2014 年 10 月 9 日。

主诉:双手皮疹伴瘙痒 2 年余。

现病史:双手常年起疹伴瘙痒,于某院确诊为湿疹,经中西医治疗(不详)均无明显效果。刻诊所见:面色晦暗伴褐斑,纳寐均一般,二便调,舌质红,苔薄黄,脉弦。

辨证:肝脾不调,气血不和,湿热内蕴。

治则:内以疏肝健脾,调和气血,祛风除湿;外以苦寒燥湿,解毒止痒。

处方:

①内服方:炒枳壳 10 g,制香附 10 g,郁金 10 g,柴胡 10 g,炒白术 10 g,茯苓、茯神各 15 g,炙远志 10 g,丹参 20 g,赤芍 20 g,制僵蚕 10 g,蝉蜕 6 g,桑叶 15 g,荆芥 10 g,防风 15 g,白芷 15 g,威灵仙 15 g,全蝎 6 g,炒山楂 15 g,生甘草 10 g。7 剂,日 1 剂,水煎服。

②外洗方:苦参 40 g,黄连 30 g,黄柏 30 g,生百部 30 g,地肤子 30 g,白鲜皮 30 g,紫草 20 g,蛇床子 30 g,薄荷 20 g。4 剂,2 日 1 剂,水煎外洗。

二诊:患者诉肤痒症状有缓解,效不更方,随证化裁前方继续口服加外用。

三诊:1 个月后,患者复诊,诉双手肤痒症状明显好转,但手掌干燥起皮,褐斑明显减少,纳寐转佳,舌脉同前。李家庚教授仔细辨证后调整前方,予以内服处方如下:金银花 20 g,连翘 15 g,生地黄 15 g,牡丹皮 10 g,丹参 15 g,赤芍 20 g,当归 5 g,川芎 15 g,白芷 15 g,荆芥 10 g,防风 15 g,白鲜皮 15 g,蛇床子 10 g,苦参 10 g,地肤子 10 g,紫草 6 g,黄芪 15 g,全蝎 6 g,炒山楂 15 g,生甘草 10 g。并嘱以药渣加水浸泡双手。14 剂,日 1 剂,水煎服。

四诊:患者诉诸症好转,无肤痒。李教授在三诊方基础上加玫瑰花 10 g、威灵仙 15 g、茯苓 15 g、玄参 10 g 以巩固疗效。其后随访半年未诉特殊不适。

按:慢性湿疹患者多本虚标实,治疗上应兼顾扶正与祛邪。《医宗金鉴·血风疮》载:"肝脾二经湿热,外受风邪,袭于皮肤,郁于肺经……"本病病位在肝、脾、肺,故治疗可从这三脏入手,其中肺主皮毛,故李教授认为三脏之中又以治肺尤为重要。

此医案病证初期辨证属肝脾不调,气血不和,需内服疏肝健脾、调和气血之药,而针对皮损处的风湿热毒需外用苦寒清热燥湿之药。在内服药物中,炒枳壳、制香附、郁金、柴胡、丹参、赤芍合用,共奏调和气血之功;炒白术、茯苓健脾化湿固本;制僵蚕、蝉蜕、桑叶入肝肺两经,既疏风又祛风;荆芥、防风合用,抗炎效果优于单用其中一种;白芷遍通肌肤而利泄邪气;威灵仙走四肢祛风湿;全蝎一方面可以息风攻毒,另一方面能增强机体免疫力;最后用茯苓、茯神、炙远志治疗兼症——睡眠不佳;用炒山楂治疗兼症——纳食不佳;生甘草解毒且调和诸药。外用药物中苦参、黄连、黄柏、地肤子、蛇床子、白鲜皮燥湿止痒,紫草凉血解毒,薄荷疏风解毒,生百部乃治皮肤疥癣之要药。

病证后期,因病久耗伤阴血,血虚则生风生燥,故皮肤干燥是疾病的自然转归。患者需内服养血活血、祛风止痒之剂。外用药上,因患者手掌干燥起皮不再适用高浓度药水,故不另开外用药方而以内服药方的低浓度药渣直接泡手即可。其中金银花、连翘清热解毒,紫草凉血解毒,生地黄、牡丹皮、丹参、赤芍凉血活血,当归、川芎补血活血,符合"治风先治血,血行风自灭"的治疗原则;白鲜皮、蛇床子、苦参、地肤子燥湿止痒;黄芪、防风同用有玉屏风散之意。慢性湿疹患者多免疫功能低下。现代药理研究表明,玉屏风散可提高机体免疫力从而降低慢性湿疹的发病率,方用全蝎也可辅助提高机体免疫力;玄参滋阴解毒;玫瑰花疏肝祛斑;另荆芥、白芷、威灵仙、茯苓、炒山楂、生甘草用意同病证初期。

综上可知,若医者能准确辨证、随证遣方、精准用药,中药内服和外用在治疗慢性湿疹上具有极高的临床价值。

溃疡性结肠炎案

患者,女,88 岁。

初诊:2014 年 2 月 13 日。

主诉:大便带血 3 年余。

现病史:近日因舟车劳顿而出现腹泻,每日 2~4 次,大便带少许血,时有干呕,咽干,纳可,舌质红,苔薄黄,脉弦细。西医诊断为溃疡性结肠炎。

实验室检查:肠镜检查示溃疡性结肠炎、痔疮。

辨证:肠道湿热。

治法:清热止利,收敛止血。

处方:乌梅 10 g,黄连 6 g,黄柏 10 g,黄芩 10 g,生地黄 15 g,牡丹皮 10 g,白芍 12 g,乌贼骨 15 g,茜草 20 g,侧柏炭 15 g,地榆炭 15 g,槐花 10 g,仙鹤草 30 g,棕榈炭 15 g,竹茹 10 g,紫苏梗 10 g,玄参 12 g,黄芪 15 g,炒白术 15 g,防风 15 g,砂仁 8 g,生甘草 8 g。14 剂,日 1 剂,水煎服。

二诊:患者一般可,唯大便用力时偶带极少量暗褐色物,舌质红,苔薄黄,脉弦细。处方:续上方加小蓟 15 g,白及 20 g。12 剂,日 1 剂,水煎服。

三诊:患者一般可,无便中带血,舌质红,苔薄黄,脉弦细。处方:续初诊方加白及 20 g,小蓟 15 g,白茅根 10 g。7 剂,日 1 剂,水煎服。

四诊:患者诸症好转,舌质红,苔薄白,脉弦细。处方:续初诊方加小蓟 15 g,白及 15 g,白茅根 20 g。7 剂,日 1 剂,水煎服。

按:溃疡性结肠炎是一种以结肠黏膜层和黏膜下层连续性炎症反应,慢性、反复发作为特征的特发性肠道炎性疾病,临床上以大便带血为主症。其归属于中医学"便血"一证范畴,多因感受外邪、情志过极、饮食不节、劳甚体虚、久病体虚所致。临床常见为肠道湿热、气虚不摄、脾胃虚寒 3 种证型。其中,肠道湿热证最为多见。阳明为多气多血之经,胃肠之湿热,易于燥化,故以热重于湿为常见证,临床症状也多表现为肠道出血,即便血。初诊方以槐花、侧柏炭、地榆炭、茜草清热凉血。便血日久,乌梅、黄连、黄芩、黄柏清三焦湿热以止其利。白芍、棕榈炭、仙鹤草、乌贼骨收敛止血。标本兼顾,气血同调。患病日久,阴津耗损,则以生地黄、牡丹皮、玄参滋养营阴。又因患者出现干呕等症状,故酌加竹茹、紫苏梗清热降气以止呕。综观本方,患者大便带血是久利便血,久病而体虚。取槐花散之意,伍诸凉血止血药以急治其标,乌梅丸之意以止其利。因结肠炎病机多偏湿热,故少用辛温,仅着紫苏梗一味。久病湿热,多有阴伤,患者有口干等症,则以生地黄之辈滋阴凉血止血,化乌梅丸人参、当归之气血双补。

阳 痿 案

患者，男，39 岁。

初诊：2014 年 9 月 11 日。

主诉：阴茎勃起障碍 3 年。

主诉：患者诉性功能差，未能正常勃起。曾于 2013 年 10 月寻中医诊治无效。平素恶风寒，夜寐时觉耳鸣，寐差，纳差，大便可，小便乏力。舌质红，苔薄黄，脉弦细。西医诊断为阳痿。

辨证：命门火衰。

治法：温肾壮阳，通补宗筋。

处方：生地黄、熟地黄各 10 g，山药 15 g，枣皮 10 g，茯苓、茯神各 15 g，泽泻 10 g，牡丹皮 10 g，仙灵脾 20 g，枸杞子 20 g，九香虫 10 g，巴戟天 10 g，仙茅 10 g，丹参 20 g，赤芍、白芍各 20 g，红花 10 g，炒山楂 15 g，黄芪 15 g，砂仁 6 g，炒二芽各 10 g。7 剂，日 1 剂，水煎服。

二诊：患者诉症状同上，舌质红，苔薄黄，脉弦细。处方：续上方加红参 10 g、肉桂 6 g、炮附片（先煎 30 min）5 g。7 剂，日 1 剂，水煎服。

三诊：患者未诉怕冷，唯时胸闷、耳鸣，舌质红，苔薄黄，脉弦细。处方：续初诊方加女贞子 10 g、决明子 6 g、红参 10 g、肉桂 6 g。12 剂，日 1 剂，水煎服。

四诊：患者手足无明显寒凉，阴茎勃起正常，唯时胸闷，舌质红，苔薄黄，脉弦。处方：续初诊方加炒枳壳 10 g、制香附 10 g、薤白 10 g、红参 10 g、连翘 15 g。12 剂，日 1 剂，水煎服。

按：阳痿的病因主要有劳伤久病、饮食不节、七情所伤、外邪侵袭。其基本病机临床上常责于肝、肾受损，气血阴阳亏虚而致阴络失荣。阴器为宗筋所聚，气血乏源，或气机阻滞，血不达宗筋，宗筋不聚，则患者阴茎不能勃起。本例之病机，本于命门火衰，阳气不足，阴无以继。阳气不足，无以熏肤、充身、泽毛，故患者平素恶风寒。四肢乃诸阳之末,冬季寒水主令,阳气不达四末,则见冬季手脚冰冷。肾阳虚弱,开阖乏源,小便无力。又因肾开窍于耳,肾精不足,不濡耳窍,故耳鸣。

治以六味地黄汤滋阴求阳,切合张景岳"善补阳者,必于阴中求阳,则阳得阴助而生化无穷"之意,枸杞子补肾益精,仙灵脾、九香虫、巴戟天、仙茅补肾壮阳。方中阴阳同补,益阴和阳,相辅相成。"血不充则茎不举",方以黄芪、丹参补气养血,赤芍、白芍、红花、砂仁行气和血,通补宗筋气血而治标。炒二芽、炒山楂和胃健脾,以益气血之源。诸方辨病与辨证结合,药用补养气血之剂以治其标,用温肾强健之剂以治其本,标本同治,使命门得温,宗筋得聚。二诊时仍宗上法,化六味地黄汤为金匮肾气汤以增温阳之力。三诊时患者未诉怕冷,酌症状加以疏肝行气之品以调理收功。

不明原因发热案 1

张某,女,70 岁。

初诊:2010 年 4 月 8 日。

主诉:反复发热半年余。

现病史:曾在多家医院住院或门诊治疗,多考虑为败血症、羌虫病、间质性肺炎,体温最高达 40 ℃,屡用中西药物治疗,经治半年,多罔效,经人介绍来李教授处就诊。刻诊所见:患者面色淡白无光泽,神情淡漠,言语无力,时有咳嗽,自诉乏力,纳差,大便溏,每日 2～3 次,小便尚调,舌质红,苔薄黄,脉弦细。

实验室检查:血常规示白细胞计数 2.0×10^9/L。

辨证:毒邪未清,气阴两伤。

治法:清热解毒,益气养阴。

处方:生地黄 15 g,牡丹皮 10 g,金银花 30 g,连翘 15 g,蒲公英 20 g,藿香 15 g,柴胡 10 g,黄芩 10 g,青蒿 15 g,知母 12 g,地骨皮 12 g,黄芪 15 g,黄连 6 g,鸡血藤 15 g,炒山楂 15 g,炒神曲 15 g,砂仁 8 g,生甘草 8 g,炒白芍 15 g。7 剂,日 1 剂,水煎服。服药期间忌食生冷、辛辣、油腻之物。

二诊:患者服药后,热退身凉,体温多波动于 36～37.4 ℃,仍感精神疲乏,胃脘不适,舌质暗红,苔薄微黄,脉弦细。处方:续上方加青黛 15 g、薄荷 6 g、炒枳壳 10 g。此后服药期间患者病情反复,李教授多以原方出入调理而安。

按:该患者素体尚康健,病发后几经中西药物治疗,大量运用抗生素以及退热药物,戕害正气,耗伤气阴,虽邪毒得清,正气亦不能支撑,遂成邪毒羁留、气阴两伤之局。李教授慧眼识机,环环相扣,用药精准。方中金银花、连翘、蒲公英、黄连、黄芩、牡丹皮、鸡血藤清热解毒、凉血活血;生地黄、炒白芍、知母、黄芪、柴胡滋补阴液，益气扶正；藿香、青蒿、地骨皮、炒山楂、炒神曲、砂仁、生甘草健脾化湿、清退虚热。二诊时患者热势下降，仍感精神疲乏，胃脘不适，故在初诊方基础上加青黛、薄荷、炒枳壳，以凉血、透热、理气。后多次调理，困扰半年之顽疾余毒，终得肃清。

不明原因发热案 2

马某,女,68 岁。

初诊:2009 年 6 月 18 日。

主诉:发热 1 年余。

现病史:曾住院治疗长达 2 个月余,多次请院内外专家会诊,并做骨髓穿刺等多项检查,无明确诊断,后口服强的松等药,发热稍有挫势,但旋即又发高热。自服阿司匹林片偶有退热,每服便大汗淋漓,过后热起。体温高达 40 ℃。诉发热多出现于晚 7:00—11:00 时。病情缠绵 1 年,终未得瘳,经朋友介绍,求助于李教授。刻诊所见:身体消瘦,面色少华,少气懒言,精神疲乏,肢软乏力,双上肢活动障碍,右手指及下肢膝关节稍有变形,纳谷不馨,二便尚调,舌质红,苔黄略腻欠润。

辨证:病程日久,余热未尽,气阴两伤。

治法:滋阴退热,扶正补虚。

处方:竹叶 12 g,石膏 50 g,知母 15 g,沙参 10 g,麦冬 10 g,西洋参 5 g,石斛 12 g,柴胡 15 g,青蒿 15 g,黄芩 12 g,生地黄 15 g,牡丹皮 10 g,白芍 15 g,浮小麦 30 g,藿香 15 g,炒山楂 15 g,炒神曲 15 g,生甘草 10 g。5 剂,日 1 剂,水煎服。忌食生冷黏滑油腻之物。

二诊:患者服药后热即退尽,精神转佳,纳食增进,上肢活动及手指屈伸好转,诉身体多处关节疼痛,舌质红,苔薄黄,脉弦细。处方:续上方加赤芍 15 g、鸡血藤 15 g,以凉血通经活络。5 剂续服。

三诊:患者服药期间大量饮用冰水等冷饮,再度发热,体温达 38 ℃,四肢关节疼痛,以膝关节为著,舌质红,苔薄黄,脉弦细数。处方:竹叶 15 g,石膏 100 g,知母 15 g,沙参 15 g,麦冬 15 g,西洋参 5 g,石斛 15 g,柴胡 15 g,黄芩 12 g,青蒿 15 g,薄荷 6 g,蝉蜕 8 g,金银花 20 g,连翘 15 g,全蝎 8 g,赤芍、白芍各 20

g,黄柏 12 g,苍术 15 g,藿香 15 g,炒山楂 15 g,生甘草 10 g,生地黄 15 g,牡丹皮 10 g。3 剂,日 1 剂,水煎服。嘱患者忌食冰冷辛辣之物。

四诊:上药服后患者仍有发热,余症同前,续上方将柴胡加至 20 g,青蒿加至 20 g,薄荷加至 8 g,以清透余热。3 剂,水煎服。经多次调理,患者未再发热,精神转佳,余症悉除。

按:此例亦为不明原因发热患者,西医未诊断明确,亦未根除病痛,患者屡用退热药及激素治疗,徒伤气阴,正气暗耗。李教授根据患者病程日久、正气耗损的内因,结合身体消瘦、神疲懒言等气阴亏虚的症状,抓准病机,治用竹叶石膏汤加味。方中知母、沙参、麦冬、西洋参、石斛、柴胡、生地黄、白芍补气滋阴;竹叶、石膏、黄芩清热除烦;青蒿、牡丹皮清退虚热,凉血活血;浮小麦、藿香、炒山楂、炒神曲、生甘草健脾祛湿。而后复诊,李教授根据患者病情,合以银翘散等方药,终使困扰患者 1 年之久的顽疾得以消除。本案中李教授根据患者病情重用石膏,若非有胆有识者,焉能如此力挽狂澜,犹如拔刺雪污。

以上两例不明原因发热患者的病情不可谓不凶险,经李教授诊治,数剂汤药沉疴尽除。李教授告诫,此等长期发热患者,多无明确病因,中西医调治均有难度,经中医辨证尚有可除之机。李教授认为诊治此种患者,多以滋阴透热、清解余邪、顾护脾胃为治疗原则,多以银翘散、犀角地黄汤、白虎汤、竹叶石膏汤、小柴胡汤、五味消毒饮、青蒿鳖甲汤等加减,处方不拘常法,可单方使用,亦可数方合用,以期达到扶正祛邪之目的。以上数方多以主药配伍入方,数药组合能达到清除卫、气、营分之余邪,补养肺胃之阴液的功效。此为热性疾病的治疗开拓了一条新的思路。

大事记

1976 年 12 月—1979 年 12 月   湖北中医学院(现湖北中医药大学)中医学专业攻读学士

1980 年 1 月—1994 年 9 月   留校(湖北中医学院)工作,并于 1994 年获评副教授

1980 年 2 月—1980 年 7 月   进入原卫生部举办的全国伤寒论师资班学习

1984 年 3 月—1984 年 12 月   进入湖北省中医理论提高班学习

1985 年 3 月—1985 年 6 月   进入湖北中医学院举办的湖北省中医古籍整理研修班学习

1991 年 5 月—1994 年 5 月   师从首批全国老中医药专家学术经验继承工作指导老师李培生教授,并结业出师

2000 年 9 月—2001 年 7 月   进入湖北中医学院中医学专业研究生课程进修班学习

2005 年 1 月   担任"张仲景医学全书"十册总主编

2005 年 12 月   经上级人事部门评审,获评正教授

2006 年 7 月   经上级人事部门评审,被聘为三级教授

2002 年 2 月—2011 年 9 月   担任湖北中医药大学伤寒教研室主任

2003 年 11 月至今   担任湖北省特色学科中医临床基础学科带头人

2007 年 2 月   担任全国高等中医药院校教材《伤寒论(案例版)》主编

2009 年 12 月至今	担任国家中医药管理局重点学科伤寒学学科带头人
2010 年 6 月—2011 年 7 月	担任湖北中医药大学临床医学院常务副院长
2011 年 8 月—2016 年 1 月	担任湖北中医药大学中医临床医学院院长
2011 年 1 月	被湖北省人民政府授予"第二届湖北省科普先进工作者"称号
2013 年 11 月至今	担任湖北省人民政府参事
2015 年 3 月	担任"大国医经典医案赏析系列"第一辑共十三册总主编
2016—2017 年	连续两年被湖北省教育厅、湖北省教育工会授予湖北省"师德先进个人"称号
2016 年 12 月	参与编写的《病证结合中医证候学》获得中华中医药学会学术著作奖二等奖
2017 年 6 月	担任普通高等教育"十三五"规划教材《伤寒论讲义》主编
2017 年 11 月	参与的"常用中药 2000 年临床用量流域研究"项目获得中华中医药学会科学技术奖三等奖
2018 年 1 月至今	担任第六批全国老中医药专家学术经验继承工作指导老师
2018 年 6 月	被湖北省卫生和计划生育委员会（现更名为湖北省卫生健康委员会）授予"湖北中医名师"荣誉称号
2018 年 8 月	经上级人事部门评审,被聘为二级教授

2018 年 12 月	参与完成的"关于弘扬传统优势加快湖北中医药强省建设的建议"成果被湖北省人民政府授予湖北发展研究奖(2016—2017)三等奖
2019 年 1 月	为了表彰其在推动我国自然科学研究事业发展中所做出的突出贡献,中华人民共和国国务院为其发放政府特殊津贴并颁发证书
2019 年 4 月	在 2018 年度参政咨询工作中成绩突出,被湖北省人民政府授予参政建议二等奖
2019 年 7 月	担任"大国医经典医案赏析系列"第二辑共十册总主编